Diät Tagebuch

Das Diät & Fitness Tagebuch zum Selberschreiben - 365 Tage Abnehmen, Kalorienzählen, Fett verbrennen

1. Auflage 2019

Copyright © 2019 Food Twins

Copyright © 2019 Food Twins

Das Werk einschließlich aller Inhalte ist urheberrechtlich geschützt. Alle Rechte und Übersetzungsrechte vorbehalten

ISBN: 9781077480254

Imprint: Independently published

Über das Buch

Infos rund um das Buch

Das bin ich

Hier kannst du einige Daten zu deiner Person notieren.

Name, Alter, Größe, Geschlecht, Einnahme von Medikamenten, Allergien, Blutgruppe, Sport und Bewegung, Infos zu deinem Essverhalten und vieles mehr.

Mein altes und neues ICH

Hier kannst du deine aktuellen Körpermaße und Werte erfassen.

Erfasse die Maße von Oberarmen, Brust, Taille, Bauch, Hüfte, Po, Oberschenkel und Wade. Notiere dein aktuelles Gewicht, deinen BMI, deinen Körperfettanteil (KFA), deine Muskelmasse und deine Kleidergröße. Ebenso kannst du hier ein aktuelles Bild von dir einkleben.

Mein Diät und Fitness Tagebuch

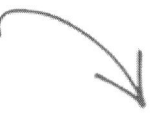

Hier kannst du deinen Tag dokumentieren

In diesem Abschnitt kannst du deine tägliche Kalorienzufuhr und Nährwertaufnahme festhalten. Notiere Kalorien, Fett, Kohlenhydrate und Eiweißgehalt der einzelnen Mahlzeiten. Erfasse deine tägliche Schrittzahl, dein Gewicht, veränderte Körperwrete und Körpermaße und verschaffe dir einen Überblick über deine Fortschritte mit der Wochen- und Monatsbilanz. Erstelle vorher/nachher Bilder, um deine Veränderung auch optisch mitzuerleben.

Motivation, Tipps & Hilfreiches

Hier findest du Tipps & Infos für deinen Weg

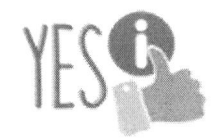

Du brauchst ein wenig Motivation, Tipps oder Infos? In diesem Kapitel findest du eventuell etwas Hilfreiches, was dich bei dem Weg unterstützen und begleiten kann.

Inhaltsverzeichnis

Das bin ich - Ein Paar Daten zu mir	5
Mein altes ICH	7
Mein neues Ich - Meine Ziele	9
Mein Diät & Fitness Tagebuch	10
Motivation, Tipps & Hilfreiches	506
Weitere Bücher von Food Twins	507
Mehr über Food Twins	510
Schlusswort	511

Das bin ich
Ein paar Daten zu mir

Name _____
Geburtsdatum _____
Größe _____
Gewicht _____
Geschlecht _____
Blutgruppe _____
Allergien _____
Krankheiten _____
Medikamente _____

Aktueller Zustand
Untergewicht ◯ Normalgewicht ◯ Übergewicht ◯ ✓

Mein Wunsch/Ziel
Zunehmen ◯
Halten ◯
Abnehmen ◯
Muskelaufbau ◯

Bewegung/Sport
gar nicht ◯
1-2 x Woche ◯
3-4 x Woche ◯
täglich ◯

Mein Essverhalten

große Portionen ☐	Langeweile-Esser ☐	Vegetarisch ☐	High Protein ☐
viel Fast Food ☐	Frust-Esser ☐	Vegan ☐	Low Carb ☐
viel Zucker ☐	viel Obst/Gemüse ☐	Laktosefrei ☐	Fasten ☐

Das bin ich
Ein paar Daten zu mir

Mein Grundumsatz

Die Energie, die dein Körper im Ruhezustand benötigt, wird als Grundumsatz bezeichnet. Deinen Grundumsatz kannst du ganz leicht online berechnen, hierfür gibt es viele gute Rechner!

Grundumsatz ....

Mein Leistungsumsatz

Der Leistungsumsatz berücksichtigt deine täglichen körperlichen Tätigkeiten. Deinen Leistungsumsatz kannst du ganz leicht online berechnen, hierfür gibt es viele gute Rechner!

Leistungsumsatz ....

Mein Gesamtumsatz

Der Gesamtumsatz ist die komplette Energie, die Du am Tag benötigst. Der Gesamtumsatz ist das Ergebnis aus Grundumsatz und Leistungsumsatz. Auch deinen Leistungsumsatz kannst du ganz leicht online berechnen!

Gesamtumsatz ....

Mein Körperfettanteil

Der Körperfettanteil wird anhand verschiedener Körpermaße, Gewicht, Alter und Größe berechnet. Entsprechende Rechner findest du ebenfalls online und das regelmäßige überprüfen lohnt sich!

Körperfettanteil ....

Mein altes ICH

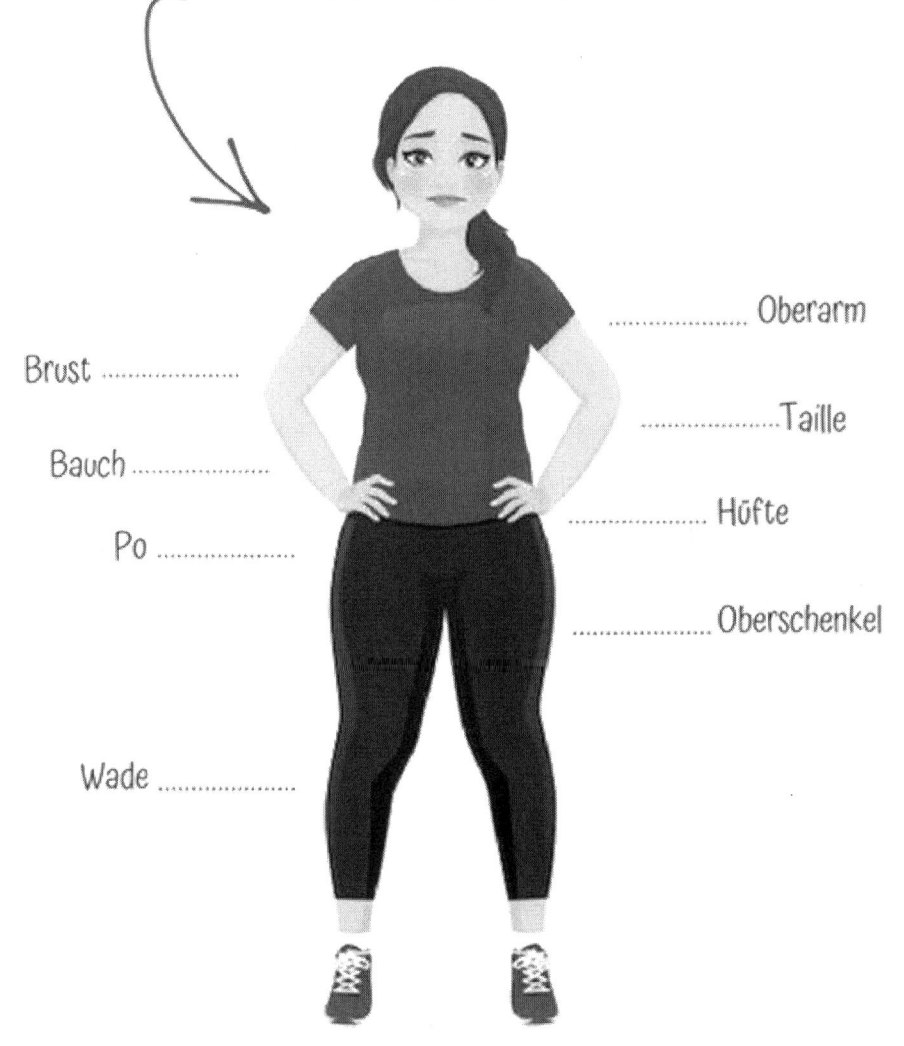

.... Oberarm

Brust ....

.... Taille

Bauch ....

Po ....

.... Hüfte

.... Oberschenkel

Wade ....

Körperwerte

| Gewicht | BMI | KFA | Muskeln | Kleidergröße |

Mein altes ICH

Datum ....

Dein Foto

Meine Ziele

_____
_____
_____
_____
_____

Mein neues ICH – Meine Ziele

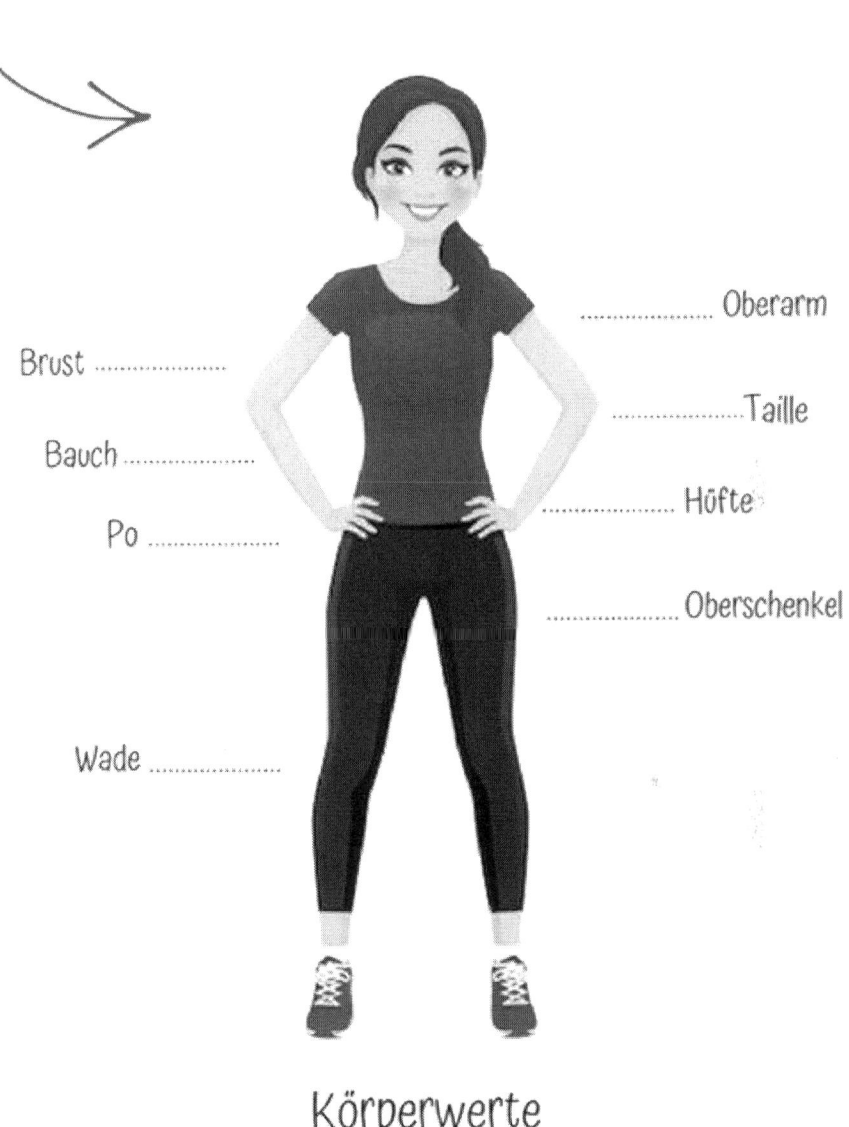

.... Oberarm

Brust ....

.... Taille

Bauch ....

.... Hüfte

Po ....

.... Oberschenkel

Wade ....

Körperwerte

....	....	....	....	....
Gewicht	BMI	KFA	Muskeln	Kleidergröße

Mein Diät and Fitness Tagebuch

Mein Weg zum neuen ICH

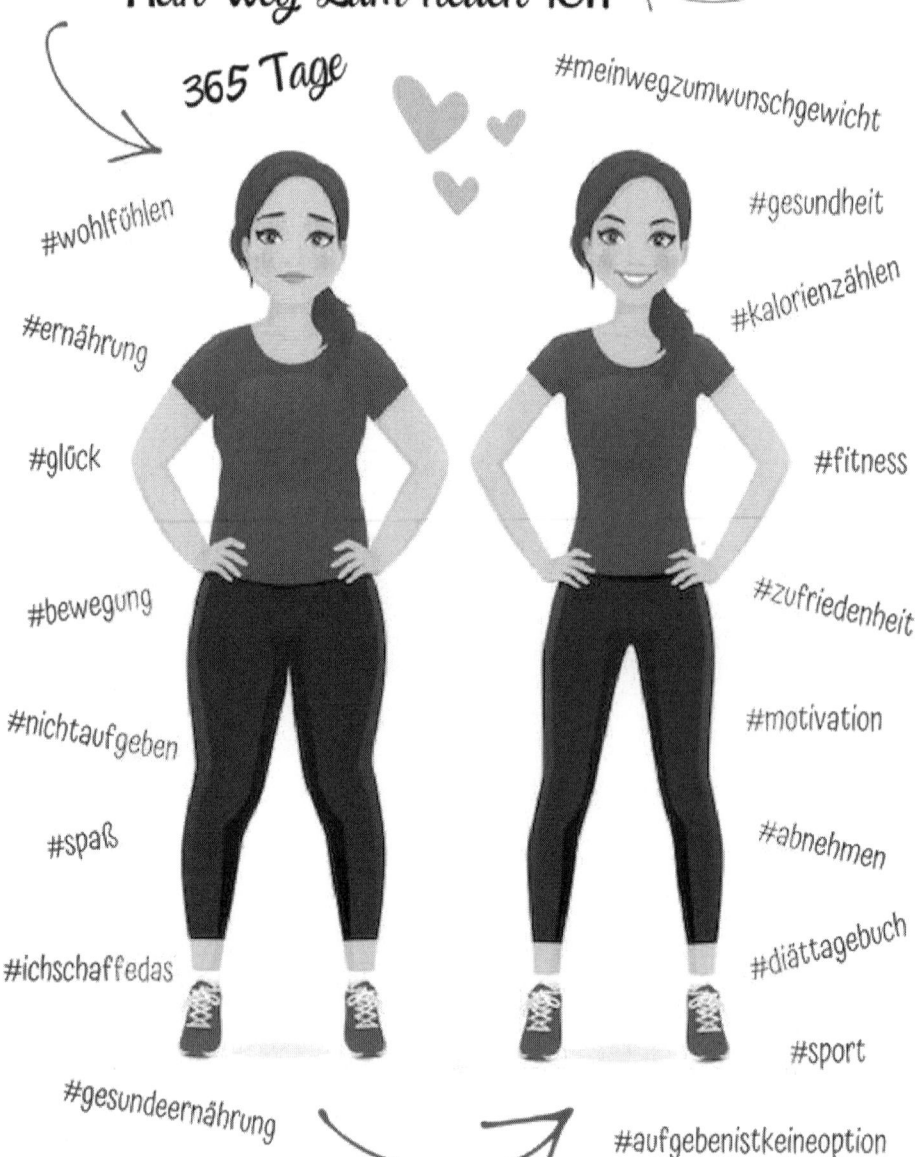

365 Tage

#meinwegzumwunschgewicht

#wohlfühlen

#gesundheit

#ernährung

#kalorienzählen

#glück

#fitness

#bewegung

#zufriedenheit

#nichtaufgeben

#motivation

#spaß

#abnehmen

#ichschaffedas

#diättagebuch

#sport

#gesundeernährung

#aufgebenistkeineoption

#abnehmenmitgenuss #glücklichsein #fit #bewusstgenießen

Tag

Datum _____

Gewicht _____   Kalorienziel _____

Frühstück   Menge   kcal
_____
_____
_____
_____
kcal: ____ Fett: ____ KH: ____ EW: ____

Mittagessen   Menge   kcal
_____
_____
_____
_____
kcal: ____ Fett: ____ KH: ____ EW: ____

Abendessen   Menge   kcal
_____
_____
_____
_____
kcal: ____ Fett: ____ KH: ____ EW: ____

Snacks   Menge   kcal
_____
_____
_____
_____
kcal: ____ Fett: ____ KH: ____ EW: ____

Tagesbilanz kcal: ____ Fett: ____ KH: ____ EW: ____   ✓ ✗

Defizit ○   Erhalt ○   Überschuss ○

Sport/Aktivitäten ____ kcal
_____
_____
_____

Kalorienverbrauch gesamt: _____

Schritte _____

Wasser/Trinken
▯ ▯ ▯ ▯ ▯

Ziele/Positives/Negatives
_____
_____
_____

Mein Schlaf ____ Std.
Notizen _____
_____
_____

Tagesform 😎 😐 😠

Tag

Datum ....

Gewicht .... Kalorienziel ....

Frühstück   Menge   kcal

_____
_____
_____
_____

kcal: ____ Fett: ____ KH: ____ EW: ____

Mittagessen   Menge   kcal

_____
_____
_____
_____

kcal: ____ Fett: ____ KH: ____ EW: ____

Abendessen   Menge   kcal

_____
_____
_____
_____

kcal: ____ Fett: ____ KH: ____ EW: ____

Snacks   Menge   kcal

_____
_____
_____
_____

kcal: ____ Fett: ____ KH: ____ EW: ____

Tagesbilanz kcal: ____ Fett: ____ KH: ____ EW: ____ ✓ ✗

Defizit ○   Erhalt ○   Überschuss ○

Sport/Aktivitäten   kcal

_____
_____
_____

Kalorienverbrauch gesamt: ____

Schritte ____

Wasser/Trinken

Ziele/Positives/Negatives

_____
_____
_____

Mein Schlaf ____ Std.

Notizen
_____
_____

Tagesform 😎 😐 😠

Tag

Datum ....

Gewicht 🧴 .... Kalorienziel 🎯 ....

Frühstück 🥣   Menge   kcal
_____
_____
_____
_____
_____

kcal: ____ Fett: ____ KH: ____ EW: ____

Mittagessen 🍲   Menge   kcal
_____
_____
_____
_____
_____

kcal: ____ Fett: ____ KH: ____ EW: ____

Abendessen 🍛   Menge   kcal
_____
_____
_____
_____
_____

kcal: ____ Fett: ____ KH: ____ EW: ____

Snacks 🧁🍓   Menge   kcal
_____
_____
_____
_____
_____

kcal: ____ Fett: ____ KH: ____ EW: ____

Tagesbilanz kcal: ____ Fett: ____ KH: ____ EW: ____ 🏁 ✓ / ✗

Defizit ○   Erhalt ○   Überschuss ○

Sport/Aktivitäten 🏋️ kcal
_____
_____
_____
_____

Kalorienverbrauch gesamt: ____

Schritte 👣 ____

Wasser/Trinken
🥛 🥛 🥛 🥛 🥛 🥛

Ziele/Positives/Negatives
_____
_____
_____
_____

Mein Schlaf 🛏️💤 ____ Std.

Notizen ✏️
_____
_____

Tagesform 😎 😐 😠

Tag _____   Datum _____

Gewicht _____   **Kalorienziel** _____

Frühstück   Menge   kcal
_____
_____
_____
_____
kcal: ____ Fett: ____ KH: ____ EW: ____

Mittagessen   Menge   kcal
_____
_____
_____
_____
kcal: ____ Fett: ____ KH: ____ EW: ____

Abendessen   Menge   kcal
_____
_____
_____
_____
kcal: ____ Fett: ____ KH: ____ EW: ____

Snacks   Menge   kcal
_____
_____
_____
_____
kcal: ____ Fett: ____ KH: ____ EW: ____

Tagesbilanz kcal: ____ Fett: ____ KH: ____ EW: ____   ✓ / ✗

Defizit ○   Erhalt ○   Überschuss ○

Sport/Aktivitäten   kcal
_____
_____
_____

Kalorienverbrauch gesamt: ____

Schritte _____

Wasser/Trinken

Ziele/Positives/Negatives
_____
_____
_____
_____

Mein Schlaf ____ Std.

Notizen
_____
_____

Tagesform   😎 😐 😰

Tag

Datum ....

Gewicht .... Kalorienziel ....

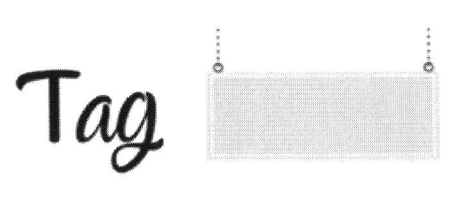

Frühstück — Menge — kcal
_____
_____
_____
_____
kcal: ..... Fett: ..... KH: ..... EW: .....

Mittagessen — Menge — kcal
_____
_____
_____
_____
kcal: ..... Fett: ..... KH: ..... EW: .....

Abendessen — Menge — kcal
_____
_____
_____
_____
kcal: ..... Fett: ..... KH: ..... EW: .....

Snacks — Menge — kcal
_____
_____
_____
_____
kcal: ..... Fett: ..... KH: ..... EW: .....

Tagesbilanz kcal: ..... Fett: ..... KH: ..... EW: .....

Defizit ◯ Erhalt ◯ Überschuss ◯

Sport/Aktivitäten — kcal
_____
_____
_____

Kalorienverbrauch gesamt: ....

Schritte ....

Wasser/Trinken

Ziele/Positives/Negatives
_____
_____
_____
_____

Mein Schlaf ____ Std.

Notizen
_____

Tagesform 😎 😐 😠

Tag

Datum ....

Gewicht ....   Kalorienziel ....

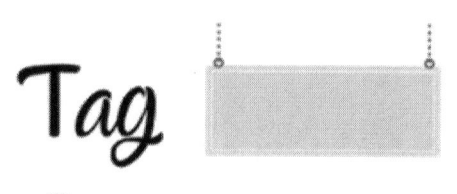

Frühstück   Menge   kcal
_____
_____
_____
_____

kcal: _____ Fett: _____ KH: _____ EW: _____

Mittagessen   Menge   kcal
_____
_____
_____
_____

kcal: _____ Fett: _____ KH: _____ EW: _____

Abendessen   Menge   kcal
_____
_____
_____
_____

kcal: _____ Fett: _____ KH: _____ EW: _____

Snacks   Menge   kcal
_____
_____
_____
_____

kcal: _____ Fett: _____ KH: _____ EW: _____

Tagesbilanz kcal: _____ Fett: _____ KH: _____ EW: _____

Defizit ○   Erhalt ○   Überschuss ○

Sport/Aktivitäten   kcal
_____
_____
_____

Kalorienverbrauch gesamt: _____

Schritte 👣 _____

Wasser/Trinken

Ziele/Positives/Negatives
_____
_____
_____

Mein Schlaf 🛏️ _____ Std.

Notizen _____
_____

Tagesform 😎 😐 😠

Tag

Datum ....

Gewicht .... Kalorienziel ....

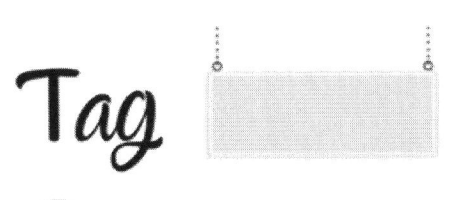

Frühstück — Menge — kcal
_____
_____
_____
_____
_____

kcal: ____ Fett: ____ KH: ____ EW: ____

Mittagessen — Menge — kcal
_____
_____
_____
_____
_____

kcal: ____ Fett: ____ KH: ____ EW: ____

Abendessen — Menge — kcal
_____
_____
_____
_____
_____

kcal: ____ Fett: ____ KH: ____ EW: ____

Snacks — Menge — kcal
_____
_____
_____
_____
_____

kcal: ____ Fett: ____ KH: ____ EW: ____

Tagesbilanz kcal: ____ Fett: ____ KH: ____ EW: ____ ✓ / ✗

Defizit ○   Erhalt ○   Überschuss ○

Sport/Aktivitäten — kcal
_____
_____
_____
_____

Kalorienverbrauch gesamt: ____

Schritte ____

Wasser/Trinken
🥛 🥛 🥛 🥛 🥛

Ziele/Positives/Negatives
_____
_____
_____

Mein Schlaf ____ Std.

Notizen
_____
_____

Tagesform 😎 😐 😠

Wochenbilanz

Datum ....

Brust ....

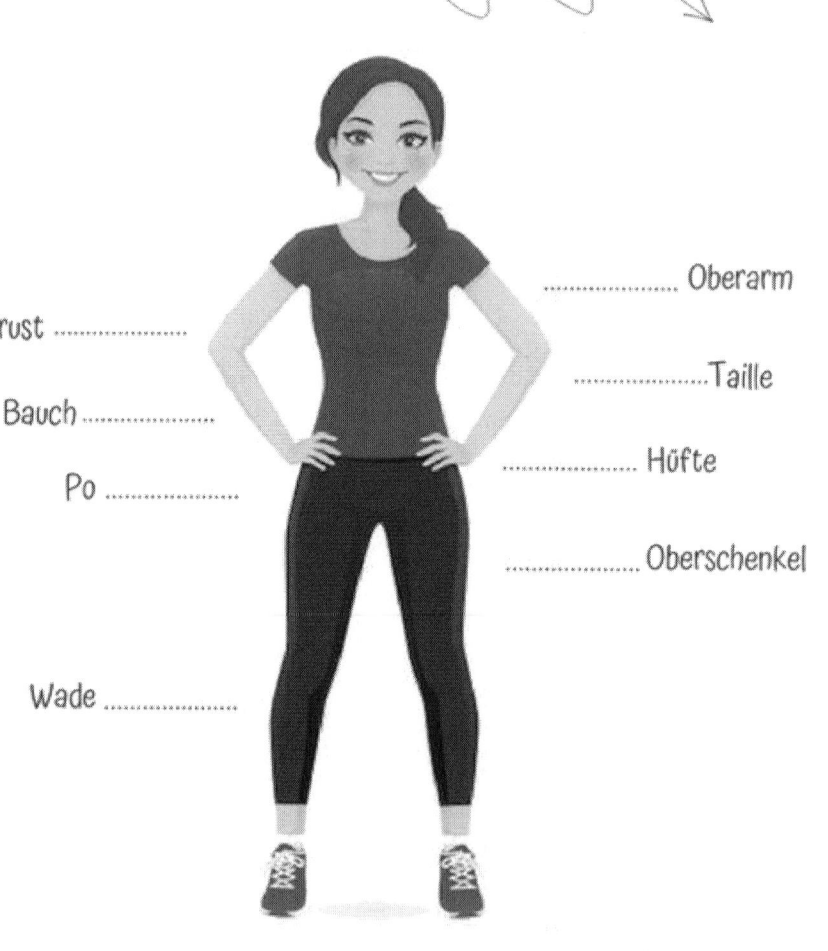

Bauch ....

Po ....

Wade ....

.... Oberarm

.... Taille

.... Hüfte

.... Oberschenkel

Körperwerte

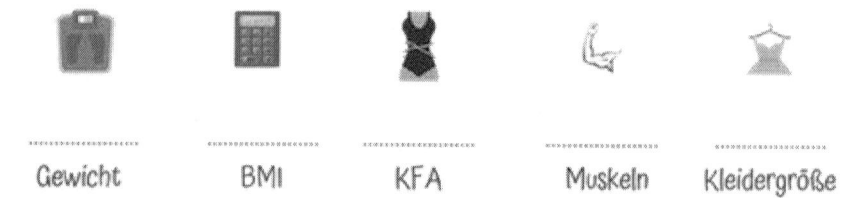

Gewicht | BMI | KFA | Muskeln | Kleidergröße

Wochenbilanz
So war meine Woche

Körperteil	altes Maß	neues Maß	+	−
Oberarm				
Brust				
Taille				
Bauch				
Hüfte				
Po				
Oberschenkel				
Wade				

Kaloriendefizit/Überschuss diese Woche .... kcal

		+	−	
Gewicht	....	⊕	⊖	....
BMI	....	⊕	⊖	
KFA	....	⊕	⊖	
Muskeln	....	⊕	⊖	
Kleidergr.	....	⊕	⊖	....

Positives/Negatives/Veränderungen/Ziele

_____
_____
_____
_____
_____
_____

Tag

Datum ....

Gewicht .... **Kalorienziel** ....

Frühstück | Menge | kcal
_____
_____
_____
_____
kcal: _____ Fett: _____ KH: _____ EW: _____

Mittagessen | Menge | kcal
_____
_____
_____
_____
kcal: _____ Fett: _____ KH: _____ EW: _____

Abendessen | Menge | kcal
_____
_____
_____
_____
kcal: _____ Fett: _____ KH: _____ EW: _____

Snacks | Menge | kcal
_____
_____
_____
_____
kcal: _____ Fett: _____ KH: _____ EW: _____

Tagesbilanz kcal: _____ Fett: _____ KH: _____ EW: _____ ✓ ✗

Defizit ○ Erhalt ○ Überschuss ○

Sport/Aktivitäten — kcal
_____
_____
_____

Kalorienverbrauch gesamt: _____

Schritte 👣 _____

Wasser/Trinken
🥤 🥤 🥤 🥤 🥤

Ziele/Positives/Negatives
_____
_____
_____
_____

Mein Schlaf 🛏 _____ Std.

Notizen ✎
_____
_____

Tagesform 😎 😐 😨

Tag

Datum ....

Gewicht .... Kalorienziel ....

Frühstück	Menge	kcal
_____	_____	_____
_____	_____	_____
_____	_____	_____
_____	_____	_____

kcal: ____ Fett: ____ KH: ____ EW: ____

Mittagessen	Menge	kcal
_____	_____	_____
_____	_____	_____
_____	_____	_____
_____	_____	_____

kcal: ____ Fett: ____ KH: ____ EW: ____

Abendessen	Menge	kcal
_____	_____	_____
_____	_____	_____
_____	_____	_____
_____	_____	_____

kcal: ____ Fett: ____ KH: ____ EW: ____

Snacks	Menge	kcal
_____	_____	_____
_____	_____	_____
_____	_____	_____
_____	_____	_____

kcal: ____ Fett: ____ KH: ____ EW: ____

Tagesbilanz kcal: ____ Fett: ____ KH: ____ EW: ____ ○ ✓ ○ ✗

Defizit ○   Erhalt ○   Überschuss ○

Sport/Aktivitäten kcal
_____
_____
_____
_____

Kalorienverbrauch gesamt: _____

Schritte 👣 _____

Wasser/Trinken

🥛 🥛 🥛 🥛 🥛 🥛

Ziele/Positives/Negatives
_____
_____
_____
_____

Mein Schlaf 🛏️ ____ Std.

Notizen ✏️
_____
_____

Tagesform 😎 😐 😠

Tag

Datum ....

Gewicht .... Kalorienziel ....

Frühstück — Menge kcal
_____
_____
_____
_____

kcal: _____ Fett: _____ KH: _____ EW: _____

Mittagessen — Menge kcal
_____
_____
_____
_____

kcal: _____ Fett: _____ KH: _____ EW: _____

Abendessen — Menge kcal
_____
_____
_____
_____

kcal: _____ Fett: _____ KH: _____ EW: _____

Snacks — Menge kcal
_____
_____
_____
_____

kcal: _____ Fett: _____ KH: _____ EW: _____

Tagesbilanz kcal: _____ Fett: _____ KH: _____ EW: _____ ✓ / ✗

Defizit ○ Erhalt ○ Überschuss ○

Sport/Aktivitäten _____ kcal
_____
_____
_____

Kalorienverbrauch gesamt: _____

Schritte 👣 _____

Wasser/Trinken
🥛 🥛 🥛 🥛 🥛

Ziele/Positives/Negatives
_____
_____
_____

Mein Schlaf 🛏️ _____ Std.

Notizen ✎
_____
_____

Tagesform 😎 😐 😠

Tag

Datum ....

Gewicht .... Kalorienziel ....

Frühstück — Menge — kcal
_____
_____
_____
_____
_____

kcal: ____ Fett: ____ KH: ____ EW: ____

Mittagessen — Menge — kcal
_____
_____
_____
_____
_____

kcal: ____ Fett: ____ KH: ____ EW: ____

Abendessen — Menge — kcal
_____
_____
_____
_____
_____

kcal: ____ Fett: ____ KH: ____ EW: ____

Snacks — Menge — kcal
_____
_____
_____
_____
_____

kcal: ____ Fett: ____ KH: ____ EW: ____

Tagesbilanz kcal: ____ Fett: ____ KH: ____ EW: ____ ○ ✓ ○ ✗

Defizit ○   Erhalt ○   Überschuss ○

Sport/Aktivitäten — kcal
_____
_____
_____
_____

Kalorienverbrauch gesamt: ____

Schritte ____

Wasser/Trinken

▯ ▯ ▯ ▯ ▯

Ziele/Positives/Negatives
_____
_____
_____
_____

Mein Schlaf ____ Std.

Notizen
_____
_____

Tagesform 😎 😐 😠

Tag

Datum ....

Gewicht 🧺 ....   Kalorienziel 🎯 ....

Frühstück 🥣   Menge   kcal

_____   _____   _____
_____   _____   _____
_____   _____   _____
_____   _____   _____

kcal: _____ Fett: _____ KH: _____ EW: _____

Mittagessen 🍝   Menge   kcal

_____   _____   _____
_____   _____   _____
_____   _____   _____
_____   _____   _____

kcal: _____ Fett: _____ KH: _____ EW: _____

Abendessen 🍲   Menge   kcal

_____   _____   _____
_____   _____   _____
_____   _____   _____
_____   _____   _____

kcal: _____ Fett: _____ KH: _____ EW: _____

Snacks 🧁   Menge   kcal

_____   _____   _____
_____   _____   _____
_____   _____   _____
_____   _____   _____

kcal: _____ Fett: _____ KH: _____ EW: _____

Tagesbilanz kcal: _____ Fett: _____ KH: _____ EW: _____   🏁 ○ ✓ / ○ ✗

Defizit ○   Erhalt ○   Überschuss ○

Sport/Aktivitäten 🏋️ kcal

_____
_____
_____

Kalorienverbrauch gesamt: _____

Schritte 👣 _____

Wasser/Trinken

🥛 🥛 🥛 🥛 🥛

Ziele/Positives/Negatives

_____
_____
_____
_____

Mein Schlaf 🛏️ _____ Std.

Notizen ✎

_____
_____

Tagesform 😎 😐 😠

Tag

Datum ....

Gewicht .... Kalorienziel ....

Frühstück	Menge	kcal		Mittagessen	Menge	kcal
_____	_____	_____		_____	_____	_____
_____	_____	_____		_____	_____	_____
_____	_____	_____		_____	_____	_____
_____	_____	_____		_____	_____	_____

kcal: ___ Fett: ___ KH: ___ EW: ___   kcal: ___ Fett: ___ KH: ___ EW: ___

Abendessen	Menge	kcal		Snacks	Menge	kcal
_____	_____	_____		_____	_____	_____
_____	_____	_____		_____	_____	_____
_____	_____	_____		_____	_____	_____
_____	_____	_____		_____	_____	_____

kcal: ___ Fett: ___ KH: ___ EW: ___   kcal: ___ Fett: ___ KH: ___ EW: ___

Tagesbilanz kcal: ___ Fett: ___ KH: ___ EW: ___   ○ ✓ ○ ✗

Defizit ○   Erhalt ○   Überschuss ○

Sport/Aktivitäten kcal

_____ _____
_____ _____
_____ _____
_____ _____

Kalorienverbrauch gesamt: _____

Schritte 👣 _____

Wasser/Trinken

🥛 🥛 🥛 🥛 🥛 🥛

Ziele/Positives/Negatives

_____
_____
_____
_____

Mein Schlaf 🛏️ ___ Std.

Notizen ✏️

_____
_____

Tagesform 😎 😐 😠

Tag

Datum ....

Gewicht .... Kalorienziel ....

Frühstück — Menge kcal

_____
_____
_____
_____

kcal: _____ Fett: _____ KH: _____ EW: _____

Mittagessen — Menge kcal

_____
_____
_____
_____

kcal: _____ Fett: _____ KH: _____ EW: _____

Abendessen — Menge kcal

_____
_____
_____
_____

kcal: _____ Fett: _____ KH: _____ EW: _____

Snacks — Menge kcal

_____
_____
_____
_____

kcal: _____ Fett: _____ KH: _____ EW: _____

Tagesbilanz kcal: _____ Fett: _____ KH: _____ EW: _____ ✓ ✗

Defizit ○   Erhalt ○   Überschuss ○

Sport/Aktivitäten — kcal

_____
_____

Kalorienverbrauch gesamt: _____

Schritte 👣 _____

Wasser/Trinken

🥛 🥛 🥛 🥛 🥛

Ziele/Positives/Negatives

_____
_____

Mein Schlaf 🛏 _____ Std.

Notizen ✎
_____
_____

Tagesform 😎 😐 😠

Wochenbilanz

Datum ....

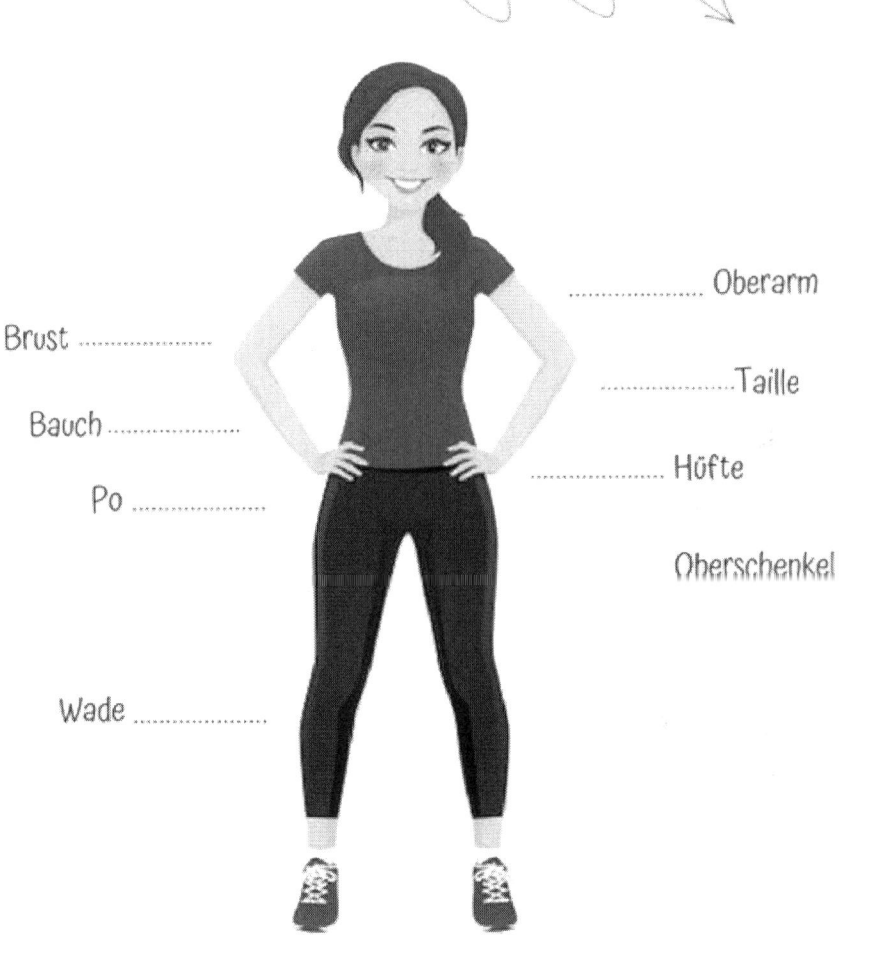

Brust ....

Bauch ....

Po ....

Wade ....

.... Oberarm

.... Taille

.... Hüfte

Oberschenkel

Körperwerte

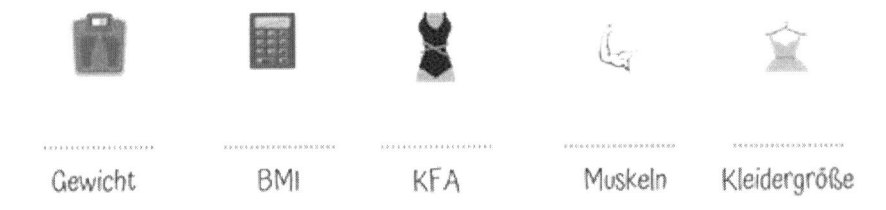

.... Gewicht

.... BMI

.... KFA

.... Muskeln

.... Kleidergröße

Wochenbilanz
So war meine Woche

Körperteil	altes Maß	neues Maß	➕ ➖
Oberarm	....	....	....
Brust	....	....	....
Taille	....	....	....
Bauch	....	....	....
Hüfte	....	....	....
Po	....	....	....
Oberschenkel	....	....	....
Wade	....	....	....

Kaloriendefizit/Überschuss diese Woche .... kcal

		➕ ➖	
Gewicht	....		....
BMI	....		....
KFA	....		....
Muskeln	....		....
Kleidergr.	....		....

Positives/Negatives/Veränderungen/Ziele

_____
_____
_____
_____
_____
_____

Tag

Datum ....

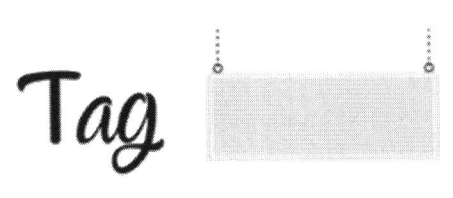

Gewicht .... Kalorienziel ....

Frühstück — Menge — kcal
_____
_____
_____
_____
kcal: ____ Fett: ____ KH: ____ EW: ____

Mittagessen — Menge — kcal
_____
_____
_____
_____
kcal: ____ Fett: ____ KH: ____ EW: ____

Abendessen — Menge — kcal
_____
_____
_____
_____
kcal: ____ Fett: ____ KH: ____ EW: ____

Snacks — Menge — kcal
_____
_____
_____
_____
kcal: ____ Fett: ____ KH: ____ EW: ____

Tagesbilanz kcal: ____ Fett: ____ KH: ____ EW: ____ ○ ✓ / ○ ✗

Defizit ○   Erhalt ○   Überschuss ○

Sport/Aktivitäten — kcal
_____
_____
_____
_____

Kalorienverbrauch gesamt: _____

Schritte 👣 _____

Wasser/Trinken
🥤 🥤 🥤 🥤 🥤

Ziele/Positives/Negatives
_____
_____
_____
_____

Mein Schlaf 🛏️ ____ Std.

Notizen ✎
_____
_____

Tagesform 😎 😐 😠

Tag

Datum ....

Gewicht 🏋 ....   Kalorienziel 🎯 ....

Frühstück 🍲   Menge   kcal
_____
_____
_____
_____
_____

kcal: ____ Fett: ____ KH: ____ EW: ____

Mittagessen 🍝   Menge   kcal
_____
_____
_____
_____
_____

kcal: ____ Fett: ____ KH: ____ EW: ____

Abendessen 🥗   Menge   kcal
_____
_____
_____
_____
_____

kcal: ____ Fett: ____ KH: ____ EW: ____

Snacks 🧁🍓   Menge   kcal
_____
_____
_____
_____
_____

kcal: ____ Fett: ____ KH: ____ EW: ____

Tagesbilanz kcal: ____ Fett: ____ KH: ____ EW: ____   🏁 ○ ✓ ○ ✗

Defizit ○   Erhalt ○   Überschuss ○

Sport/Aktivitäten 🏋   ____ kcal
_____
_____
_____

Kalorienverbrauch gesamt: ____

Schritte 👣 ____

Wasser/Trinken
🥤 🥤 🥤 🥤 🥤

Ziele/Positives/Negatives
_____
_____
_____

Mein Schlaf 🛏 ____ Std.

Notizen ✏
_____
_____

Tagesform 😎 😐 😠

Tag

Datum ....

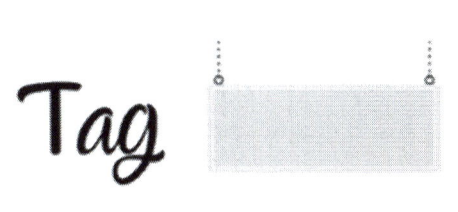

Gewicht .... Kalorienziel ....

Frühstück — Menge — kcal
_____
_____
_____
_____

kcal: ____ Fett: ____ KH: ____ EW: ____

Mittagessen — Menge — kcal
_____
_____
_____
_____

kcal: ____ Fett: ____ KH: ____ EW: ____

Abendessen — Menge — kcal
_____
_____
_____
_____

kcal: ____ Fett: ____ KH: ____ EW: ____

Snacks — Menge — kcal
_____
_____
_____
_____

kcal: ____ Fett: ____ KH: ____ EW: ____

Tagesbilanz kcal: ____ Fett: ____ KH: ____ EW: ____ ○ ✓ / ○ ✗

Defizit ○ Erhalt ○ Überschuss ○

Sport/Aktivitäten — kcal
_____
_____
_____

Kalorienverbrauch gesamt: _____

Schritte _____

Wasser/Trinken
🥛 🥛 🥛 🥛 🥛 🥛

Ziele/Positives/Negatives
_____
_____
_____
_____

Mein Schlaf ____ Std.

Notizen
_____
_____

Tagesform 😎 😐 😠

Tag

Datum ....

Gewicht .... **Kalorienziel** ....

Frühstück — Menge — kcal
_____
_____
_____
_____

kcal: ____ Fett: ____ KH: ____ EW: ____

Mittagessen — Menge — kcal
_____
_____
_____
_____

kcal: ____ Fett: ____ KH: ____ EW: ____

Abendessen — Menge — kcal
_____
_____
_____
_____

kcal: ____ Fett: ____ KH: ____ EW: ____

Snacks — Menge — kcal
_____
_____
_____
_____

kcal: ____ Fett: ____ KH: ____ EW: ____

Tagesbilanz kcal: ____ Fett: ____ KH: ____ EW: ____ ○ ✓ / ○ ✗

Defizit ○   Erhalt ○   Überschuss ○

Sport/Aktivitäten — kcal
_____
_____
_____

Kalorienverbrauch gesamt: ____

Schritte 👣 ____

Wasser/Trinken
🥤 🥤 🥤 🥤 🥤

Ziele/Positives/Negatives
_____
_____
_____

Mein Schlaf 🛏 ____ Std.

Notizen ✎
_____
_____

Tagesform 😎 😐 😠

Tag

Datum ....

Gewicht 🛍 .... Kalorienziel ◎ ....

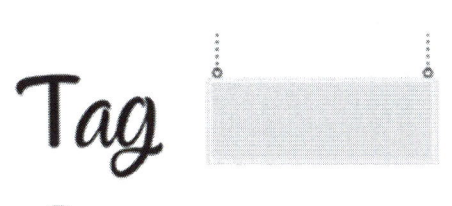

Frühstück 🥣 Menge kcal
_____
_____
_____
_____
kcal: .... Fett: .... KH: .... EW: ....

Mittagessen 🍽 Menge kcal
_____
_____
_____
_____
kcal: .... Fett: .... KH: .... EW: ....

Abendessen 🍲 Menge kcal
_____
_____
_____
_____
kcal: .... Fett: .... KH: .... EW: ....

Snacks 🧁🍓 Menge kcal
_____
_____
_____
_____
kcal: .... Fett: .... KH: .... EW: ....

Tagesbilanz kcal: .... Fett: .... KH: .... EW: .... 🏁 ✓ / ✗

Defizit ○   Erhalt ○   Überschuss ○

Sport/Aktivitäten 🎧 kcal
_____
_____
_____

Kalorienverbrauch gesamt: ....

Schritte 👣 ....

Wasser/Trinken
🥛 🥛 🥛 🥛 🥛

Ziele/Positives/Negatives
_____
_____
_____

Mein Schlaf 🛏 ____ Std.
Notizen ✏
_____

Tagesform 😎 😐 😠

Tag

Datum ....

Gewicht .... Kalorienziel ....

Frühstück — Menge — kcal

_____
_____
_____
_____

kcal: ____ Fett: ____ KH: ____ EW: ____

Mittagessen — Menge — kcal

_____
_____
_____
_____

kcal: ____ Fett: ____ KH: ____ EW: ____

Abendessen — Menge — kcal

_____
_____
_____
_____

kcal: ____ Fett: ____ KH: ____ EW: ____

Snacks — Menge — kcal

_____
_____
_____
_____

kcal: ____ Fett: ____ KH: ____ EW: ____

Tagesbilanz

kcal: ____ Fett: ____ KH: ____ EW: ____

Defizit ○   Erhalt ○   Überschuss ○

Sport/Aktivitäten — kcal

_____
_____
_____

Kalorienverbrauch gesamt: ____

Schritte 👣 ____

Wasser/Trinken
🥤 🥤 🥤 🥤 🥤

Ziele/Positives/Negatives

_____
_____
_____

Mein Schlaf 🛌 ____ Std.

Notizen ✎
_____
_____

Tagesform 😎 😐 😠

Tag

Datum ....

Gewicht .... Kalorienziel ....

Frühstück — Menge — kcal
_____
_____
_____
_____
kcal: ___ Fett: ___ KH: ___ EW: ___

Mittagessen — Menge — kcal
_____
_____
_____
_____
kcal: ___ Fett: ___ KH: ___ EW: ___

Abendessen — Menge — kcal
_____
_____
_____
_____
kcal: ___ Fett: ___ KH: ___ EW: ___

Snacks — Menge — kcal
_____
_____
_____
_____
kcal: ___ Fett: ___ KH: ___ EW: ___

Tagesbilanz kcal: ___ Fett: ___ KH: ___ EW: ___

Defizit ○   Erhalt ○   Überschuss ○

Sport/Aktivitäten — kcal
_____
_____
_____
_____

Kalorienverbrauch gesamt: _____

Schritte _____

Wasser/Trinken
▯ ▯ ▯ ▯ ▯ ▯

Ziele/Positives/Negatives
_____
_____
_____
_____

Mein Schlaf ____ Std.

Notizen
_____
_____

Tagesform 😎 😐 😠

Wochenbilanz

Datum ....

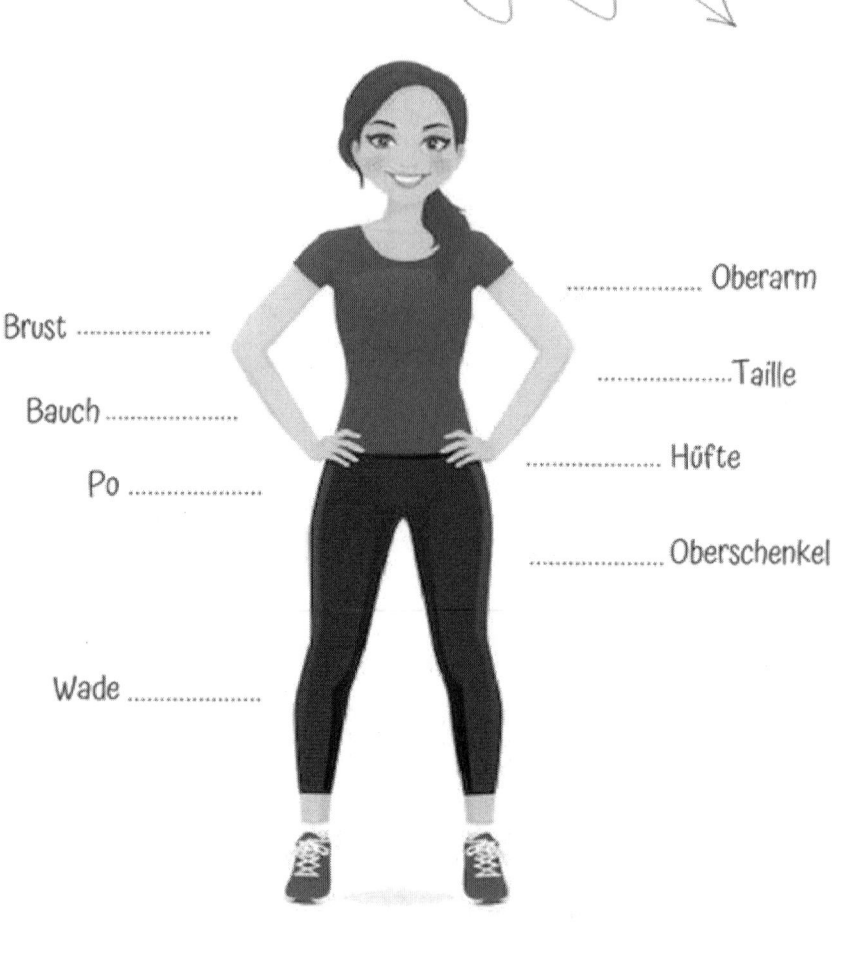

Brust ....
Bauch ....
Po ....
Wade ....

.... Oberarm
.... Taille
.... Hüfte
.... Oberschenkel

Körperwerte

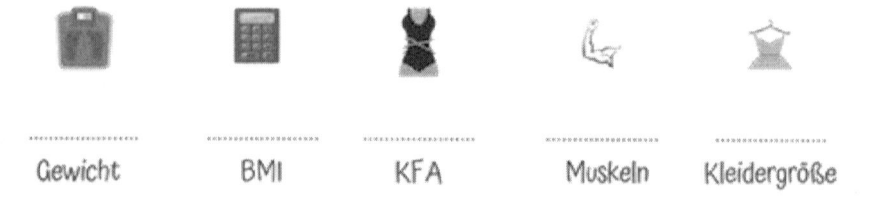

Gewicht	BMI	KFA	Muskeln	Kleidergröße
....	....	....	....	....

Wochenbilanz
So war meine Woche

Körperteil	altes Maß	neues Maß	➕ ➖
Oberarm	....	....	....
Brust	....	....	....
Taille	....	....	....
Bauch	....	....	....
Hüfte	....	....	....
Po	....	....	....
Oberschenkel	....	....	....
Wade	....	....	....

Kaloriendefizit/Überschuss diese Woche .... kcal

		➕ ➖	
Gewicht	....		....
BMI	....		....
KFA	....		....
Muskeln	....		....
Kleidergr.	....		....

Positives/Negatives/Veränderungen/Ziele

_____
_____
_____
_____
_____
_____

Tag

Datum ....

Gewicht .... **Kalorienziel** ....

Frühstück   Menge   kcal
_____
_____
_____
_____

kcal: _____ Fett: _____ KH: _____ EW: _____

Mittagessen   Menge   kcal
_____
_____
_____
_____

kcal: _____ Fett: _____ KH: _____ EW: _____

Abendessen   Menge   kcal
_____
_____
_____
_____

kcal: _____ Fett: _____ KH: _____ EW: _____

Snacks   Menge   kcal
_____
_____
_____
_____

kcal: _____ Fett: _____ KH: _____ EW: _____

Tagesbilanz kcal: _____ Fett: _____ KH: _____ EW: _____ ✓ ✗

Defizit ◯   Erhalt ◯   Überschuss ◯

Sport/Aktivitäten   kcal
_____
_____
_____

Kalorienverbrauch gesamt: _____

Schritte 👣 _____

Wasser/Trinken

Ziele/Positives/Negatives
_____
_____
_____
_____

Mein Schlaf 🛏 _____ Std.

Notizen ✍
_____
_____

Tagesform 😎 😐 😱

Tag

Datum ....

Gewicht .... Kalorienziel ....

Frühstück   Menge   kcal

_____
_____
_____
_____
_____

kcal: _____ Fett: _____ KH: _____ EW: _____

Mittagessen   Menge   kcal

_____
_____
_____
_____
_____

kcal: _____ Fett: _____ KH: _____ EW: _____

Abendessen   Menge   kcal

_____
_____
_____
_____
_____

kcal: _____ Fett: _____ KH: _____ EW: _____

Snacks   Menge   kcal

_____
_____
_____
_____
_____

kcal: _____ Fett: _____ KH: _____ EW: _____

Tagesbilanz kcal: _____ Fett: _____ KH: _____ EW: _____   ✓ ✗

Defizit ○   Erhalt ○   Überschuss ○

Sport/Aktivitäten   kcal

_____
_____
_____
_____

Kalorienverbrauch gesamt: _____

Schritte   _____

Wasser/Trinken

▯ ▯ ▯ ▯ ▯

Ziele/Positives/Negatives

_____
_____
_____
_____

Mein Schlaf 🛏 _____ Std.

Notizen ✎
_____
_____

Tagesform 😎 😐 😠

Tag

Datum ....

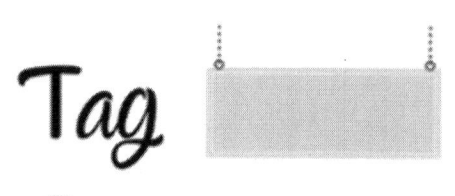

Gewicht .... **Kalorienziel** ....

Frühstück | Menge | kcal
_____
_____
_____
_____

kcal: ____ Fett: ____ KH: ____ EW: ____

Mittagessen | Menge | kcal
_____
_____
_____
_____

kcal: ____ Fett: ____ KH: ____ EW: ____

Abendessen | Menge | kcal
_____
_____
_____
_____

kcal: ____ Fett: ____ KH: ____ EW: ____

Snacks | Menge | kcal
_____
_____
_____
_____

kcal: ____ Fett: ____ KH: ____ EW: ____

Tagesbilanz kcal: ____ Fett: ____ KH: ____ EW: ____   ○ ✓   ○ ✗

Defizit ○   Erhalt ○   Überschuss ○

Sport/Aktivitäten — kcal
_____
_____
_____

Kalorienverbrauch gesamt: ____

Schritte ____

Wasser/Trinken
🥤 🥤 🥤 🥤 🥤

Ziele/Positives/Negatives
_____
_____
_____

Mein Schlaf ____ Std.
Notizen
_____
_____

Tagesform 😎 😐 😀

Tag

Datum ....

Gewicht 🧳 .... Kalorienziel 🎯 ....

Frühstück 🥣   Menge   kcal
_____
_____
_____
_____
_____

kcal: ____ Fett: ____ KH: ____ EW: ____

Mittagessen 🍽   Menge   kcal
_____
_____
_____
_____
_____

kcal: ____ Fett: ____ KH: ____ EW: ____

Abendessen 🍲   Menge   kcal
_____
_____
_____
_____
_____

kcal: ____ Fett: ____ KH: ____ EW: ____

Snacks 🧁🍎🍫   Menge   kcal
_____
_____
_____
_____
_____

kcal: ____ Fett: ____ KH: ____ EW: ____

Tagesbilanz kcal: ____ Fett: ____ KH: ____ EW: ____ 🏁 ○✓ ○✗

Defizit ○   Erhalt ○   Überschuss ○

Sport/Aktivitäten 🏋 kcal
_____
_____
_____
_____

Kalorienverbrauch gesamt: ____

Schritte 👣 ____

Wasser/Trinken
🥛 🥛 🥛 🥛 🥛 🥛

Ziele/Positives/Negatives
_____
_____
_____
_____

Mein Schlaf 🛏 ____ Std.
Notizen ✏
_____
_____

Tagesform 😎 😐 😠

Tag

Datum ....

Gewicht .... Kalorienziel ....

Frühstück — Menge — kcal

_____
_____
_____
_____
_____

kcal: _____ Fett: _____ KH: _____ EW: _____

Mittagessen — Menge — kcal

_____
_____
_____
_____
_____

kcal: _____ Fett: _____ KH: _____ EW: _____

Abendessen — Menge — kcal

_____
_____
_____
_____
_____

kcal: _____ Fett: _____ KH: _____ EW: _____

Snacks — Menge — kcal

_____
_____
_____
_____
_____

kcal: _____ Fett: _____ KH: _____ EW: _____

Tagesbilanz kcal: _____ Fett: _____ KH: _____ EW: _____

Defizit ○   Erhalt ○   Überschuss ○

Sport/Aktivitäten — kcal

_____
_____
_____

Kalorienverbrauch gesamt: _____

Schritte 👣 _____

Wasser/Trinken

Ziele/Positives/Negatives

_____
_____
_____
_____

Mein Schlaf _____ Std.

Notizen _____

Tagesform 😎 😐 😠

Tag

Datum ....

Gewicht .... Kalorienziel ....

Frühstück Menge kcal
_____
_____
_____
_____
_____
kcal: ____ Fett: ____ KH: ____ EW: ____

Mittagessen Menge kcal
_____
_____
_____
_____
_____
kcal: ____ Fett: ____ KH: ____ EW: ____

Abendessen Menge kcal
_____
_____
_____
_____
_____
kcal: ____ Fett: ____ KH: ____ EW: ____

Snacks Menge kcal
_____
_____
_____
_____
_____
kcal: ____ Fett: ____ KH: ____ EW: ____

Tagesbilanz kcal: ____ Fett: ____ KH: ____ EW: ____   ○ ✓ ○ ✗

Defizit ○   Erhalt ○   Überschuss ○

Sport/Aktivitäten kcal
_____
_____
_____
_____

Kalorienverbrauch gesamt: ____

Schritte 👣 ____

Wasser/Trinken
🥛 🥛 🥛 🥛 🥛

Ziele/Positives/Negatives
_____
_____
_____
_____

Mein Schlaf 🛏 ____ Std.

Notizen ✏
_____
_____

Tagesform 😎 😐 😀

Tag

Datum ....

Gewicht .... **Kalorienziel** ....

Frühstück — Menge — kcal

_____
_____
_____
_____
_____

kcal: _____ Fett: _____ KH: _____ EW: _____

Mittagessen — Menge — kcal

_____
_____
_____
_____
_____

kcal: _____ Fett: _____ KH: _____ EW: _____

Abendessen — Menge — kcal

_____
_____
_____
_____
_____

kcal: _____ Fett: _____ KH: _____ EW: _____

Snacks — Menge — kcal

_____
_____
_____
_____
_____

kcal: _____ Fett: _____ KH: _____ EW: _____

Tagesbilanz kcal: _____ Fett: _____ KH: _____ EW: _____ ✓ ✗

Defizit ◯   Erhalt ◯   Überschuss ◯

Sport/Aktivitäten _____ kcal

_____
_____
_____

Kalorienverbrauch gesamt: _____

Schritte _____

Ziele/Positives/Negatives

_____
_____
_____

Mein Schlaf _____ Std.

Notizen
_____
_____

Wasser/Trinken
◻ ◻ ◻ ◻ ◻

Tagesform 😎 😐 😠

Wochenbilanz

Datum ....

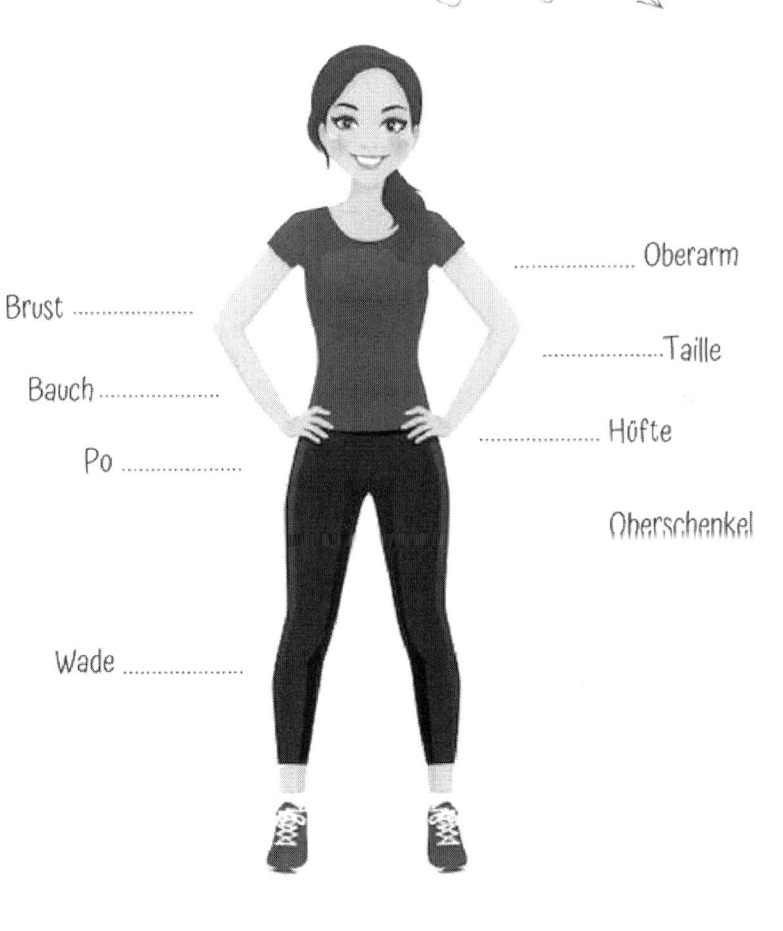

.... Oberarm

Brust ....

.... Taille

Bauch ....

.... Hüfte

Po ....

Oberschenkel

Wade ....

Körperwerte

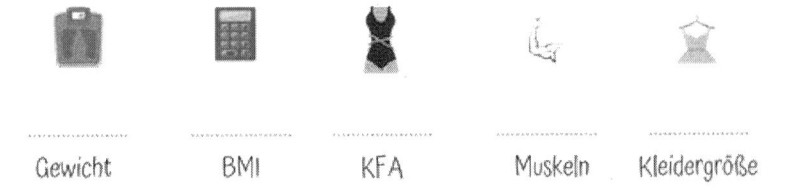

| Gewicht | BMI | KFA | Muskeln | Kleidergröße |

Wochenbilanz
So war meine Woche

Körperteil	altes Maß	neues Maß	+	−
Oberarm	....	....	....	
Brust	....	....	....	
Taille	....	....	....	
Bauch	....	....	....	
Hüfte	....	....	....	
Po	....	....	....	
Oberschenkel	....	....	....	
Wade	....	....	....	

Kaloriendefizit/Überschuss diese Woche .... kcal

		+	−	
Gewicht	....	●	●	....
BMI	....	●	●	....
KFA	....	●	●	....
Muskeln	....	●	●	....
Kleidergr.	....	●	●	....

Positives/Negatives/Veränderungen/Ziele

_____
_____
_____
_____
_____

Monatsbilanz
So war mein Monat

Körperteil	Maß letzten Monat	neues Maß	
Oberarm	....	....	....
Brust	....	....	....
Taille	....	....	....
Bauch	....	....	....
Hüfte	....	....	....
Po	....	....	....
Oberschenkel	....	....	....
Wade	....	....	....

Körperwerte letzten Monat

Gewicht	....	➕➖	....
BMI	....	➕➖	....
KFA	....	➕➖	....
Muskeln	....	➕➖	....
Kleidergr.	....	➕➖	....

Positives/Negatives/Veränderungen/Ziele

_____
_____
_____
_____
_____
_____

Meine optische Veränderung

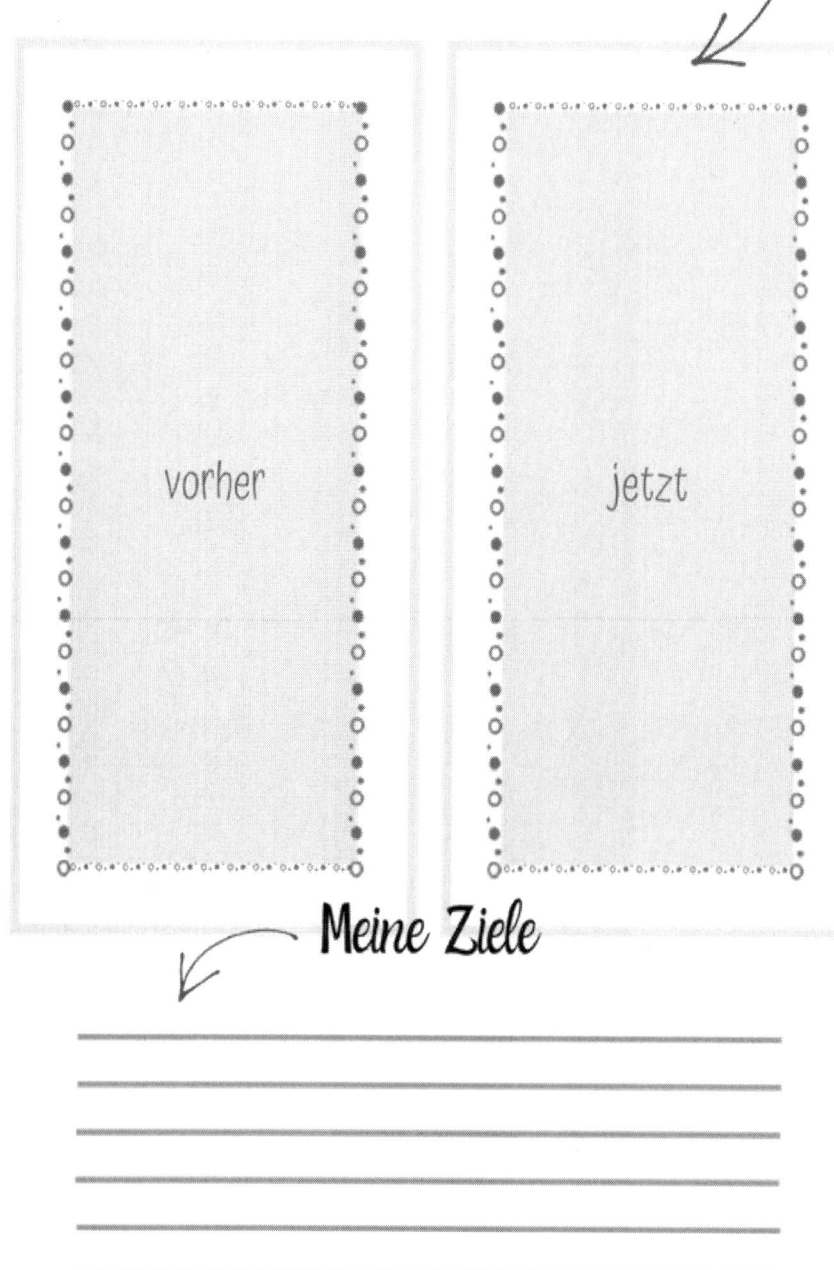

Datum ....

| vorher | jetzt |

Meine Ziele

_____
_____
_____
_____
_____

Tag

Datum _____

Gewicht _____ Kalorienziel _____

Frühstück   Menge   kcal
_____ _____ _____
_____ _____ _____
_____ _____ _____
_____ _____ _____

kcal: _____ Fett: _____ KH: _____ EW: _____

Mittagessen   Menge   kcal
_____ _____ _____
_____ _____ _____
_____ _____ _____
_____ _____ _____

kcal: _____ Fett: _____ KH: _____ EW: _____

Abendessen   Menge   kcal
_____ _____ _____
_____ _____ _____
_____ _____ _____
_____ _____ _____

kcal: _____ Fett: _____ KH: _____ EW: _____

Snacks   Menge   kcal
_____ _____ _____
_____ _____ _____
_____ _____ _____
_____ _____ _____

kcal: _____ Fett: _____ KH: _____ EW: _____

Tagesbilanz kcal: _____ Fett: _____ KH: _____ EW: _____ ✓ ✗

Defizit ◯   Erhalt ◯   Überschuss ◯

Sport/Aktivitäten   kcal
_____ _____
_____ _____
_____ _____
_____ _____

Kalorienverbrauch gesamt: _____

Schritte 👣 _____

Wasser/Trinken

Ziele/Positives/Negatives
_____
_____
_____
_____

Mein Schlaf 🛏️ _____ Std.

Notizen ✎
_____
_____

Tagesform 😎 😐 😟

Tag

Datum ....

Gewicht .... Kalorienziel ....

Frühstück   Menge   kcal

_____
_____
_____
_____

kcal: ____ Fett: ____ KH: ____ EW: ____

Mittagessen   Menge   kcal

_____
_____
_____
_____

kcal: ____ Fett: ____ KH: ____ EW: ____

Abendessen   Menge   kcal

_____
_____
_____
_____

kcal: ____ Fett: ____ KH: ____ EW: ____

Snacks   Menge   kcal

_____
_____
_____
_____

kcal: ____ Fett: ____ KH: ____ EW: ____

Tagesbilanz kcal: ____ Fett: ____ KH: ____ EW: ____ ✓ ✗

Defizit ○   Erhalt ○   Überschuss ○

Sport/Aktivitäten   kcal

_____
_____
_____

Kalorienverbrauch gesamt: _____

Schritte _____

Wasser/Trinken

Ziele/Positives/Negatives

_____
_____
_____

Mein Schlaf ____ Std.

Notizen _____
_____

Tagesform 😎 😐 😠

Tag

Datum _____

Gewicht _____   Kalorienziel _____

Frühstück — Menge   kcal
_____
_____
_____
_____
kcal: ____ Fett: ____ KH: ____ EW: ____

Mittagessen — Menge   kcal
_____
_____
_____
_____
kcal: ____ Fett: ____ KH: ____ EW: ____

Abendessen — Menge   kcal
_____
_____
_____
_____
kcal: ____ Fett: ____ KH: ____ EW: ____

Snacks — Menge   kcal
_____
_____
_____
_____
kcal: ____ Fett: ____ KH: ____ EW: ____

Tagesbilanz kcal: ____ Fett: ____ KH: ____ EW: ____ ○ ✓ ○ ✗

Defizit ○   Erhalt ○   Überschuss ○

Sport/Aktivitäten   kcal
_____
_____
_____

Kalorienverbrauch gesamt: _____

Schritte 👣 _____

Wasser/Trinken
🥛 🥛 🥛 🥛 🥛

Ziele/Positives/Negatives
_____
_____
_____

Mein Schlaf 🛏️ ____ Std.

Notizen ✏️
_____
_____

Tagesform 😎 😐 😠

Tag

Datum ....

Gewicht 🧴 ....   Kalorienziel 🎯 ....

Frühstück 🥣   Menge   kcal   **Mittagessen** 🍽️   Menge   kcal

_____   _____
_____   _____
_____   _____
_____   _____

kcal: ____ Fett: ____ KH: ____ EW: ____   kcal: ____ Fett: ____ KH: ____ EW: ____

Abendessen 🫐   Menge   kcal   **Snacks** 🧁   Menge   kcal

_____   _____
_____   _____
_____   _____
_____   _____

kcal: ____ Fett: ____ KH: ____ EW: ____   kcal: ____ Fett: ____ KH: ____ EW: ____

Tagesbilanz   kcal: ____   Fett: ____   KH: ____   EW: ____   🏁 ✓ / ✗

Defizit ◯   Erhalt ◯   Überschuss ◯

Sport/Aktivitäten 🏋️ kcal   **Ziele/Positives/Negatives**

_____   _____
_____   _____
_____   _____

Kalorienverbrauch gesamt: _____   **Mein Schlaf** 🛌 ____ Std.

Schritte 👣 _____   Notizen 🖋️

Wasser/Trinken   _____

🥤 🥤 🥤 🥤 🥤   Tagesform 😎 😐 😠

Tag

Datum ....

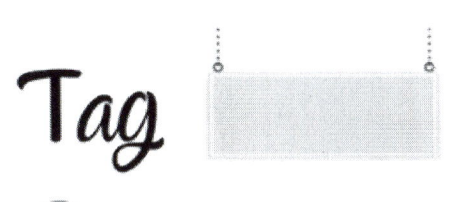

Gewicht .... Kalorienziel ....

Frühstück	Menge	kcal
_____	_____	_____
_____	_____	_____
_____	_____	_____
_____	_____	_____

kcal: ____ Fett: ____ KH: ____ EW: ____

Mittagessen	Menge	kcal
_____	_____	_____
_____	_____	_____
_____	_____	_____
_____	_____	_____

kcal: ____ Fett: ____ KH: ____ EW: ____

Abendessen	Menge	kcal
_____	_____	_____
_____	_____	_____
_____	_____	_____
_____	_____	_____

kcal: ____ Fett: ____ KH: ____ EW: ____

Snacks	Menge	kcal
_____	_____	_____
_____	_____	_____
_____	_____	_____
_____	_____	_____

kcal: ____ Fett: ____ KH: ____ EW: ____

Tagesbilanz kcal: ____ Fett: ____ KH: ____ EW: ____ ✓ ✗

Defizit ○ Erhalt ○ Überschuss ○

Sport/Aktivitäten — kcal

_____
_____
_____
_____

Kalorienverbrauch gesamt: _____

Schritte _____

Wasser/Trinken
▢ ▢ ▢ ▢ ▢

Ziele/Positives/Negatives

_____
_____
_____
_____

Mein Schlaf ____ Std.
Notizen
_____
_____

Tagesform 😎 😐 😠

Tag

Datum ....

Gewicht .... Kalorienziel ....

Frühstück   Menge   kcal
_____
_____
_____
_____

kcal: _____ Fett: _____ KH: _____ EW: _____

Mittagessen   Menge   kcal
_____
_____
_____
_____

kcal: _____ Fett: _____ KH: _____ EW: _____

Abendessen   Menge   kcal
_____
_____
_____
_____

kcal: _____ Fett: _____ KH: _____ EW: _____

Snacks   Menge   kcal
_____
_____
_____
_____

kcal: _____ Fett: _____ KH: _____ EW: _____

Tagesbilanz kcal: _____ Fett: _____ KH: _____ EW: _____   ✓ ✗

Defizit ◯   Erhalt ◯   Überschuss ◯

Sport/Aktivitäten   kcal
_____
_____
_____

Kalorienverbrauch gesamt: _____

Schritte 👣 _____

Wasser/Trinken

Ziele/Positives/Negatives
_____
_____
_____
_____

Mein Schlaf 🛏 _____ Std.

Notizen ✎
_____
_____

Tagesform 😎 😐 😳

Tag

Datum ....

Gewicht ....   Kalorienziel ....

Frühstück   Menge   kcal

_____
_____
_____
_____

kcal: ...... Fett: ...... KH: ...... EW: ......

Mittagessen   Menge   kcal

_____
_____
_____
_____

kcal: ...... Fett: ...... KH: ...... EW: ......

Abendessen   Menge   kcal

_____
_____
_____
_____

kcal: ...... Fett: ...... KH: ...... EW: ......

Snacks   Menge   kcal

_____
_____
_____
_____

kcal: ...... Fett: ...... KH: ...... EW: ......

Tagesbilanz   kcal: ...... Fett: ...... KH: ...... EW: ......

Defizit ◯   Erhalt ◯   Überschuss ◯   ◯ ✓ / ◯ ✗

Sport/Aktivitäten   kcal

_____
_____
_____

Kalorienverbrauch gesamt: ....

Schritte 👣 ....

Wasser/Trinken

🥤 🥤 🥤 🥤 🥤

Ziele/Positives/Negatives

_____
_____
_____

Mein Schlaf 🛏️ ____ Std.

Notizen ✏️
_____
_____

Tagesform 😀 😐 😠

Wochenbilanz

Datum ....

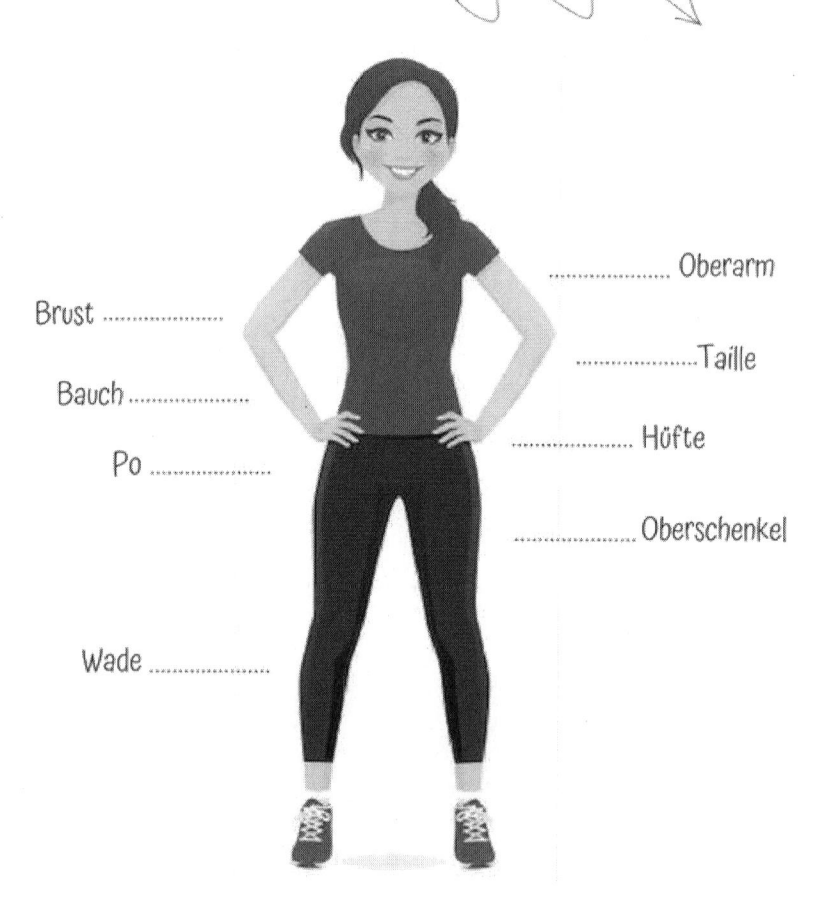

Brust ....
Bauch ....
Po ....

Wade ....

.... Oberarm
.... Taille
.... Hüfte
.... Oberschenkel

Körperwerte

Gewicht	BMI	KFA	Muskeln	Kleidergröße
....	....	....	....	....

Wochenbilanz
So war meine Woche

Körperteil	altes Maß	neues Maß	➕ ➖
Oberarm	....	....	....
Brust	....	....	....
Taille	....	....	....
Bauch	....	....	....
Hüfte	....	....	....
Po	....	....	....
Oberschenkel	....	....	....
Wade			

Kaloriendefizit/Überschuss diese Woche .... kcal

Gewicht	....	➕ ➖ ....
BMI	....	➕ ➖ ....
KFA	....	➕ ➖ ....
Muskeln	....	➕ ➖ ....
Kleidergr.	....	➕ ➖ ....

Positives/Negatives/Veränderungen/Ziele

_____
_____
_____
_____
_____

Tag

Datum ....

Gewicht .... Kalorienziel ....

Frühstück — Menge kcal

_____ _____ _____
_____ _____ _____
_____ _____ _____
_____ _____ _____
_____ _____ _____

kcal: ____ Fett: ____ KH: ____ EW: ____

Mittagessen — Menge kcal

_____ _____ _____
_____ _____ _____
_____ _____ _____
_____ _____ _____
_____ _____ _____

kcal: ____ Fett: ____ KH: ____ EW: ____

Abendessen — Menge kcal

_____ _____ _____
_____ _____ _____
_____ _____ _____
_____ _____ _____
_____ _____ _____

kcal: ____ Fett: ____ KH: ____ EW: ____

Snacks — Menge kcal

_____ _____ _____
_____ _____ _____
_____ _____ _____
_____ _____ _____
_____ _____ _____

kcal: ____ Fett: ____ KH: ____ EW: ____

Tagesbilanz

kcal: ____ Fett: ____ KH: ____ EW: ____

Defizit ○   Erhalt ○   Überschuss ○   ✓ / ✗

Sport/Aktivitäten — kcal

_____
_____
_____

Kalorienverbrauch gesamt: _____

Schritte 👣 _____

Wasser/Trinken

🥛 🥛 🥛 🥛 🥛

Ziele/Positives/Negatives

_____
_____
_____
_____

Mein Schlaf 🛏️ ____ Std.

Notizen ✎
_____
_____

Tagesform 😎 😐 😠

Tag

Datum ....

Gewicht .... Kalorienziel ....

Frühstück — Menge — kcal

_____
_____
_____
_____

kcal: ____ Fett: ____ KH: ____ EW: ____

Mittagessen — Menge — kcal

_____
_____
_____
_____

kcal: ____ Fett: ____ KH: ____ EW: ____

Abendessen — Menge — kcal

_____
_____
_____
_____

kcal: ____ Fett: ____ KH: ____ EW: ____

Snacks — Menge — kcal

_____
_____
_____
_____

kcal: ____ Fett: ____ KH: ____ EW: ____

Tagesbilanz kcal: ____ Fett: ____ KH: ____ EW: ____ ✓ ✗

Defizit ○   Erhalt ○   Überschuss ○

Sport/Aktivitäten — kcal

_____
_____
_____

Kalorienverbrauch gesamt: ....

Schritte 👣 ....

Wasser/Trinken

🥛 🥛 🥛 🥛 🥛 🥛

Ziele/Positives/Negatives

_____
_____
_____
_____

Mein Schlaf 🛏 ____ Std.

Notizen ✏
_____
_____

Tagesform 😎 😐 😠

Tag

Datum ....

Gewicht .... Kalorienziel ....

Frühstück — Menge — kcal

_____
_____
_____
_____

kcal: ____ Fett: ____ KH: ____ EW: ____

Mittagessen — Menge — kcal

_____
_____
_____
_____

kcal: ____ Fett: ____ KH: ____ EW: ____

Abendessen — Menge — kcal

_____
_____
_____
_____

kcal: ____ Fett: ____ KH: ____ EW: ____

Snacks — Menge — kcal

_____
_____
_____
_____

kcal: ____ Fett: ____ KH: ____ EW: ____

Tagesbilanz kcal: ____ Fett: ____ KH: ____ EW: ____ ✓ ✗

Defizit ○   Erhalt ○   Überschuss ○

Sport/Aktivitäten — kcal

_____
_____
_____

Kalorienverbrauch gesamt: ____

Schritte 👣 ____

Ziele/Positives/Negatives

_____
_____
_____

Mein Schlaf 🛏 ____ Std.

Notizen ✎

_____
_____

Tagesform 😎 😐 😠

Wasser/Trinken

Tag

Datum ....

Gewicht 🛍 .... Kalorienziel 🎯 ....

Frühstück 🥣 Menge kcal

_____
_____
_____
_____
_____

kcal: _____ Fett: _____ KH: _____ EW: _____

Mittagessen 🍽 Menge kcal

_____
_____
_____
_____
_____

kcal: _____ Fett: _____ KH: _____ EW: _____

Abendessen 🍲 Menge kcal

_____
_____
_____
_____
_____

kcal: _____ Fett: _____ KH: _____ EW: _____

Snacks 🍰🍓 Menge kcal

_____
_____
_____
_____
_____

kcal: _____ Fett: _____ KH: _____ EW: _____

Tagesbilanz kcal: _____ Fett: _____ KH: _____ EW: _____ 🏁 ✓ / ✗

Defizit ○   Erhalt ○   Überschuss ○

Sport/Aktivitäten 🎧 kcal

_____
_____
_____
_____

Kalorienverbrauch gesamt: _____

Schritte 👣 _____

Wasser/Trinken
🥛 🥛 🥛 🥛 🥛

Ziele/Positives/Negatives

_____
_____
_____

Mein Schlaf 🛏 _____ Std.
Notizen ✏

_____
_____

Tagesform 😎 😐 😠

Tag　　　　　　　　Datum ....

Gewicht ....　　　　**Kalorienziel** ....

Frühstück　　　Menge　kcal
_____
_____
_____
_____

kcal: ____ Fett: ____ KH: ____ EW: ____

Mittagessen　　　Menge　kcal
_____
_____
_____
_____

kcal: ____ Fett: ____ KH: ____ EW: ____

Abendessen　　　Menge　kcal
_____
_____
_____
_____

kcal: ____ Fett: ____ KH: ____ EW: ____

Snacks　　　Menge　kcal
_____
_____
_____
_____

kcal: ____ Fett: ____ KH: ____ EW: ____

Tagesbilanz kcal: ____ Fett: ____ KH: ____ EW: ____　○ ✓　○ ✗

Defizit ○　Erhalt ○　Überschuss ○

Sport/Aktivitäten ____ kcal
_____
_____
_____

Kalorienverbrauch gesamt: ____

Schritte ____

Wasser/Trinken

Ziele/Positives/Negatives
_____
_____
_____

Mein Schlaf ____ Std.

Notizen
_____
_____

Tagesform　😎　😐　😠

Tag

Datum ....

Gewicht .... Kalorienziel ....

Frühstück   Menge kcal
_____
_____
_____
_____
kcal ____ Fett: ____ KH: ____ EW: ____

Mittagessen   Menge kcal
_____
_____
_____
_____
kcal ____ Fett: ____ KH: ____ EW: ____

Abendessen   Menge kcal
_____
_____
_____
_____
kcal ____ Fett: ____ KH: ____ EW: ____

Snacks   Menge kcal
_____
_____
_____
_____
kcal ____ Fett: ____ KH: ____ EW: ____

Tagesbilanz kcal: ____ Fett: ____ KH: ____ EW: ____ ○ ✓ / ○ ✗

Defizit ○   Erhalt ○   Überschuss ○

Sport/Aktivitäten   kcal
_____
_____
_____

Kalorienverbrauch gesamt: ____

Schritte ____

Wasser/Trinken
▯ ▯ ▯ ▯ ▯

Ziele/Positives/Negatives
_____
_____
_____

Mein Schlaf ____ Std.
Notizen
_____
_____

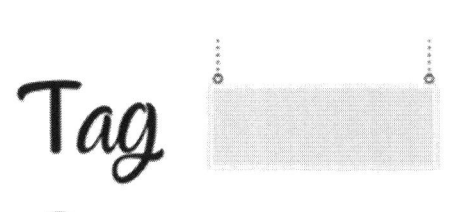

Tagesform 😎 😐 😠

Tag

Datum ....

Gewicht .... **Kalorienziel** ....

Frühstück   Menge   kcal

_____ _____ _____
_____ _____ _____
_____ _____ _____
_____ _____ _____

kcal: _____ Fett: _____ KH: _____ EW: _____

Mittagessen   Menge   kcal

_____ _____ _____
_____ _____ _____
_____ _____ _____
_____ _____ _____

kcal: _____ Fett: _____ KH: _____ EW: _____

Abendessen   Menge   kcal

_____ _____ _____
_____ _____ _____
_____ _____ _____
_____ _____ _____

kcal: _____ Fett: _____ KH: _____ EW: _____

Snacks   Menge   kcal

_____ _____ _____
_____ _____ _____
_____ _____ _____
_____ _____ _____

kcal: _____ Fett: _____ KH: _____ EW: _____

Tagesbilanz kcal: _____ Fett: _____ KH: _____ EW: _____

Defizit ◯   Erhalt ◯   Überschuss ◯   ✓ / ✗

Sport/Aktivitäten   kcal

_____ _____
_____ _____
_____ _____
_____ _____

Kalorienverbrauch gesamt: _____

Schritte 👣 _____

Wasser/Trinken
🥤 🥤 🥤 🥤 🥤

Ziele/Positives/Negatives

_____
_____
_____

Mein Schlaf 🛏 _____ Std.

Notizen ✏
_____
_____

Tagesform 😊 😐 😞

Wochenbilanz

Datum ....

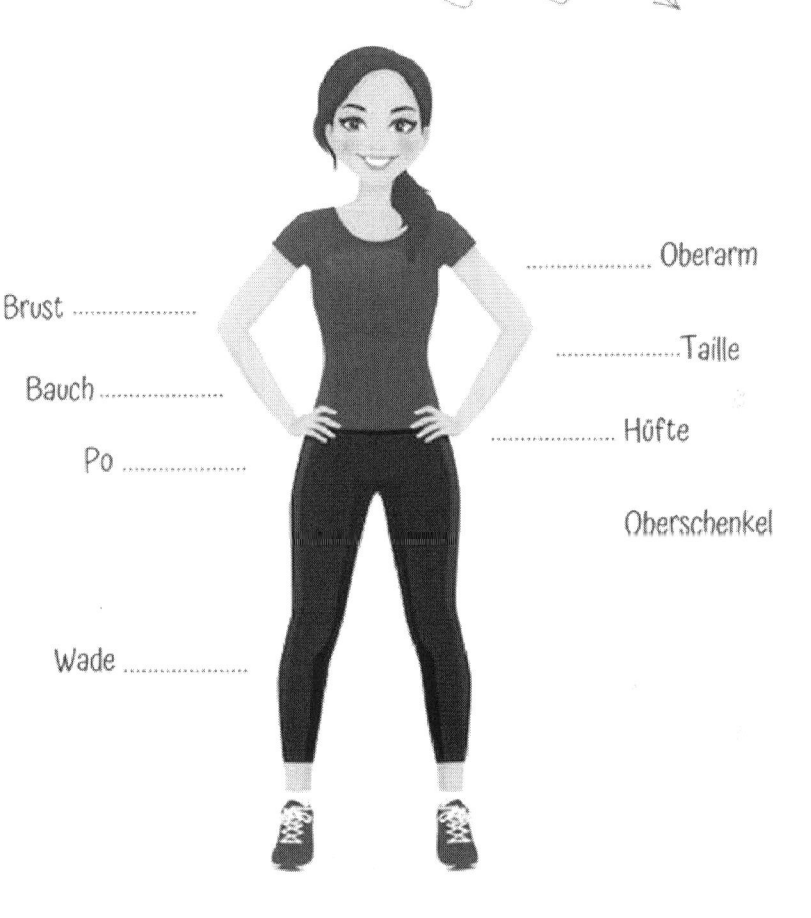

.... Oberarm

Brust ....

.... Taille

Bauch ....

.... Hüfte

Po ....

Oberschenkel

Wade ....

Körperwerte

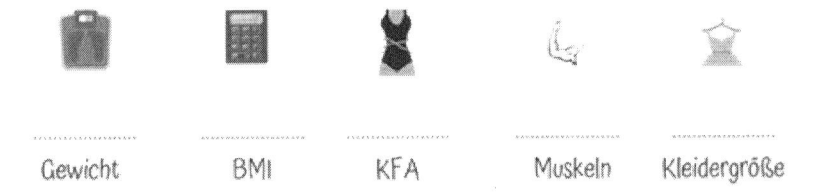

....
Gewicht BMI KFA Muskeln Kleidergröße

Wochenbilanz
So war meine Woche

Körperteil	altes Maß	neues Maß	+	−
Oberarm	....	....	....	
Brust	....	....	....	
Taille	....	....	....	
Bauch	....	....	....	
Hüfte	....	....	....	
Po	....	....	....	
Oberschenkel	....	....	....	
Wade	....	....	....	

Kaloriendefizit/Überschuss diese Woche .... kcal

		+	−	
Gewicht	....			....
BMI	....			....
KFA	....			....
Muskeln	....			....
Kleidergr.	....			....

Positives/Negatives/Veränderungen/Ziele

_____
_____
_____
_____
_____
_____

Tag

Datum ....

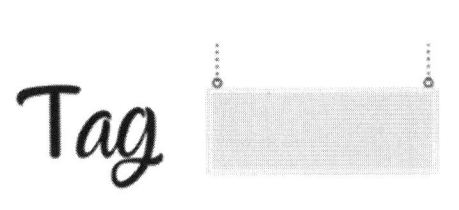

Gewicht 🗑 .... Kalorienziel 🎯 ....

Frühstück   Menge   kcal
_____
_____
_____
_____
_____
kcal: ___ Fett: ___ KH: ___ EW: ___

Mittagessen   Menge   kcal
_____
_____
_____
_____
_____
kcal: ___ Fett: ___ KH: ___ EW: ___

Abendessen   Menge   kcal
_____
_____
_____
_____
_____
kcal: ___ Fett: ___ KH: ___ EW: ___

Snacks   Menge   kcal
_____
_____
_____
_____
_____
kcal: ___ Fett: ___ KH: ___ EW: ___

Tagesbilanz kcal: ___ Fett: ___ KH: ___ EW: ___ 🏁 ✓ / ✗

Defizit ○   Erhalt ○   Überschuss ○

Sport/Aktivitäten 🏋 kcal
_____
_____
_____

Kalorienverbrauch gesamt: _____

Schritte 👣 _____

Wasser/Trinken
🥛 🥛 🥛 🥛 🥛

Ziele/Positives/Negatives
_____
_____
_____

Mein Schlaf 🛏 ___ Std.

Notizen ✏
_____
_____

Tagesform 😎 😐 😠

Tag

Datum ....

Gewicht .... Kalorienziel ....

Frühstück — Menge — kcal

_____
_____
_____
_____
_____

kcal: _____ Fett: _____ KH: _____ EW: _____

Mittagessen — Menge — kcal

_____
_____
_____
_____
_____

kcal: _____ Fett: _____ KH: _____ EW: _____

Abendessen — Menge — kcal

_____
_____
_____
_____
_____

kcal: _____ Fett: _____ KH: _____ EW: _____

Snacks — Menge — kcal

_____
_____
_____
_____
_____

kcal: _____ Fett: _____ KH: _____ EW: _____

Tagesbilanz

kcal: _____ Fett: _____ KH: _____ EW: _____

Defizit ○   Erhalt ○   Überschuss ○

Sport/Aktivitäten — kcal

_____
_____
_____
_____

Kalorienverbrauch gesamt: _____

Schritte _____

Wasser/Trinken

Ziele/Positives/Negatives

_____
_____
_____
_____

Mein Schlaf _____ Std.

Notizen
_____
_____

Tagesform

Tag

Datum ....

Gewicht 🛒 ....   Kalorienziel 🎯 ....

Frühstück 🍲   Menge   kcal

_____
_____
_____
_____
_____

kcal: ____ Fett: ____ KH: ____ EW: ____

Mittagessen 🍽   Menge   kcal

_____
_____
_____
_____
_____

kcal: ____ Fett: ____ KH: ____ EW: ____

Abendessen 🍩   Menge   kcal

_____
_____
_____
_____
_____

kcal: ____ Fett: ____ KH: ____ EW: ____

Snacks 🍰   Menge   kcal

_____
_____
_____
_____
_____

kcal: ____ Fett: ____ KH: ____ EW: ____

Tagesbilanz kcal: ____ Fett: ____ KH: ____ EW: ____ 🏁 ○ ✓ ○ ✗

Defizit ○   Erhalt ○   Überschuss ○

Sport/Aktivitäten 🏋 kcal

_____
_____
_____

Kalorienverbrauch gesamt: _____

Schritte 👣 _____

Wasser/Trinken

🥛 🥛 🥛 🥛 🥛

Ziele/Positives/Negatives

_____
_____
_____
_____

Mein Schlaf 🛏 ____ Std.

Notizen ✏
_____
_____

Tagesform 😎 😊 😐

Tag

Datum ....

Gewicht 🏋 .... **Kalorienziel** 🎯 ....

Frühstück 🥣   Menge   kcal

_____ _____ _____
_____ _____ _____
_____ _____ _____
_____ _____ _____

kcal: ____ Fett: ____ KH: ____ EW: ____

Mittagessen 🍽   Menge   kcal

_____ _____ _____
_____ _____ _____
_____ _____ _____
_____ _____ _____

kcal: ____ Fett: ____ KH: ____ EW: ____

Abendessen 🍲   Menge   kcal

_____ _____ _____
_____ _____ _____
_____ _____ _____
_____ _____ _____

kcal: ____ Fett: ____ KH: ____ EW: ____

Snacks 🧁   Menge   kcal

_____ _____ _____
_____ _____ _____
_____ _____ _____
_____ _____ _____

kcal: ____ Fett: ____ KH: ____ EW: ____

Tagesbilanz   kcal: ____   Fett: ____   KH: ____   EW: ____   🏁 ✓ / ✗

Defizit ○   Erhalt ○   Überschuss ○

Sport/Aktivitäten 🏋 kcal

_____ _____
_____ _____
_____ _____

Kalorienverbrauch gesamt: _____

Schritte 👣 _____

Wasser/Trinken

🥛 🥛 🥛 🥛 🥛

Ziele/Positives/Negatives

_____
_____
_____

Mein Schlaf 🛏 ____ Std.

Notizen ✏

_____
_____

Tagesform 😎 😐 😠

Tag　　　　　　　　　Datum _____

Gewicht _____　　　　　　**Kalorienziel** _____

Frühstück　　Menge　kcal　　　**Mittagessen**　　Menge　kcal
_____　　　　_____
_____　　　　_____
_____　　　　_____
_____　　　　_____

kcal: ___ Fett: ___ KH: ___ EW: ___　　kcal: ___ Fett: ___ KH: ___ EW: ___

Abendessen　　Menge　kcal　　　**Snacks**　　Menge　kcal
_____　　　　_____
_____　　　　_____
_____　　　　_____
_____　　　　_____

kcal: ___ Fett: ___ KH: ___ EW: ___　　kcal: ___ Fett: ___ KH: ___ EW: ___

Tagesbilanz kcal: ___ Fett: ___ KH: ___ EW: ___　 ○ ✓
Defizit ○　Erhalt ○　Überschuss ○　　　　　　 ○ ✗

Sport/Aktivitäten ___ kcal　　　**Ziele/Positives/Negatives**
_____　　　　_____
_____　　　　_____
_____　　　　_____

Kalorienverbrauch gesamt: _____　　**Mein Schlaf** ___ Std.
Schritte _____　　　　　　　　Notizen _____
Wasser/Trinken　　　　　　　　_____
🥛 🥛 🥛 🥛 🥛　　　　　　　　Tagesform 😎 😐 😠

Tag _____   Datum _____

Gewicht _____   **Kalorienziel** _____

Frühstück   Menge   kcal
_____ _____ _____
_____ _____ _____
_____ _____ _____
_____ _____ _____

kcal: ____ Fett: ____ KH: ____ EW: ____

Mittagessen   Menge   kcal
_____ _____ _____
_____ _____ _____
_____ _____ _____
_____ _____ _____

kcal: ____ Fett: ____ KH: ____ EW: ____

Abendessen   Menge   kcal
_____ _____ _____
_____ _____ _____
_____ _____ _____
_____ _____ _____

kcal: ____ Fett: ____ KH: ____ EW: ____

Snacks   Menge   kcal
_____ _____ _____
_____ _____ _____
_____ _____ _____
_____ _____ _____

kcal: ____ Fett: ____ KH: ____ EW: ____

Tagesbilanz kcal: ____ Fett: ____ KH: ____ EW: ____   ✓ / ✗

Defizit ○   Erhalt ○   Überschuss ○

Sport/Aktivitäten ____ kcal
_____
_____
_____

Kalorienverbrauch gesamt: _____

Schritte _____

Wasser/Trinken
🥛 🥛 🥛 🥛 🥛

Ziele/Positives/Negatives
_____
_____
_____

Mein Schlaf _____ Std.

Notizen _____
_____
_____

Tagesform 😎 😐 😟

Tag

Datum ....

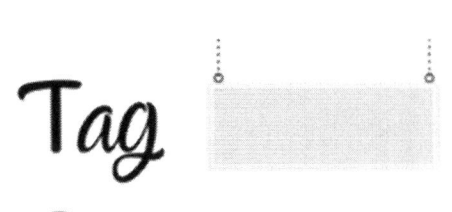

Gewicht .... Kalorienziel ....

Frühstück — Menge — kcal

_____
_____
_____
_____

kcal: ____ Fett: ____ KH: ____ EW: ____

Mittagessen — Menge — kcal

_____
_____
_____
_____

kcal: ____ Fett: ____ KH: ____ EW: ____

Abendessen — Menge — kcal

_____
_____
_____
_____

kcal: ____ Fett: ____ KH: ____ EW: ____

Snacks — Menge — kcal

_____
_____
_____
_____

kcal: ____ Fett: ____ KH: ____ EW: ____

Tagesbilanz kcal: ____ Fett: ____ KH: ____ EW: ____ ✓ ✗

Defizit ○ Erhalt ○ Überschuss ○

Sport/Aktivitäten — kcal

_____
_____
_____

Kalorienverbrauch gesamt: ____

Schritte 👣 ____

Wasser/Trinken

▯ ▯ ▯ ▯ ▯

Ziele/Positives/Negatives

_____
_____
_____

Mein Schlaf 🛏 ____ Std.

Notizen ✎
_____
_____

Tagesform 😎 😐 😠

Wochenbilanz

Datum ....

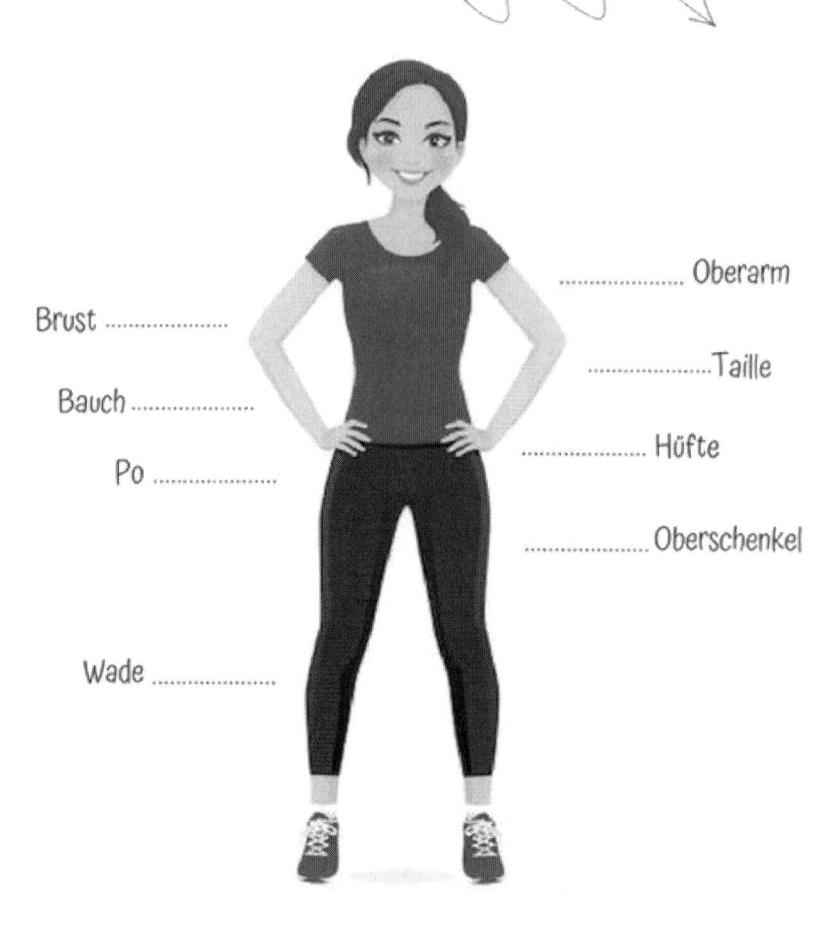

Brust ....

Bauch ....

Po ....

Wade ....

.... Oberarm

.... Taille

.... Hüfte

.... Oberschenkel

Körperwerte

Gewicht BMI KFA Muskeln Kleidergröße

Wochenbilanz
So war meine Woche

Körperteil	altes Maß	neues Maß	➕ ➖
Oberarm	....	....	....
Brust	....	....	....
Taille			
Bauch	....	....	....
Hüfte	....	....	....
Po	....	....	....
Oberschenkel	....	....	....
Wade			

Kaloriendefizit/Überschuss diese Woche .... kcal

Gewicht	....	➕ ➖	....
BMI	....	➕ ➖	
KFA	....	➕ ➖	
Muskeln	....	➕ ➖	
Kleidergr.	....	➕ ➖	

Positives/Negatives/Veränderungen/Ziele

_____
_____
_____
_____
_____

Tag

Datum ....

Gewicht .... **Kalorienziel** ....

Frühstück	Menge	kcal		Mittagessen	Menge	kcal
_____	_____	_____		_____	_____	_____
_____	_____	_____		_____	_____	_____
_____	_____	_____		_____	_____	_____
_____	_____	_____		_____	_____	_____
_____	_____	_____		_____	_____	_____

kcal: _____ Fett: _____ KH: _____ EW: _____   kcal: _____ Fett: _____ KH: _____ EW: _____

Abendessen	Menge	kcal		Snacks	Menge	kcal
_____	_____	_____		_____	_____	_____
_____	_____	_____		_____	_____	_____
_____	_____	_____		_____	_____	_____
_____	_____	_____		_____	_____	_____
_____	_____	_____		_____	_____	_____

kcal: _____ Fett: _____ KH: _____ EW: _____   kcal: _____ Fett: _____ KH: _____ EW: _____

Tagesbilanz kcal: _____ Fett: _____ KH: _____ EW: _____   ○ ✓ ○ ✗

Defizit ○   Erhalt ○   Überschuss ○

Sport/Aktivitäten _____ kcal

_____
_____
_____

Kalorienverbrauch gesamt: _____
Schritte _____
Wasser/Trinken

Ziele/Positives/Negatives

_____
_____
_____

Mein Schlaf _____ Std.
Notizen _____
_____

Tagesform 😎 😐 😠

Tag

Datum _____

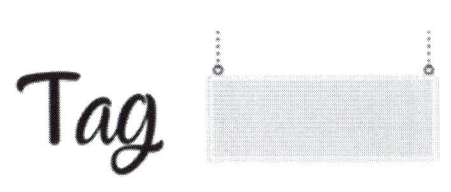

Gewicht 🏋 _____   Kalorienziel 🎯 _____

Frühstück   Menge   kcal

_____
_____
_____
_____
_____

kcal: ____ Fett: ____ KH: ____ EW: ____

Mittagessen   Menge   kcal

_____
_____
_____
_____
_____

kcal: ____ Fett: ____ KH: ____ EW: ____

Abendessen   Menge   kcal

_____
_____
_____
_____
_____

kcal: ____ Fett: ____ KH: ____ EW: ____

Snacks   Menge   kcal

_____
_____
_____
_____
_____

kcal: ____ Fett: ____ KH: ____ EW: ____

Tagesbilanz kcal: ____ Fett: ____ KH: ____ EW: ____   🏁 ○ ✓ / ○ ✗

Defizit ○   Erhalt ○   Überschuss ○

Sport/Aktivitäten   kcal

_____
_____
_____
_____

Kalorienverbrauch gesamt: _____

Schritte 👣 _____

Wasser/Trinken
🥛 🥛 🥛 🥛 🥛 🥛

Ziele/Positives/Negatives

_____
_____
_____
_____

Mein Schlaf 🛏 ____ Std.

Notizen ✎
_____
_____

Tagesform   😎 😐 😟

Tag

Datum ....

Gewicht .... Kalorienziel ....

Frühstück — Menge — kcal

_____
_____
_____
_____
_____

kcal: _____ Fett: _____ KH: _____ EW: _____

Mittagessen — Menge — kcal

_____
_____
_____
_____
_____

kcal: _____ Fett: _____ KH: _____ EW: _____

Abendessen — Menge — kcal

_____
_____
_____
_____
_____

kcal: _____ Fett: _____ KH: _____ EW: _____

Snacks — Menge — kcal

_____
_____
_____
_____
_____

kcal: _____ Fett: _____ KH: _____ EW: _____

Tagesbilanz kcal: _____ Fett: _____ KH: _____ EW: _____ ✓ / ✗

Defizit ○   Erhalt ○   Überschuss ○

Sport/Aktivitäten — kcal

_____
_____
_____

Kalorienverbrauch gesamt: _____

Schritte 👣 _____

Wasser/Trinken

🥤 🥤 🥤 🥤 🥤

Ziele/Positives/Negatives

_____
_____
_____

Mein Schlaf 🛏 _____ Std.

Notizen ✎
_____
_____

Tagesform 😎 😐 😠

Tag _____   Datum _____

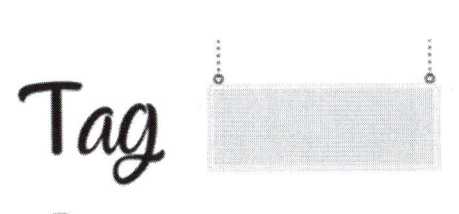

Gewicht _____   **Kalorienziel** _____

Frühstück   Menge   kcal   **Mittagessen**   Menge   kcal
_____   _____
_____   _____
_____   _____
_____   _____

kcal: ___ Fett: ___ KH: ___ EW: ___   kcal: ___ Fett: ___ KH: ___ EW: ___

Abendessen   Menge   kcal   **Snacks**   Menge   kcal
_____   _____
_____   _____
_____   _____
_____   _____

kcal: ___ Fett: ___ KH: ___ EW: ___   kcal: ___ Fett: ___ KH: ___ EW: ___

Tagesbilanz kcal: ___ Fett: ___ KH: ___ EW: ___   ○ ✓
Defizit ○   Erhalt ○   Überschuss ○   ○ ✗

Sport/Aktivitäten ___ kcal   **Ziele/Positives/Negatives**
_____   _____
_____   _____
_____   _____
_____   _____

Kalorienverbrauch gesamt: _____   **Mein Schlaf** ___ Std.
Schritte _____   Notizen _____
Wasser/Trinken   _____
🥛 🥛 🥛 🥛 🥛 🥛   Tagesform   😀 😐 😠

Tag

Datum ....

Gewicht .... Kalorienziel ....

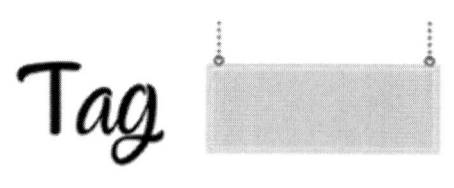

Frühstück	Menge	kcal	Mittagessen	Menge	kcal
_____	___	___	_____	___	___
_____	___	___	_____	___	___
_____	___	___	_____	___	___
_____	___	___	_____	___	___

kcal:____ Fett:____ KH:____ EW:____   kcal:____ Fett:____ KH:____ EW:____

Abendessen	Menge	kcal	Snacks	Menge	kcal
_____	___	___	_____	___	___
_____	___	___	_____	___	___
_____	___	___	_____	___	___
_____	___	___	_____	___	___

kcal:____ Fett:____ KH:____ EW:____   kcal:____ Fett:____ KH:____ EW:____

Tagesbilanz kcal:____ Fett:____ KH:____ EW:____ ✓ ✗

Defizit ○   Erhalt ○   Überschuss ○

Sport/Aktivitäten ____ kcal   **Ziele/Positives/Negatives**

_____   _____
_____   _____
_____   _____

Kalorienverbrauch gesamt: _____   Mein Schlaf ____ Std.

Schritte _____   Notizen _____

Wasser/Trinken   _____

🥛 🥛 🥛 🥛 🥛   Tagesform 😎 😐 😠

Tag

Datum ....

Gewicht ....   **Kalorienziel** ....

Frühstück   Menge   kcal
_____
_____
_____
_____
_____

kcal: _____ Fett: _____ KH: _____ EW: _____

Mittagessen   Menge   kcal
_____
_____
_____
_____
_____

kcal: _____ Fett: _____ KH: _____ EW: _____

Abendessen   Menge   kcal
_____
_____
_____
_____
_____

kcal: _____ Fett: _____ KH: _____ EW: _____

Snacks   Menge   kcal
_____
_____
_____
_____
_____

kcal: _____ Fett: _____ KH: _____ EW: _____

Tagesbilanz   kcal: _____   Fett: _____   KH: _____   EW: _____   ✓ / ✗

Defizit ○   Erhalt ○   Überschuss ○

Sport/Aktivitäten   kcal
_____
_____
_____

Kalorienverbrauch gesamt: _____

Schritte _____

Wasser/Trinken
🥛 🥛 🥛 🥛 🥛

Ziele/Positives/Negatives
_____
_____
_____
_____

Mein Schlaf _____ Std.

Notizen
_____
_____

Tagesform 😎 😐 😠

Tag

Datum ....

Gewicht .... **Kalorienziel** ....

Frühstück — Menge — kcal

_____
_____
_____
_____

kcal: ____ Fett: ____ KH: ____ EW: ____

Mittagessen — Menge — kcal

_____
_____
_____
_____

kcal: ____ Fett: ____ KH: ____ EW: ____

Abendessen — Menge — kcal

_____
_____
_____
_____

kcal: ____ Fett: ____ KH: ____ EW: ____

Snacks — Menge — kcal

_____
_____
_____
_____

kcal: ____ Fett: ____ KH: ____ EW: ____

Tagesbilanz kcal: ____ Fett: ____ KH: ____ EW: ____

Defizit ○   Erhalt ○   Überschuss ○

Sport/Aktivitäten — kcal

_____
_____
_____

Kalorienverbrauch gesamt: _____

Schritte _____

Wasser/Trinken

Ziele/Positives/Negatives

_____
_____
_____

Mein Schlaf ____ Std.

Notizen
_____
_____

Tagesform

Wochenbilanz

Datum ....

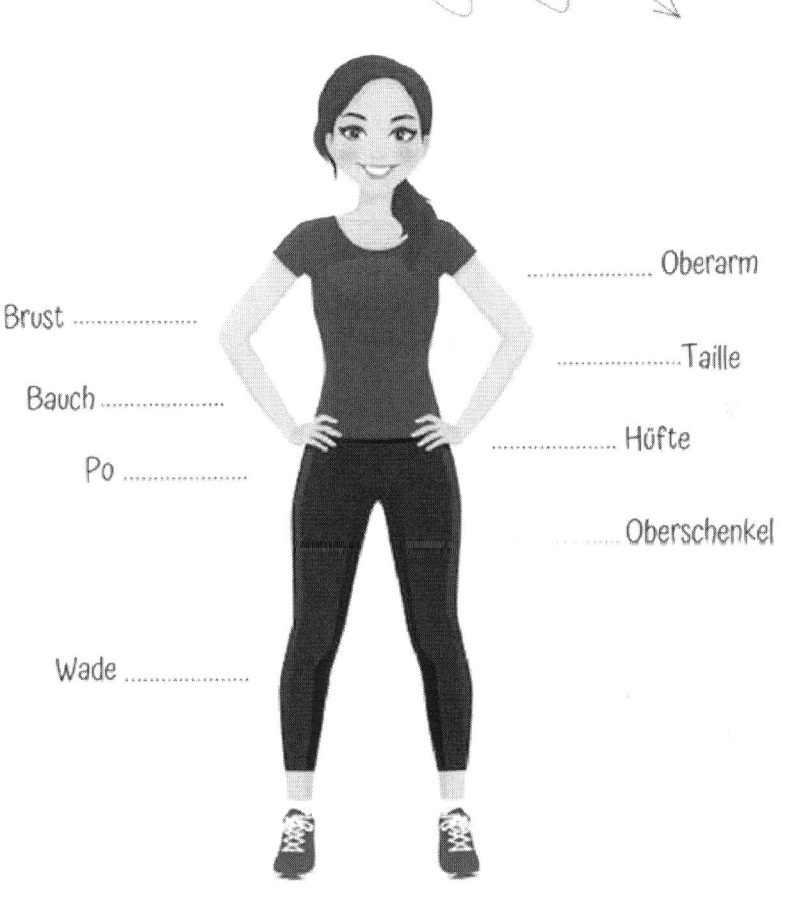

Brust ....
Bauch ....
Po ....
Wade ....

.... Oberarm
.... Taille
.... Hüfte
.... Oberschenkel

Körperwerte

Gewicht | BMI | KFA | Muskeln | Kleidergröße

Wochenbilanz
So war meine Woche

Körperteil	altes Maß	neues Maß	+	−
Oberarm	....	....	....	
Brust	....	....	....	
Taille	....	....	....	
Bauch	....	....	....	
Hüfte	....	....	....	
Po	....	....	....	
Oberschenkel	....	....	....	
Wade	....	....	....	

Kaloriendefizit/Überschuss diese Woche .... kcal

		+	−	
Gewicht	....	●	●	....
BMI	....	●	●	....
KFA	....	●	●	....
Muskeln	....	●	●	....
Kleidergr.	....	●	●	....

Positives/Negatives/Veränderungen/Ziele

_____
_____
_____
_____
_____

Monatsbilanz
So war mein Monat

Körperteil	Maß letzten Monat	neues Maß	➕ ➖
Oberarm	....	....	....
Brust	....	....	....
Taille	....	....	....
Bauch	....	....	....
Hüfte	....	....	....
Po	....	....	....
Oberschenkel	....	....	....
Wade	....	....	....

Körperwerte letzten Monat

Gewicht	....	➕ ➖	....
BMI	....	➕ ➖	....
KFA	....	➕ ➖	....
Muskeln	....	➕ ➖	....
Kleidergr.	....	➕ ➖	....

Positives/Negatives/Veränderungen/Ziele

_____
_____
_____
_____
_____
_____

Meine optische Veränderung

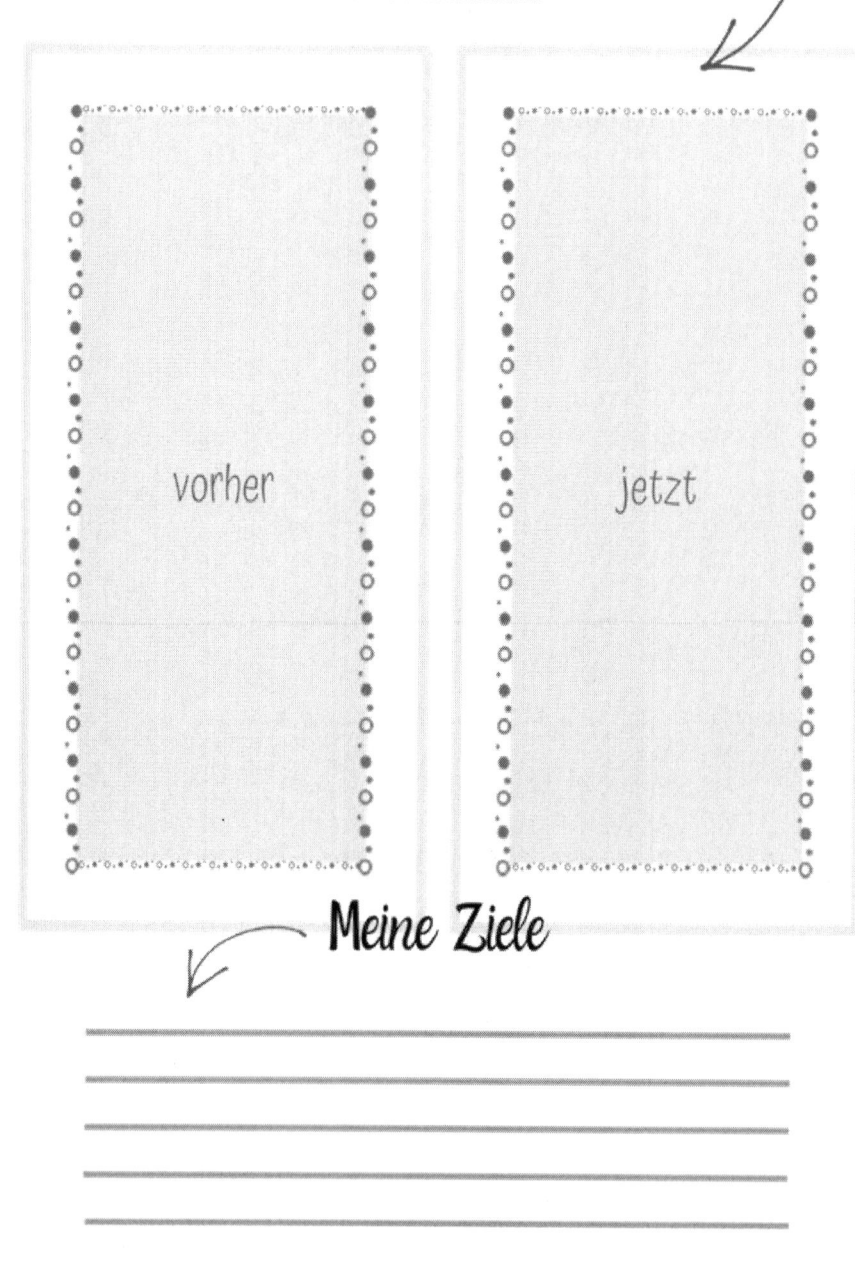

Datum ....

vorher	jetzt

Meine Ziele

_____
_____
_____
_____
_____

Tag

Datum ....

Gewicht .... Kalorienziel ....

Frühstück — Menge — kcal
_____
_____
_____
_____

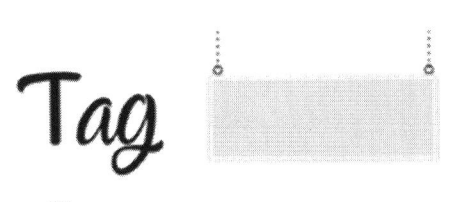

kcal: _____ Fett: _____ KH: _____ EW: _____

Mittagessen — Menge — kcal
_____
_____
_____
_____

kcal: _____ Fett: _____ KH: _____ EW: _____

Abendessen — Menge — kcal
_____
_____
_____
_____

kcal: _____ Fett: _____ KH: _____ EW: _____

Snacks — Menge — kcal
_____
_____
_____
_____

kcal: _____ Fett: _____ KH: _____ EW: _____

Tagesbilanz kcal: _____ Fett: _____ KH: _____ EW: _____ ✓ / ✗

Defizit ○   Erhalt ○   Überschuss ○

Sport/Aktivitäten — kcal
_____
_____
_____

Kalorienverbrauch gesamt: _____

Schritte _____

Wasser/Trinken

Ziele/Positives/Negatives
_____
_____
_____

Mein Schlaf _____ Std.

Notizen _____
_____

Tagesform 😎 😐 😠

Tag

Datum ....

Gewicht .... Kalorienziel ....

Frühstück — Menge — kcal

_____
_____
_____
_____

kcal: ____ Fett: ____ KH: ____ EW: ____

Mittagessen — Menge — kcal

_____
_____
_____
_____

kcal: ____ Fett: ____ KH: ____ EW: ____

Abendessen — Menge — kcal

_____
_____
_____
_____

kcal: ____ Fett: ____ KH: ____ EW: ____

Snacks — Menge — kcal

_____
_____
_____
_____

kcal: ____ Fett: ____ KH: ____ EW: ____

Tagesbilanz

kcal: ____ Fett: ____ KH: ____ EW: ____

Defizit ○   Erhalt ○   Überschuss ○   ✓ / ✗

Sport/Aktivitäten — kcal

_____
_____
_____

Kalorienverbrauch gesamt: ____

Schritte: ____

Wasser/Trinken

Ziele/Positives/Negatives

_____
_____
_____

Mein Schlaf ____ Std.

Notizen
_____
_____

Tagesform 😎 😐 😕

Tag

Datum ....

Gewicht .... Kalorienziel ....

Frühstück Menge kcal

_____
_____
_____
_____
_____

kcal: ____ Fett: ____ KH: ____ EW: ____

Mittagessen Menge kcal

_____
_____
_____
_____
_____

kcal: ____ Fett: ____ KH: ____ EW: ____

Abendessen Menge kcal

_____
_____
_____
_____
_____

kcal: ____ Fett: ____ KH: ____ EW: ____

Snacks Menge kcal

_____
_____
_____
_____
_____

kcal: ____ Fett: ____ KH: ____ EW: ____

Tagesbilanz kcal: ____ Fett: ____ KH: ____ EW: ____ ○ ✓ ○ ✗

Defizit ○ Erhalt ○ Überschuss ○

Sport/Aktivitäten kcal

_____
_____
_____
_____

Kalorienverbrauch gesamt: ____

Schritte ____

Wasser/Trinken
▯ ▯ ▯ ▯ ▯

Ziele/Positives/Negatives

_____
_____
_____
_____

Mein Schlaf ____ Std.

Notizen
_____
_____

Tagesform 😎 😐 😠

Tag

Datum ....

Gewicht .... Kalorienziel ....

Frühstück   Menge   kcal

_____
_____
_____
_____

kcal: _____ Fett: _____ KH: _____ EW: _____

Mittagessen   Menge   kcal

_____
_____
_____
_____

kcal: _____ Fett: _____ KH: _____ EW: _____

Abendessen   Menge   kcal

_____
_____
_____
_____

kcal: _____ Fett: _____ KH: _____ EW: _____

Snacks   Menge   kcal

_____
_____
_____
_____

kcal: _____ Fett: _____ KH: _____ EW: _____

Tagesbilanz   kcal: _____ Fett: _____ KH: _____ EW: _____   ○ ✓ / ○ ✗

Defizit ○   Erhalt ○   Überschuss ○

Sport/Aktivitäten kcal

_____
_____
_____

Kalorienverbrauch gesamt: _____

Schritte 👣 _____

Wasser/Trinken

🥛 🥛 🥛 🥛 🥛

Ziele/Positives/Negatives

_____
_____
_____
_____

Mein Schlaf 🛏️ _____ Std.

Notizen ✏️
_____
_____

Tagesform 😎 😊 😐

Tag

Datum ....

Gewicht 🛒 .... Kalorienziel 🎯 ....

Frühstück 🥣   Menge   kcal

_____
_____
_____
_____

kcal .... Fett: .... KH: .... EW: ....

Mittagessen 🍽   Menge   kcal

_____
_____
_____
_____

kcal .... Fett: .... KH: .... EW: ....

Abendessen 🍲   Menge   kcal

_____
_____
_____
_____

kcal .... Fett: .... KH: .... EW: ....

Snacks 🧁🍓   Menge   kcal

_____
_____
_____
_____

kcal .... Fett: .... KH: .... EW: ....

Tagesbilanz   kcal: ....   Fett: ....   KH: ....   EW: ....   🏁 ○ ✓ ○ ✗

Defizit ○   Erhalt ○   Überschuss ○

Sport/Aktivitäten 🎧 kcal

_____
_____
_____

Kalorienverbrauch gesamt: ....

Schritte 👣 ....

Wasser/Trinken

🥛 🥛 🥛 🥛 🥛

Ziele/Positives/Negatives

_____
_____
_____

Mein Schlaf 🛏 ____ Std.

Notizen ✏

_____
_____

Tagesform 😄 😐 😠

Tag

Datum ....

Gewicht .... Kalorienziel ....

Frühstück Menge kcal

_____
_____
_____
_____
_____

kcal: ____ Fett: ____ KH: ____ EW: ____

Mittagessen Menge kcal

_____
_____
_____
_____
_____

kcal: ____ Fett: ____ KH: ____ EW: ____

Abendessen Menge kcal

_____
_____
_____
_____
_____

kcal: ____ Fett: ____ KH: ____ EW: ____

Snacks Menge kcal

_____
_____
_____
_____
_____

kcal: ____ Fett: ____ KH: ____ EW: ____

Tagesbilanz kcal: ____ Fett: ____ KH: ____ EW: ____ ✓ ✗

Defizit ○   Erhalt ○   Überschuss ○

Sport/Aktivitäten ____ kcal

_____
_____
_____

Kalorienverbrauch gesamt: ____

Schritte ____

Wasser/Trinken

Ziele/Positives/Negatives

_____
_____
_____

Mein Schlaf ____ Std.

Notizen ____
_____

Tagesform 😎 😐 😠

Tag

Datum _____

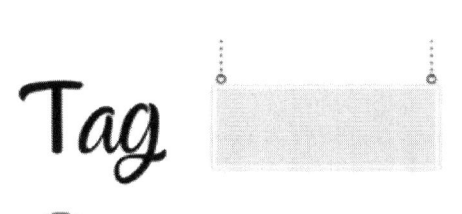

Gewicht _____   Kalorienziel _____

Frühstück   Menge   kcal
_____ _____ _____
_____ _____ _____
_____ _____ _____
_____ _____ _____
kcal: ____ Fett: ____ KH: ____ EW: ____

Mittagessen   Menge   kcal
_____ _____ _____
_____ _____ _____
_____ _____ _____
_____ _____ _____
kcal: ____ Fett: ____ KH: ____ EW: ____

Abendessen   Menge   kcal
_____ _____ _____
_____ _____ _____
_____ _____ _____
_____ _____ _____
kcal: ____ Fett: ____ KH: ____ EW: ____

Snacks   Menge   kcal
_____ _____ _____
_____ _____ _____
_____ _____ _____
_____ _____ _____
kcal: ____ Fett: ____ KH: ____ EW: ____

Tagesbilanz kcal: ____ Fett: ____ KH: ____ EW: ____   ○ ✓ / ○ ✗

Defizit ○   Erhalt ○   Überschuss ○

Sport/Aktivitäten   kcal ____
_____
_____
_____

Kalorienverbrauch gesamt: _____

Schritte 👣 _____

Wasser/Trinken
🥛 🥛 🥛 🥛 🥛

Ziele/Positives/Negatives
_____
_____
_____

Mein Schlaf 🛏 ____ Std.

Notizen ✎ _____
_____

Tagesform 😎 😐 😠

Wochenbilanz

Datum ....

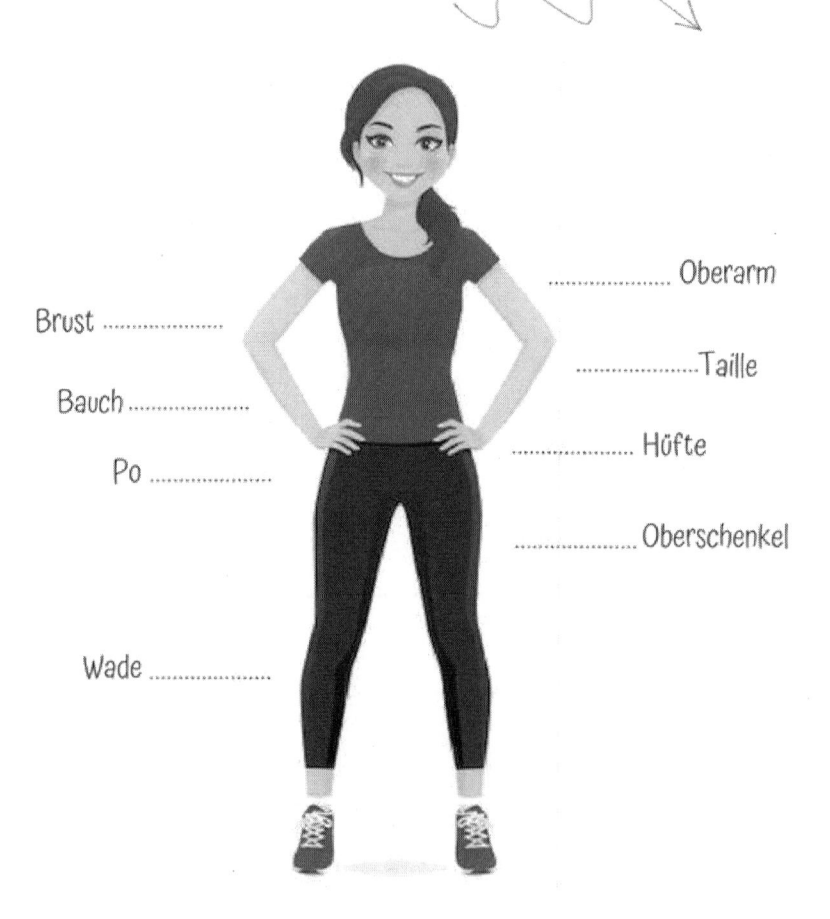

Brust ....

Bauch ....

Po ....

Wade ....

.... Oberarm

.... Taille

.... Hüfte

.... Oberschenkel

Körperwerte

.... Gewicht

.... BMI

.... KFA

.... Muskeln

.... Kleidergröße

Wochenbilanz
So war meine Woche

Körperteil	altes Maß	neues Maß	+ −
Oberarm	....	....	....
Brust	....	....	....
Taille	....	....	....
Bauch	....	....	....
Hüfte	....	....	....
Po	....	....	....
Oberschenkel	....	....	....
Wade			

Kaloriendefizit/Überschuss diese Woche .... kcal

- Gewicht .... + − ....
- BMI .... + − ....
- KFA .... + − ....
- Muskeln .... + − ....
- Kleidergr. .... + − ....

Positives/Negatives/Veränderungen/Ziele

_____
_____
_____
_____
_____

Tag

Datum ....

Gewicht .... Kalorienziel ....

Frühstück — Menge — kcal

_____
_____
_____
_____
_____

kcal: ____ Fett: ____ KH: ____ EW: ____

Mittagessen — Menge — kcal

_____
_____
_____
_____
_____

kcal: ____ Fett: ____ KH: ____ EW: ____

Abendessen — Menge — kcal

_____
_____
_____
_____
_____

kcal: ____ Fett: ____ KH: ____ EW: ____

Snacks — Menge — kcal

_____
_____
_____
_____
_____

kcal: ____ Fett: ____ KH: ____ EW: ____

Tagesbilanz kcal: ____ Fett: ____ KH: ____ EW: ____ ✓ / ✗

Defizit ◯ Erhalt ◯ Überschuss ◯

Sport/Aktivitäten — kcal

_____
_____
_____

Kalorienverbrauch gesamt: _____

Schritte _____

Wasser/Trinken
▢ ▢ ▢ ▢ ▢

Ziele/Positives/Negatives

_____
_____
_____
_____

Mein Schlaf ____ Std.

Notizen
_____
_____

Tagesform 😎 😐 ☹

Tag

Datum _____

Gewicht _____　　　　　Kalorienziel _____

Frühstück — Menge — kcal

_____
_____
_____
_____

kcal: ____ Fett: ____ KH: ____ EW: ____

Mittagessen — Menge — kcal

_____
_____
_____
_____

kcal: ____ Fett: ____ KH: ____ EW: ____

Abendessen — Menge — kcal

_____
_____
_____
_____

kcal: ____ Fett: ____ KH: ____ EW: ____

Snacks — Menge — kcal

_____
_____
_____
_____

kcal: ____ Fett: ____ KH: ____ EW: ____

Tagesbilanz kcal: ____ Fett: ____ KH: ____ EW: ____

Defizit ○　　Erhalt ○　　Überschuss ○

Sport/Aktivitäten — kcal

_____
_____
_____

Kalorienverbrauch gesamt: _____

Schritte _____

Wasser/Trinken

▯ ▯ ▯ ▯ ▯

Ziele/Positives/Negatives

_____
_____
_____

Mein Schlaf ____ Std.

Notizen _____
_____

Tagesform 😊 😐 ☹

Tag _____ Datum _____

Gewicht _____   **Kalorienziel** _____

Frühstück   Menge   kcal
_____   _____   _____
_____   _____   _____
_____   _____   _____
_____   _____   _____

kcal: ____ Fett: ____ KH: ____ EW: ____

Mittagessen   Menge   kcal
_____   _____   _____
_____   _____   _____
_____   _____   _____
_____   _____   _____

kcal: ____ Fett: ____ KH: ____ EW: ____

Abendessen   Menge   kcal
_____   _____   _____
_____   _____   _____
_____   _____   _____
_____   _____   _____

kcal: ____ Fett: ____ KH: ____ EW: ____

Snacks   Menge   kcal
_____   _____   _____
_____   _____   _____
_____   _____   _____
_____   _____   _____

kcal: ____ Fett: ____ KH: ____ EW: ____

Tagesbilanz kcal: ____ Fett: ____ KH: ____ EW: ____   ○ ✓ ○ ✗

Defizit ○   Erhalt ○   Überschuss ○

Sport/Aktivitäten   kcal
_____   _____
_____   _____
_____   _____

Kalorienverbrauch gesamt: _____

Schritte _____

Wasser/Trinken

Ziele/Positives/Negatives
_____
_____
_____

Mein Schlaf ____ Std.

Notizen _____
_____

Tagesform 😎 😐 😠

Tag   Datum

Gewicht ....   Kalorienziel ....

Frühstück   Menge   kcal

_____   _____   _____
_____   _____   _____
_____   _____   _____
_____   _____   _____

kcal: ____ Fett: ____ KH: ____ EW: ____

Mittagessen   Menge   kcal

_____   _____   _____
_____   _____   _____
_____   _____   _____
_____   _____   _____

kcal: ____ Fett: ____ KH: ____ EW: ____

Abendessen   Menge   kcal

_____   _____   _____
_____   _____   _____
_____   _____   _____
_____   _____   _____

kcal: ____ Fett: ____ KH: ____ EW: ____

Snacks   Menge   kcal

_____   _____   _____
_____   _____   _____
_____   _____   _____
_____   _____   _____

kcal: ____ Fett: ____ KH: ____ EW: ____

Tagesbilanz kcal: ____ Fett: ____ KH: ____ EW: ____   ○ ✓ ○ ✗

Defizit ○   Erhalt ○   Überschuss ○

Sport/Aktivitäten   kcal

_____ _____
_____ _____
_____ _____
_____ _____

Kalorienverbrauch gesamt: _____

Schritte 👣 _____

Wasser/Trinken

🥛 🥛 🥛 🥛 🥛 🥛

Ziele/Positives/Negatives

_____
_____
_____
_____

Mein Schlaf 🛏 ____ Std.

Notizen ✎
_____
_____

Tagesform 😎 🙂 😐

Tag

Datum ....

Gewicht .... Kalorienziel ....

Frühstück Menge kcal

_____
_____
_____
_____
_____

kcal: ____ Fett: ____ KH: ____ EW: ____

Mittagessen Menge kcal

_____
_____
_____
_____
_____

kcal: ____ Fett: ____ KH: ____ EW: ____

Abendessen Menge kcal

_____
_____
_____
_____
_____

kcal: ____ Fett: ____ KH: ____ EW: ____

Snacks Menge kcal

_____
_____
_____
_____
_____

kcal: ____ Fett: ____ KH: ____ EW: ____

Tagesbilanz kcal: ____ Fett: ____ KH: ____ EW: ____

Defizit ○ Erhalt ○ Überschuss ○

Sport/Aktivitäten kcal

_____
_____
_____

Kalorienverbrauch gesamt: ____

Schritte ____

Wasser/Trinken

Ziele/Positives/Negatives

_____
_____
_____
_____

Mein Schlaf ____ Std.

Notizen

_____
_____

Tagesform

Tag

Datum _____

Gewicht _____   **Kalorienziel** _____

Frühstück   Menge   kcal
_____ _____ _____
_____ _____ _____
_____ _____ _____
_____ _____ _____
_____ _____ _____

kcal: _____ Fett: _____ KH: _____ EW: _____

Mittagessen   Menge   kcal
_____ _____ _____
_____ _____ _____
_____ _____ _____
_____ _____ _____
_____ _____ _____

kcal: _____ Fett: _____ KH: _____ EW: _____

Abendessen   Menge   kcal
_____ _____ _____
_____ _____ _____
_____ _____ _____
_____ _____ _____
_____ _____ _____

kcal: _____ Fett: _____ KH: _____ EW: _____

Snacks   Menge   kcal
_____ _____ _____
_____ _____ _____
_____ _____ _____
_____ _____ _____
_____ _____ _____

kcal: _____ Fett: _____ KH: _____ EW: _____

Tagesbilanz kcal: _____ Fett: _____ KH: _____ EW: _____   ○ ✓   ○ ✗

Defizit ○   Erhalt ○   Überschuss ○

Sport/Aktivitäten   kcal
_____ _____
_____ _____
_____ _____
_____ _____

Kalorienverbrauch gesamt: _____

Schritte _____

Wasser/Trinken

▯ ▯ ▯ ▯ ▯ ▯

Ziele/Positives/Negatives
_____
_____
_____
_____

Mein Schlaf _____ Std.

Notizen _____
_____
_____

Tagesform   😎   😐   😠

Tag

Datum ....

Gewicht .... Kalorienziel ....

Frühstück — Menge — kcal

_____
_____
_____
_____
_____

kcal: _____ Fett: _____ KH: _____ EW: _____

Mittagessen — Menge — kcal

_____
_____
_____
_____
_____

kcal: _____ Fett: _____ KH: _____ EW: _____

Abendessen — Menge — kcal

_____
_____
_____
_____
_____

kcal: _____ Fett: _____ KH: _____ EW: _____

Snacks — Menge — kcal

_____
_____
_____
_____
_____

kcal: _____ Fett: _____ KH: _____ EW: _____

Tagesbilanz kcal: _____ Fett: _____ KH: _____ EW: _____

Defizit ○   Erhalt ○   Überschuss ○

Sport/Aktivitäten — kcal

_____
_____
_____

Kalorienverbrauch gesamt: _____

Schritte _____

Wasser/Trinken

Ziele/Positives/Negatives

_____
_____
_____
_____

Mein Schlaf _____ Std.

Notizen _____

Tagesform 😎 😐 😠

Wochenbilanz

Datum ....

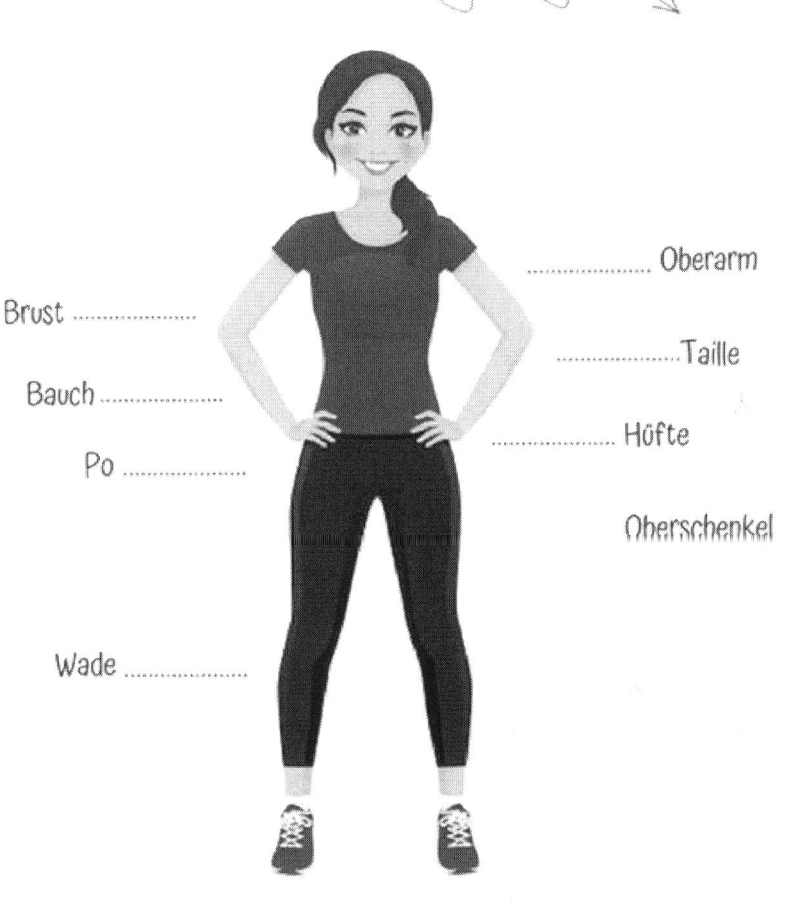

Brust ....

Bauch ....

Po ....

Wade ....

.... Oberarm

.... Taille

.... Hüfte

.... Oberschenkel

Körperwerte

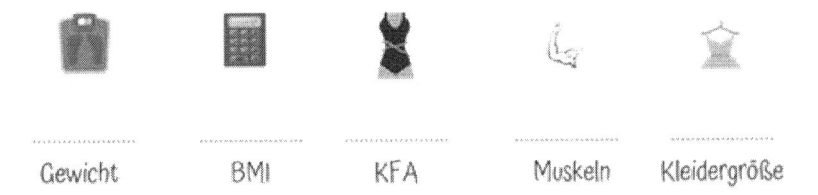

Gewicht ....

BMI ....

KFA ....

Muskeln ....

Kleidergröße ....

Wochenbilanz
So war meine Woche

Körperteil	altes Maß	neues Maß	+	−
Oberarm	....	....	....	
Brust	....	....	....	
Taille	....	....	....	
Bauch	....	....	....	
Hüfte	....	....	....	
Po	....	....	....	
Oberschenkel	....	....	....	
Wade	....	....	....	

Kaloriendefizit/Überschuss diese Woche .... kcal

		+	−	
Gewicht	....			....
BMI	....			....
KFA	....			....
Muskeln	....			....
Kleidergr.	....			....

Positives/Negatives/Veränderungen/Ziele

_____
_____
_____
_____
_____

Tag

Datum ....

Gewicht .... Kalorienziel ....

Frühstück — Menge — kcal

_____
_____
_____
_____

kcal: ...... Fett: ...... KH: ...... EW: ......

Mittagessen — Menge — kcal

_____
_____
_____
_____

kcal: ...... Fett: ...... KH: ...... EW: ......

Abendessen — Menge — kcal

_____
_____
_____
_____

kcal: ...... Fett: ...... KH: ...... EW: ......

Snacks — Menge — kcal

_____
_____
_____
_____

kcal: ...... Fett: ...... KH: ...... EW: ......

Tagesbilanz kcal: ...... Fett: ...... KH: ...... EW: ...... ○ ✓ / ○ ✗

Defizit ○ Erhalt ○ Überschuss ○

Sport/Aktivitäten — kcal

_____
_____
_____

Kalorienverbrauch gesamt: ....

Schritte ....

Wasser/Trinken

Ziele/Positives/Negatives

_____
_____
_____

Mein Schlaf ____ Std.

Notizen

_____
_____

Tagesform 😎 😐 😠

Tag

Datum ....

Gewicht .... **Kalorienziel** ....

Frühstück — Menge — kcal

_____
_____
_____
_____

kcal: _____ Fett: _____ KH: _____ EW: _____

Mittagessen — Menge — kcal

_____
_____
_____
_____

kcal: _____ Fett: _____ KH: _____ EW: _____

Abendessen — Menge — kcal

_____
_____
_____
_____

kcal: _____ Fett: _____ KH: _____ EW: _____

Snacks — Menge — kcal

_____
_____
_____
_____

kcal: _____ Fett: _____ KH: _____ EW: _____

Tagesbilanz kcal: _____ Fett: _____ KH: _____ EW: _____ ✓ ✗

Defizit ○ Erhalt ○ Überschuss ○

Sport/Aktivitäten — kcal

_____
_____
_____

Kalorienverbrauch gesamt: _____

Schritte _____

Wasser/Trinken

Ziele/Positives/Negatives

_____
_____
_____

Mein Schlaf _____ Std.

Notizen
_____
_____

Tagesform 😎 😐 😠

Tag

Datum _____

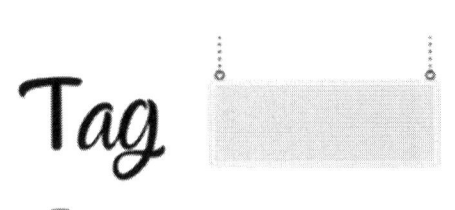

Gewicht _____　　　　　　Kalorienziel _____

Frühstück　　　　Menge　kcal
_____
_____
_____
_____

kcal: ____ Fett: ____ KH: ____ EW: ____

Mittagessen　　　Menge　kcal
_____
_____
_____
_____

kcal: ____ Fett: ____ KH: ____ EW: ____

Abendessen　　　Menge　kcal
_____
_____
_____
_____

kcal: ____ Fett: ____ KH: ____ EW: ____

Snacks　　　　　Menge　kcal
_____
_____
_____
_____

kcal: ____ Fett: ____ KH: ____ EW: ____

Tagesbilanz kcal: ____ Fett: ____ KH: ____ EW: ____　○ ✓　○ ✗

Defizit ○　Erhalt ○　Überschuss ○

Sport/Aktivitäten　kcal
_____
_____
_____
_____

Kalorienverbrauch gesamt: ____

Schritte _____

Wasser/Trinken

▯ ▯ ▯ ▯ ▯

Ziele/Positives/Negatives
_____
_____
_____
_____

Mein Schlaf ____ Std.

Notizen _____
_____
_____

Tagesform 😎 😐 😟

Tag

Datum ....

Gewicht .... Kalorienziel ....

Frühstück — Menge — kcal
_____
_____
_____
_____
_____

kcal: ____ Fett: ____ KH: ____ EW: ____

Mittagessen — Menge — kcal
_____
_____
_____
_____
_____

kcal: ____ Fett: ____ KH: ____ EW: ____

Abendessen — Menge — kcal
_____
_____
_____
_____
_____

kcal: ____ Fett: ____ KH: ____ EW: ____

Snacks — Menge — kcal
_____
_____
_____
_____
_____

kcal: ____ Fett: ____ KH: ____ EW: ____

Tagesbilanz
kcal: ____ Fett: ____ KH: ____ EW: ____

Defizit ○   Erhalt ○   Überschuss ○

Sport/Aktivitäten — kcal
_____
_____
_____

Kalorienverbrauch gesamt: ____

Schritte 👣 ____

Wasser/Trinken

Ziele/Positives/Negatives
_____
_____
_____
_____

Mein Schlaf ____ Std.

Notizen
_____
_____

Tagesform 😎 😐 😠

Tag

Datum ....

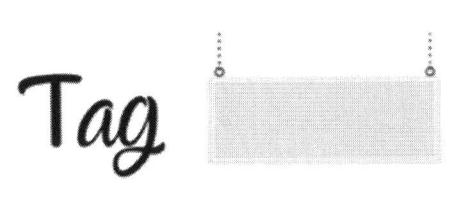

Gewicht ....   **Kalorienziel** ....

Frühstück	Menge	kcal
_____	_____	_____
_____	_____	_____
_____	_____	_____
_____	_____	_____

kcal: ____ Fett: ____ KH: ____ EW: ____

Mittagessen	Menge	kcal
_____	_____	_____
_____	_____	_____
_____	_____	_____
_____	_____	_____

kcal: ____ Fett: ____ KH: ____ EW: ____

Abendessen	Menge	kcal
_____	_____	_____
_____	_____	_____
_____	_____	_____
_____	_____	_____

kcal: ____ Fett: ____ KH: ____ EW: ____

Snacks	Menge	kcal
_____	_____	_____
_____	_____	_____
_____	_____	_____
_____	_____	_____

kcal: ____ Fett: ____ KH: ____ EW: ____

Tagesbilanz kcal: ____ Fett: ____ KH: ____ EW: ____ ✓ / ✗

Defizit ◯   Erhalt ◯   Überschuss ◯

Sport/Aktivitäten kcal

_____ _____
_____ _____
_____ _____
_____ _____

Kalorienverbrauch gesamt: _____

Schritte _____

Wasser/Trinken

▢ ▢ ▢ ▢ ▢

Ziele/Positives/Negatives

_____
_____
_____
_____

Mein Schlaf ____ Std.

Notizen _____
_____

Tagesform 😀 😐 😠

Tag

Datum ....

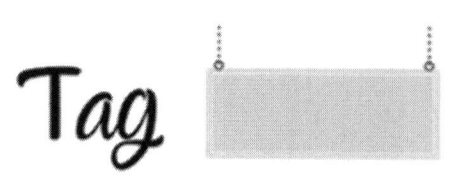

Gewicht .... Kalorienziel ....

Frühstück — Menge — kcal

_____
_____
_____
_____

kcal: ____ Fett: ____ KH: ____ EW: ____

Mittagessen — Menge — kcal

_____
_____
_____
_____

kcal: ____ Fett: ____ KH: ____ EW: ____

Abendessen — Menge — kcal

_____
_____
_____
_____

kcal: ____ Fett: ____ KH: ____ EW: ____

Snacks — Menge — kcal

_____
_____
_____
_____

kcal: ____ Fett: ____ KH: ____ EW: ____

Tagesbilanz kcal: ____ Fett: ____ KH: ____ EW: ____

Defizit ◯   Erhalt ◯   Überschuss ◯

Sport/Aktivitäten — kcal

_____
_____
_____

Kalorienverbrauch gesamt: ____

Schritte 👣 ____

Wasser/Trinken

🥛 🥛 🥛 🥛 🥛

Ziele/Positives/Negatives

_____
_____
_____

Mein Schlaf 🛏️ ____ Std.

Notizen ✏️
_____
_____

Tagesform 😎 😐 😠

Tag

Datum ....

Gewicht .... Kalorienziel ....

Frühstück — Menge — kcal
_____
_____
_____
_____

kcal: ____ Fett: ____ KH: ____ EW: ____

Mittagessen — Menge — kcal
_____
_____
_____
_____

kcal: ____ Fett: ____ KH: ____ EW: ____

Abendessen — Menge — kcal
_____
_____
_____
_____

kcal: ____ Fett: ____ KH: ____ EW: ____

Snacks — Menge — kcal
_____
_____
_____
_____

kcal: ____ Fett: ____ KH: ____ EW: ____

Tagesbilanz kcal: ____ Fett: ____ KH: ____ EW: ____ ✓ ✗

Defizit ○   Erhalt ○   Überschuss ○

Sport/Aktivitäten — kcal
_____
_____
_____
_____

Kalorienverbrauch gesamt: ____

Schritte ____

Wasser/Trinken
▯ ▯ ▯ ▯ ▯ ▯

Ziele/Positives/Negatives
_____
_____
_____
_____

Mein Schlaf ____ Std.

Notizen
_____
_____

Tagesform 😎 😐 😠

Wochenbilanz

Datum ....

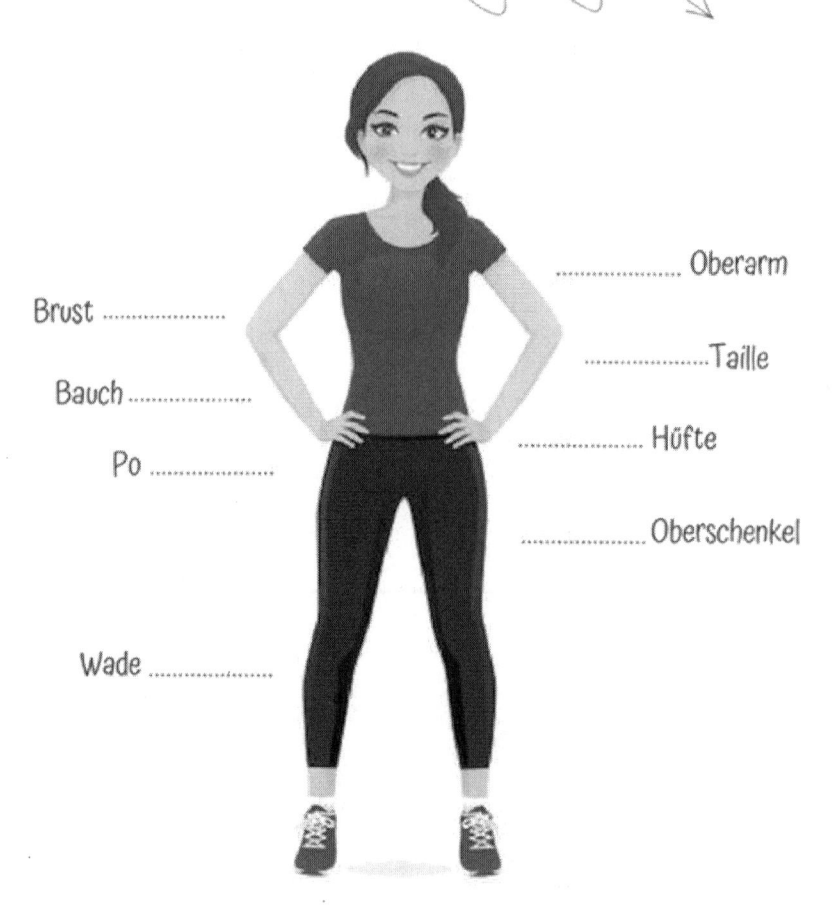

Brust ....

Bauch ....

Po ....

Wade ....

.... Oberarm

.... Taille

.... Hüfte

.... Oberschenkel

Körperwerte

....	....	....	....	....
Gewicht	BMI	KFA	Muskeln	Kleidergröße

Wochenbilanz
So war meine Woche

Körperteil	altes Maß	neues Maß	+	−
Oberarm				
Brust				
Taille				
Bauch				
Hüfte				
Po				
Oberschenkel				
Wade				

Kaloriendefizit/Überschuss diese Woche .... kcal

		+	−	
Gewicht				
BMI				
KFA				
Muskeln				
Kleidergr.				

Positives/Negatives/Veränderungen/Ziele

_____
_____
_____
_____
_____

Tag

Datum ....

Gewicht .... Kalorienziel ....

Frühstück   Menge   kcal
_____   _____ _____
_____   _____ _____
_____   _____ _____
_____   _____ _____
_____   _____ _____

kcal: _____ Fett: _____ KH: _____ EW: _____

Mittagessen   Menge   kcal
_____   _____ _____
_____   _____ _____
_____   _____ _____
_____   _____ _____
_____   _____ _____

kcal: _____ Fett: _____ KH: _____ EW: _____

Abendessen   Menge   kcal
_____   _____ _____
_____   _____ _____
_____   _____ _____
_____   _____ _____
_____   _____ _____

kcal: _____ Fett: _____ KH: _____ EW: _____

Snacks   Menge   kcal
_____   _____ _____
_____   _____ _____
_____   _____ _____
_____   _____ _____
_____   _____ _____

kcal: _____ Fett: _____ KH: _____ EW: _____

Tagesbilanz kcal: _____ Fett: _____ KH: _____ EW: _____   ✓ / ✗

Defizit ○   Erhalt ○   Überschuss ○

Sport/Aktivitäten   kcal
_____
_____
_____

Kalorienverbrauch gesamt: _____

Schritte 👣 _____

Wasser/Trinken

Ziele/Positives/Negatives
_____
_____
_____

Mein Schlaf _____ Std.

Notizen _____
_____

Tagesform 😎 😐 😠

Tag

Datum _____

Gewicht _____ **Kalorienziel** _____

Frühstück   Menge   kcal
_____
_____
_____
_____
_____

kcal: ____ Fett: ____ KH: ____ EW: ____

Mittagessen   Menge   kcal
_____
_____
_____
_____
_____

kcal: ____ Fett: ____ KH: ____ EW: ____

Abendessen   Menge   kcal
_____
_____
_____
_____
_____

kcal: ____ Fett: ____ KH: ____ EW: ____

Snacks   Menge   kcal
_____
_____
_____
_____
_____

kcal: ____ Fett: ____ KH: ____ EW: ____

Tagesbilanz kcal: ____ Fett: ____ KH: ____ EW: ____ ○ ✓ / ○ ✗

Defizit ○   Erhalt ○   Überschuss ○

Sport/Aktivitäten   kcal
_____
_____
_____
_____

Kalorienverbrauch gesamt: _____

Schritte 👣 _____

Wasser/Trinken

🥤 🥤 🥤 🥤 🥤

Ziele/Positives/Negatives
_____
_____
_____
_____

Mein Schlaf 🛏 ____ Std.

Notizen ✎
_____
_____

Tagesform 😎 😐 😠

Tag _____   Datum _____

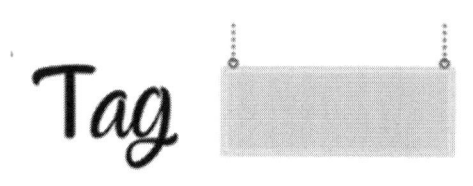

Gewicht 🏋️ _____   **Kalorienziel** 🎯 _____

Frühstück 🥣	Menge	kcal		Mittagessen 🍽️	Menge	kcal
_____	_____	_____		_____	_____	_____
_____	_____	_____		_____	_____	_____
_____	_____	_____		_____	_____	_____
_____	_____	_____		_____	_____	_____
_____	_____	_____		_____	_____	_____

kcal: _____ Fett: _____ KH: _____ EW: _____   kcal: _____ Fett: _____ KH: _____ EW: _____

Abendessen 🍲	Menge	kcal		Snacks 🍰	Menge	kcal
_____	_____	_____		_____	_____	_____
_____	_____	_____		_____	_____	_____
_____	_____	_____		_____	_____	_____
_____	_____	_____		_____	_____	_____
_____	_____	_____		_____	_____	_____

kcal: _____ Fett: _____ KH: _____ EW: _____   kcal: _____ Fett: _____ KH: _____ EW: _____

Tagesbilanz kcal: _____ Fett: _____ KH: _____ EW: _____   🏁 ○ ✓
Defizit ○   Erhalt ○   Überschuss ○   ○ ✗

Sport/Aktivitäten 🏋️ _____ kcal   **Ziele/Positives/Negatives**
_____   _____
_____   _____
_____   _____

Kalorienverbrauch gesamt: _____   Mein Schlaf 🛏️ _____ Std.
Schritte 👣 _____   Notizen ✏️ _____
Wasser/Trinken   _____
🥤 🥤 🥤 🥤 🥤   Tagesform 😎 😕 😐

Tag

Datum ....

Gewicht .... Kalorienziel ....

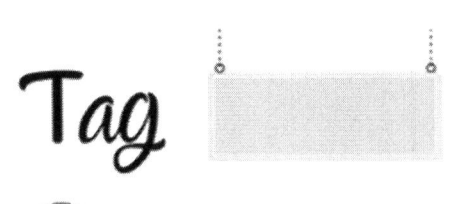

Frühstück — Menge — kcal

_____
_____
_____
_____
_____

kcal: ____ Fett: ____ KH: ____ EW: ____

Mittagessen — Menge — kcal

_____
_____
_____
_____
_____

kcal: ____ Fett: ____ KH: ____ EW: ____

Abendessen — Menge — kcal

_____
_____
_____
_____
_____

kcal: ____ Fett: ____ KH: ____ EW: ____

Snacks — Menge — kcal

_____
_____
_____
_____
_____

kcal: ____ Fett: ____ KH: ____ EW: ____

Tagesbilanz kcal: ____ Fett: ____ KH: ____ EW: ____

Defizit ◯ Erhalt ◯ Überschuss ◯

Sport/Aktivitäten — kcal

_____
_____
_____
_____

Kalorienverbrauch gesamt: _____

Schritte _____

Wasser/Trinken

▯ ▯ ▯ ▯ ▯

Ziele/Positives/Negatives

_____
_____
_____
_____

Mein Schlaf ____ Std.

Notizen _____
_____
_____

Tagesform 😎 😐 😠

Tag

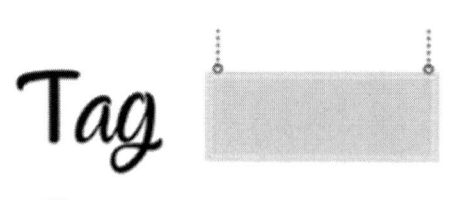

Datum ....

Gewicht ....   Kalorienziel ....

Frühstück	Menge	kcal
_____	_____	_____
_____	_____	_____
_____	_____	_____
_____	_____	_____
_____	_____	_____

kcal: _____ Fett: _____ KH: _____ EW: _____

Mittagessen	Menge	kcal
_____	_____	_____
_____	_____	_____
_____	_____	_____
_____	_____	_____
_____	_____	_____

kcal: _____ Fett: _____ KH: _____ EW: _____

Abendessen	Menge	kcal
_____	_____	_____
_____	_____	_____
_____	_____	_____
_____	_____	_____
_____	_____	_____

kcal: _____ Fett: _____ KH: _____ EW: _____

Snacks	Menge	kcal
_____	_____	_____
_____	_____	_____
_____	_____	_____
_____	_____	_____
_____	_____	_____

kcal: _____ Fett: _____ KH: _____ EW: _____

Tagesbilanz kcal: _____ Fett: _____ KH: _____ EW: _____ ✓ ✗

Defizit ◯   Erhalt ◯   Überschuss ◯

Sport/Aktivitäten _____ kcal

_____
_____
_____

Kalorienverbrauch gesamt: _____

Schritte _____

Wasser/Trinken

🥛 🥛 🥛 🥛 🥛

Ziele/Positives/Negatives

_____
_____
_____

Mein Schlaf _____ Std.

Notizen
_____
_____

Tagesform 😎 😐 ☹️

Tag

Datum ....

Gewicht 🛍 .... Kalorienziel 🎯 ....

Frühstück 🥣   Menge   kcal
_____ _____ _____
_____ _____ _____
_____ _____ _____
_____ _____ _____

kcal: ____ Fett: ____ KH: ____ EW: ____

Mittagessen 🍽   Menge   kcal
_____ _____ _____
_____ _____ _____
_____ _____ _____
_____ _____ _____

kcal: ____ Fett: ____ KH: ____ EW: ____

Abendessen 🍲   Menge   kcal
_____ _____ _____
_____ _____ _____
_____ _____ _____
_____ _____ _____

kcal: ____ Fett: ____ KH: ____ EW: ____

Snacks 🧁   Menge   kcal
_____ _____ _____
_____ _____ _____
_____ _____ _____
_____ _____ _____

kcal: ____ Fett: ____ KH: ____ EW: ____

Tagesbilanz kcal: ____ Fett: ____ KH: ____ EW: ____   🏁 ○ ✓
                                                                ○ ✗

Defizit ○   Erhalt ○   Überschuss ○

Sport/Aktivitäten 🏋 kcal
_____
_____
_____

Kalorienverbrauch gesamt: _____

Schritte 👣 _____

Wasser/Trinken
🥛 🥛 🥛 🥛 🥛

Ziele/Positives/Negatives
_____
_____
_____

Mein Schlaf 🛌 ____ Std.

Notizen ✏
_____
_____

Tagesform 😎 😐 😠

Tag

Datum ....

Gewicht .... Kalorienziel ....

Frühstück — Menge — kcal

_____
_____
_____
_____
_____

kcal: ____ Fett: ____ KH: ____ EW: ____

Mittagessen — Menge — kcal

_____
_____
_____
_____
_____

kcal: ____ Fett: ____ KH: ____ EW: ____

Abendessen — Menge — kcal

_____
_____
_____
_____
_____

kcal: ____ Fett: ____ KH: ____ EW: ____

Snacks — Menge — kcal

_____
_____
_____
_____
_____

kcal: ____ Fett: ____ KH: ____ EW: ____

Tagesbilanz kcal: ____ Fett: ____ KH: ____ EW: ____

Defizit ○   Erhalt ○   Überschuss ○

Sport/Aktivitäten — kcal

_____
_____
_____

Kalorienverbrauch gesamt: _____

Schritte 👣 _____

Wasser/Trinken

Ziele/Positives/Negatives

_____
_____
_____

Mein Schlaf ____ Std.

Notizen

_____

Tagesform 😎 😐 😠

Wochenbilanz

Datum ....

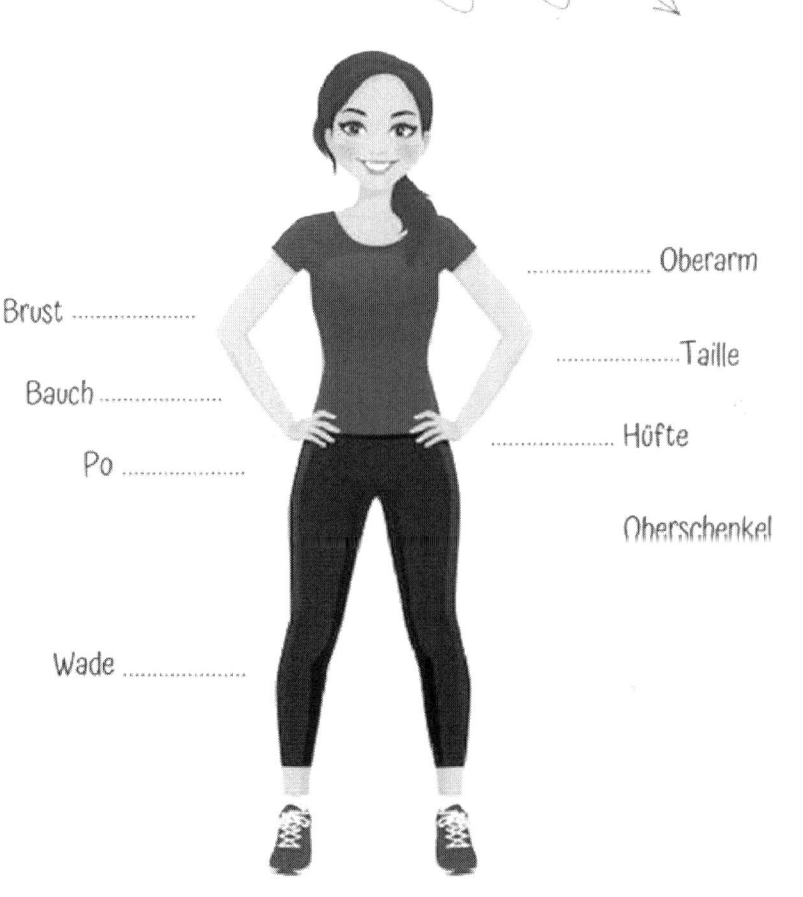

Brust ....

Bauch ....

Po ....

Wade ....

.... Oberarm

.... Taille

.... Hüfte

Oberschenkel

Körperwerte

.... | .... | .... | .... | ....
Gewicht | BMI | KFA | Muskeln | Kleidergröße

Wochenbilanz
So war meine Woche

Körperteil	altes Maß	neues Maß	+	−
Oberarm	....	....	....	
Brust	....	....	....	
Taille	....	....	....	
Bauch	....	....	....	
Hüfte	....	....	....	
Po	....	....	....	
Oberschenkel	....	....	....	
Wade	....	....	....	

Kaloriendefizit/Überschuss diese Woche .... kcal

		+	−	
Gewicht	....			....
BMI	....			....
KFA	....			....
Muskeln	....			....
Kleidergr.	....			....

Positives/Negatives/Veränderungen/Ziele

_____
_____
_____
_____
_____
_____

Monatsbilanz
So war mein Monat

Körperteil	Maß letzten Monat	neues Maß	➕ ➖
Oberarm	....	....	....
Brust	....	....	....
Taille	....	....	....
Bauch	....	....	....
Hüfte	....	....	....
Po	....	....	....
Oberschenkel	....	....	....
Wade	....	....	....

Körperwerte letzten Monat

Gewicht	....	➕ ➖	....
BMI	....	➕ ➖	....
KFA	....	➕ ➖	....
Muskeln	....	➕ ➖	....
Kleidergr.	....	➕ ➖	....

Positives/Negatives/Veränderungen/Ziele

_____
_____
_____
_____
_____
_____

Meine optische Veränderung

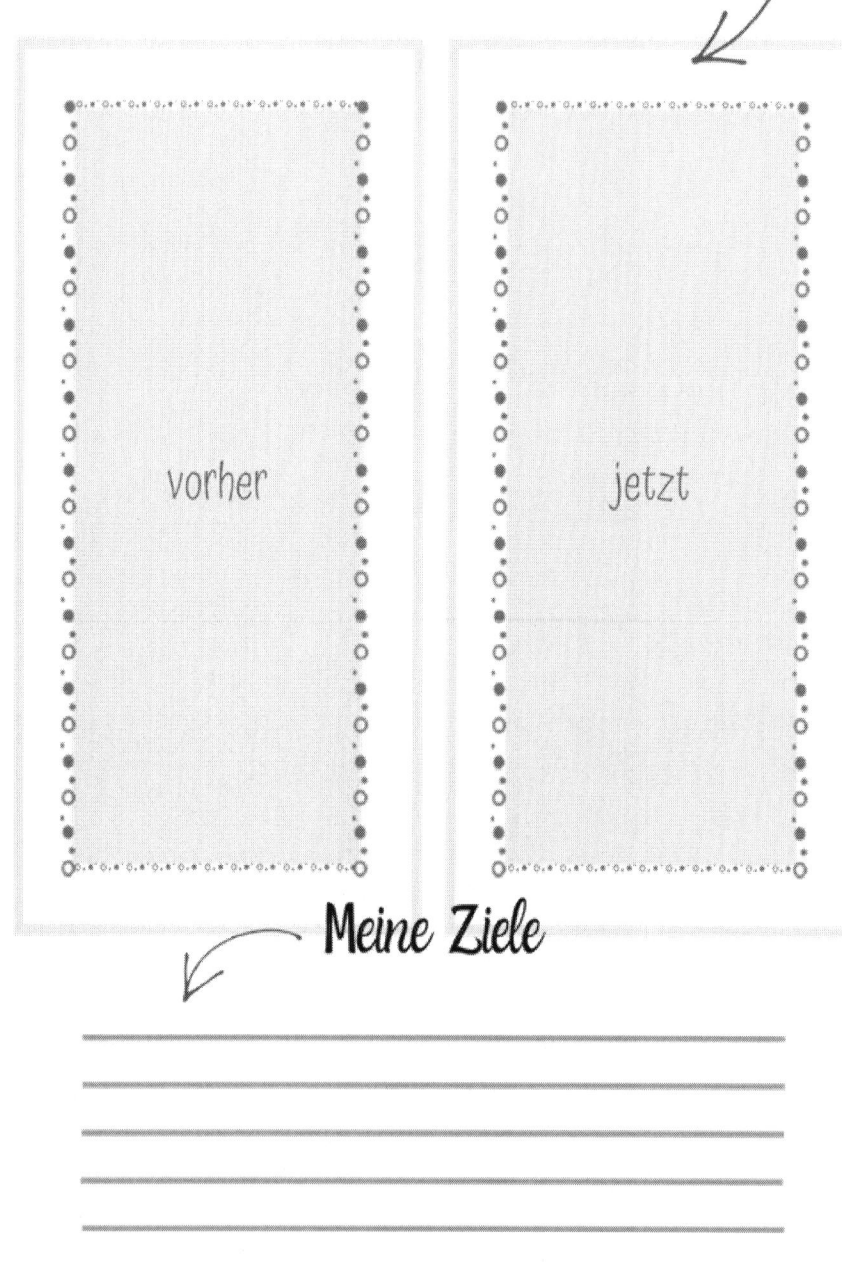

Datum ....

vorher

jetzt

Meine Ziele

Tag

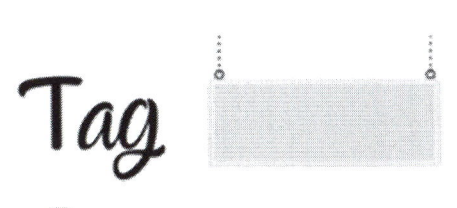

Datum ....

Gewicht ....   **Kalorienziel** ....

Frühstück   Menge   kcal
_____
_____
_____
_____
_____

kcal: ____ Fett: ____ KH: ____ EW: ____

Mittagessen   Menge   kcal
_____
_____
_____
_____
_____

kcal: ____ Fett: ____ KH: ____ EW: ____

Abendessen   Menge   kcal
_____
_____
_____
_____
_____

kcal: ____ Fett: ____ KH: ____ EW: ____

Snacks   Menge   kcal
_____
_____
_____
_____
_____

kcal: ____ Fett: ____ KH: ____ EW: ____

Tagesbilanz kcal: ____ Fett: ____ KH: ____ EW: ____ ○ ✓ / ○ ✗

Defizit ○   Erhalt ○   Überschuss ○

Sport/Aktivitäten   kcal
_____
_____
_____

Kalorienverbrauch gesamt: ____

Schritte 👣 ____

Wasser/Trinken
🥛 🥛 🥛 🥛 🥛

Ziele/Positives/Negatives
_____
_____
_____
_____

Mein Schlaf 🛏️ ____ Std.

Notizen ✏️
_____
_____

Tagesform 😎 😐 😠

Tag

Datum ....

Gewicht .... Kalorienziel ....

Frühstück   Menge   kcal   ## Mittagessen   Menge   kcal

_____ _____
_____ _____
_____ _____
_____ _____

kcal: ____ Fett: ____ KH: ____ EW: ____   kcal: ____ Fett: ____ KH: ____ EW: ____

Abendessen   Menge   kcal   ## Snacks   Menge   kcal

_____ _____
_____ _____
_____ _____
_____ _____

kcal: ____ Fett: ____ KH: ____ EW: ____   kcal: ____ Fett: ____ KH: ____ EW: ____

Tagesbilanz   kcal: ____   Fett: ____   KH: ____   EW: ____   ✓ / ✗

Defizit ○   Erhalt ○   Überschuss ○

Sport/Aktivitäten   kcal   ## Ziele/Positives/Negatives

_____ _____
_____ _____
_____ _____

Kalorienverbrauch gesamt: _____

Schritte 👣 _____   Mein Schlaf 🛏️ ____ Std.

Notizen ✏️ _____

Wasser/Trinken

🥤 🥤 🥤 🥤 🥤   Tagesform 😎 😐 😠

Tag

Datum ....

Gewicht ....   **Kalorienziel** ....

Frühstück   Menge   kcal
_____
_____
_____
_____
_____

kcal: _____ Fett: _____ KH: _____ EW: _____

Mittagessen   Menge   kcal
_____
_____
_____
_____
_____

kcal: _____ Fett: _____ KH: _____ EW: _____

Abendessen   Menge   kcal
_____
_____
_____
_____
_____

kcal: _____ Fett: _____ KH: _____ EW: _____

Snacks   Menge   kcal
_____
_____
_____
_____
_____

kcal: _____ Fett: _____ KH: _____ EW: _____

Tagesbilanz kcal: _____ Fett: _____ KH: _____ EW: _____   ○ ✓   ○ ✗

Defizit ○   Erhalt ○   Überschuss ○

Sport/Aktivitäten   kcal
_____
_____
_____
_____

Kalorienverbrauch gesamt: ....

Schritte 👣 ....

Wasser/Trinken
🥛 🥛 🥛 🥛 🥛

Ziele/Positives/Negatives
_____
_____
_____
_____

Mein Schlaf 🛏 _____ Std.

Notizen ✎
_____
_____

Tagesform 😎 😐 😠

Tag

Datum ....

Gewicht .... Kalorienziel ....

Frühstück   Menge   kcal
_____
_____
_____
_____

kcal: _____ Fett: _____ KH: _____ EW: _____

Mittagessen   Menge   kcal
_____
_____
_____
_____

kcal: _____ Fett: _____ KH: _____ EW: _____

Abendessen   Menge   kcal
_____
_____
_____
_____

kcal: _____ Fett: _____ KH: _____ EW: _____

Snacks   Menge   kcal
_____
_____
_____
_____

kcal: _____ Fett: _____ KH: _____ EW: _____

Tagesbilanz kcal: _____ Fett: _____ KH: _____ EW: _____   ✓ / ✗

Defizit ◯   Erhalt ◯   Überschuss ◯

Sport/Aktivitäten   kcal
_____
_____
_____

Kalorienverbrauch gesamt: _____

Schritte _____

Wasser/Trinken

▯ ▯ ▯ ▯ ▯

Ziele/Positives/Negatives
_____
_____
_____

Mein Schlaf _____ Std.

Notizen _____
_____

Tagesform 😎 😐 😠

Tag

Datum ....

Gewicht .... Kalorienziel ....

Frühstück — Menge — kcal

_____
_____
_____
_____

kcal: ____ Fett: ____ KH: ____ EW: ____

Mittagessen — Menge — kcal

_____
_____
_____
_____

kcal: ____ Fett: ____ KH: ____ EW: ____

Abendessen — Menge — kcal

_____
_____
_____
_____

kcal: ____ Fett: ____ KH: ____ EW: ____

Snacks — Menge — kcal

_____
_____
_____
_____

kcal: ____ Fett: ____ KH: ____ EW: ____

Tagesbilanz kcal: ____ Fett: ____ KH: ____ EW: ____ ◯ ✓ ◯ ✗

Defizit ◯   Erhalt ◯   Überschuss ◯

Sport/Aktivitäten — kcal

_____
_____
_____
_____

Kalorienverbrauch gesamt: ____

Schritte 👣 ____

Wasser/Trinken

🥛 🥛 🥛 🥛 🥛

Ziele/Positives/Negatives

_____
_____
_____
_____

Mein Schlaf 🛏 ____ Std.

Notizen ✎
_____
_____

Tagesform 😀 😐 😟

Tag

Datum ....

Gewicht .... Kalorienziel ....

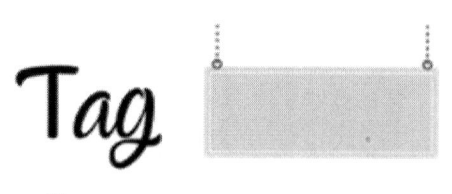

Frühstück   Menge   kcal

_____
_____
_____
_____

kcal: _____ Fett: _____ KH: _____ EW: _____

Mittagessen   Menge   kcal

_____
_____
_____
_____

kcal: _____ Fett: _____ KH: _____ EW: _____

Abendessen   Menge   kcal

_____
_____
_____
_____

kcal: _____ Fett: _____ KH: _____ EW: _____

Snacks   Menge   kcal

_____
_____
_____
_____

kcal: _____ Fett: _____ KH: _____ EW: _____

Tagesbilanz   kcal: _____ Fett: _____ KH: _____ EW: _____

Defizit ○   Erhalt ○   Überschuss ○

Sport/Aktivitäten   kcal

_____
_____
_____

Kalorienverbrauch gesamt: _____

Schritte   _____

Wasser/Trinken

Ziele/Positives/Negatives

_____
_____
_____

Mein Schlaf _____ Std.

Notízen

_____
_____

Tagesform

Tag

Datum _____

Gewicht _____   Kalorienziel _____

Frühstück   Menge   kcal

_____
_____
_____
_____
_____

kcal: ____ Fett: ____ KH: ____ EW: ____

Mittagessen   Menge   kcal

_____
_____
_____
_____
_____

kcal: ____ Fett: ____ KH: ____ EW: ____

Abendessen   Menge   kcal

_____
_____
_____
_____
_____

kcal: ____ Fett: ____ KH: ____ EW: ____

Snacks   Menge   kcal

_____
_____
_____
_____
_____

kcal: ____ Fett: ____ KH: ____ EW: ____

Tagesbilanz kcal: ____ Fett: ____ KH: ____ EW: ____   ✓ ✗

Defizit ◯   Erhalt ◯   Überschuss ◯

Sport/Aktivitäten   kcal

_____
_____
_____

Kalorienverbrauch gesamt: _____

Schritte _____

Wasser/Trinken
▢ ▢ ▢ ▢ ▢

Ziele/Positives/Negatives

_____
_____
_____

Mein Schlaf ____ Std.

Notizen _____
_____

Tagesform 😎 😐 😟

Wochenbilanz

Datum ....

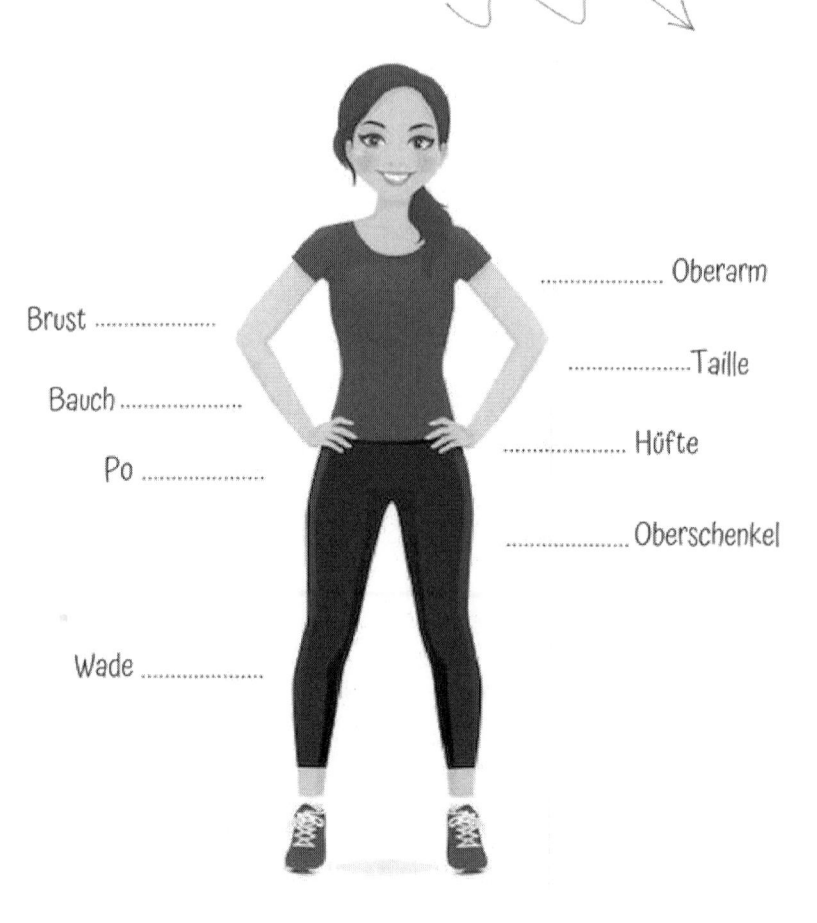

Brust ....

Bauch ....

Po ....

Wade ....

.... Oberarm

.... Taille

.... Hüfte

.... Oberschenkel

Körperwerte

| Gewicht | BMI | KFA | Muskeln | Kleidergröße |

Wochenbilanz
So war meine Woche

Körperteil	altes Maß	neues Maß	➕ ➖
Oberarm	....	....	....
Brust	....	....	....
Taille	....	....	....
Bauch	....	....	....
Hüfte	....	....	....
Po	....	....	....
Oberschenkel	....	....	....
Wade	....	....	....

Kaloriendefizit/Überschuss diese Woche .... kcal

Gewicht 🏋	....	➕ ➖ ....
BMI 🖩	....	➕ ➖ ....
KFA 👗	....	➕ ➖ ....
Muskeln 💪	....	➕ ➖ ....
Kleidergr. 👚	....	➕ ➖ ....

Positives/Negatives/Veränderungen/Ziele

_____
_____
_____
_____
_____

Tag

Datum ....

Gewicht .... Kalorienziel ....

Frühstück — Menge — kcal

_____
_____
_____
_____

kcal: _____ Fett: _____ KH: _____ EW: _____

Mittagessen — Menge — kcal

_____
_____
_____
_____

kcal: _____ Fett: _____ KH: _____ EW: _____

Abendessen — Menge — kcal

_____
_____
_____
_____

kcal: _____ Fett: _____ KH: _____ EW: _____

Snacks — Menge — kcal

_____
_____
_____
_____

kcal: _____ Fett: _____ KH: _____ EW: _____

Tagesbilanz kcal: _____ Fett: _____ KH: _____ EW: _____ ○ ✓ ○ ✗

Defizit ○   Erhalt ○   Überschuss ○

Sport/Aktivitäten — kcal

_____
_____
_____

Kalorienverbrauch gesamt: _____

Schritte _____

Wasser/Trinken

Ziele/Positives/Negatives

_____
_____
_____

Mein Schlaf _____ Std.

Notizen

_____

Tagesform 😎 😐 😠

Tag

Datum ....

Gewicht 🛒 .... Kalorienziel 🎯 ....

Frühstück Menge kcal
_____ _____ _____
_____ _____ _____
_____ _____ _____
_____ _____ _____
_____ _____ _____

kcal: ____ Fett: ____ KH: ____ EW: ____

Mittagessen Menge kcal
_____ _____ _____
_____ _____ _____
_____ _____ _____
_____ _____ _____
_____ _____ _____

kcal: ____ Fett: ____ KH: ____ EW: ____

Abendessen Menge kcal
_____ _____ _____
_____ _____ _____
_____ _____ _____
_____ _____ _____
_____ _____ _____

kcal: ____ Fett: ____ KH: ____ EW: ____

Snacks Menge kcal
_____ _____ _____
_____ _____ _____
_____ _____ _____
_____ _____ _____
_____ _____ _____

kcal: ____ Fett: ____ KH: ____ EW: ____

Tagesbilanz kcal: ____ Fett: ____ KH: ____ EW: ____ 🏁 ○ ✓ / ○ ✗

Defizit ○ Erhalt ○ Überschuss ○

Sport/Aktivitäten 🏋 kcal
_____ _____
_____ _____
_____ _____

Kalorienverbrauch gesamt: _____

Schritte 👣 _____

Wasser/Trinken
🥛 🥛 🥛 🥛 🥛

Ziele/Positives/Negatives
_____
_____
_____

Mein Schlaf 🛏 ____ Std.

Notizen ✏
_____
_____

Tagesform 😎 😐 😠

Tag

Datum ....

Gewicht .... Kalorienziel ....

Frühstück — Menge — kcal

_____
_____
_____
_____
_____

kcal: _____ Fett: _____ KH: _____ EW: _____

Mittagessen — Menge — kcal

_____
_____
_____
_____
_____

kcal: _____ Fett: _____ KH: _____ EW: _____

Abendessen — Menge — kcal

_____
_____
_____
_____
_____

kcal: _____ Fett: _____ KH: _____ EW: _____

Snacks — Menge — kcal

_____
_____
_____
_____
_____

kcal: _____ Fett: _____ KH: _____ EW: _____

Tagesbilanz kcal: _____ Fett: _____ KH: _____ EW: _____ ✓ ✗

Defizit ○ Erhalt ○ Überschuss ○

Sport/Aktivitäten — kcal

_____
_____
_____

Kalorienverbrauch gesamt: _____

Schritte _____

Wasser/Trinken

Ziele/Positives/Negatives

_____
_____
_____

Mein Schlaf _____ Std.

Notizen
_____
_____

Tagesform 😎 😕 😠

Tag

Datum _____

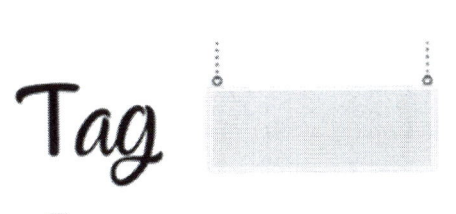

Gewicht _____

Kalorienziel _____

Frühstück — Menge — kcal

_____
_____
_____
_____

kcal: ____ Fett: ____ KH: ____ EW: ____

Mittagessen — Menge — kcal

_____
_____
_____
_____

kcal: ____ Fett: ____ KH: ____ EW: ____

Abendessen — Menge — kcal

_____
_____
_____
_____

kcal: ____ Fett: ____ KH: ____ EW: ____

Snacks — Menge — kcal

_____
_____
_____
_____

kcal: ____ Fett: ____ KH: ____ EW: ____

Tagesbilanz kcal: ____ Fett: ____ KH: ____ EW: ____ ○ ✓ / ○ ✗

Defizit ○   Erhalt ○   Überschuss ○

Sport/Aktivitäten — kcal

_____
_____
_____

Kalorienverbrauch gesamt: _____

Schritte _____

Wasser/Trinken
🥤 🥤 🥤 🥤 🥤 🥤

Ziele/Positives/Negatives

_____
_____
_____

Mein Schlaf ____ Std.

Notizen _____
_____
_____

Tagesform 😎 😐 😠

Tag

Datum ....

Gewicht .... Kalorienziel ....

Frühstück — Menge — kcal

_____
_____
_____
_____

kcal: _____ Fett: _____ KH: _____ EW: _____

Mittagessen — Menge — kcal

_____
_____
_____
_____

kcal: _____ Fett: _____ KH: _____ EW: _____

Abendessen — Menge — kcal

_____
_____
_____
_____

kcal: _____ Fett: _____ KH: _____ EW: _____

Snacks — Menge — kcal

_____
_____
_____
_____

kcal: _____ Fett: _____ KH: _____ EW: _____

Tagesbilanz kcal: _____ Fett: _____ KH: _____ EW: _____   ○ ✓ ○ ✗

Defizit ○   Erhalt ○   Überschuss ○

Sport/Aktivitäten — kcal

_____
_____
_____

Kalorienverbrauch gesamt: _____

Schritte _____

Wasser/Trinken

Ziele/Positives/Negatives

_____
_____
_____
_____

Mein Schlaf _____ Std.

Notizen

_____
_____

Tagesform 😎 😐 😠

Tag

Datum ....

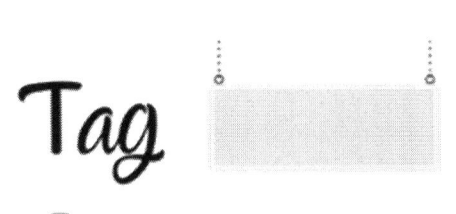

Gewicht ....   Kalorienziel ....

Frühstück	Menge	kcal		Mittagessen	Menge	kcal
_____	_____	_____		_____	_____	_____
_____	_____	_____		_____	_____	_____
_____	_____	_____		_____	_____	_____
_____	_____	_____		_____	_____	_____

kcal: ____ Fett: ____ KH: ____ EW: ____   kcal: ____ Fett: ____ KH: ____ EW: ____

Abendessen	Menge	kcal		Snacks	Menge	kcal
_____	_____	_____		_____	_____	_____
_____	_____	_____		_____	_____	_____
_____	_____	_____		_____	_____	_____
_____	_____	_____		_____	_____	_____

kcal: ____ Fett: ____ KH: ____ EW: ____   kcal: ____ Fett: ____ KH: ____ EW: ____

Tagesbilanz kcal: ____ Fett: ____ KH: ____ EW: ____ ○ ✓ / ○ ✗

Defizit ○   Erhalt ○   Überschuss ○

Sport/Aktivitäten ____ kcal   Ziele/Positives/Negatives

_____   _____
_____   _____
_____   _____

Kalorienverbrauch gesamt: ____   Mein Schlaf ____ Std.

Schritte ____   Notizen ____

Wasser/Trinken

🥛 🥛 🥛 🥛 🥛   Tagesform 😎 😐 😠

Tag

Datum ....

Gewicht ....   Kalorienziel ....

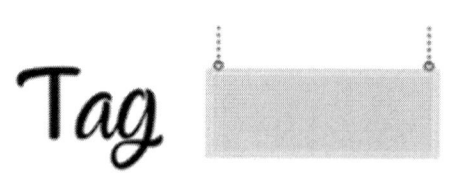

Frühstück   Menge   kcal
_____
_____
_____
_____

kcal: _____ Fett: _____ KH: _____ EW: _____

Mittagessen   Menge   kcal
_____
_____
_____
_____

kcal: _____ Fett: _____ KH: _____ EW: _____

Abendessen   Menge   kcal
_____
_____
_____
_____

kcal: _____ Fett: _____ KH: _____ EW: _____

Snacks   Menge   kcal
_____
_____
_____
_____

kcal: _____ Fett: _____ KH: _____ EW: _____

Tagesbilanz kcal: _____ Fett: _____ KH: _____ EW: _____

Defizit ○   Erhalt ○   Überschuss ○

Sport/Aktivitäten _____ kcal
_____
_____
_____

Kalorienverbrauch gesamt: _____

Schritte 👣 _____

Wasser/Trinken

Ziele/Positives/Negatives
_____
_____
_____
_____

Mein Schlaf 🛏 _____ Std.

Notizen ✎
_____
_____

Tagesform 😎 😐 😟

Wochenbilanz

Datum ....

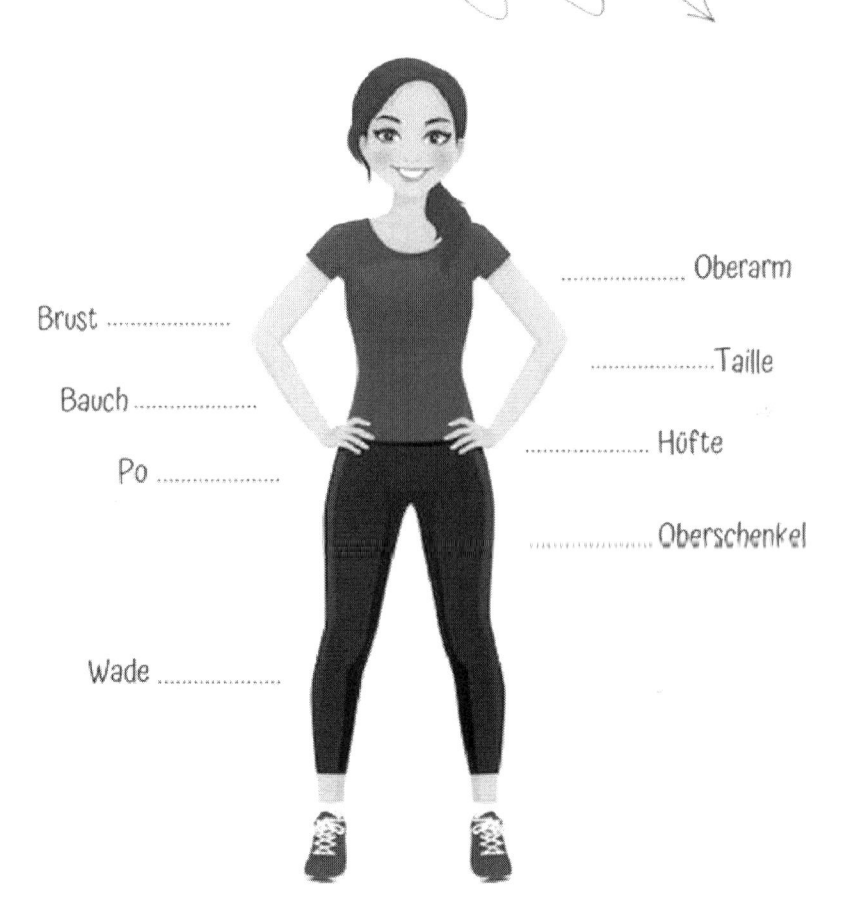

Brust ....
Bauch ....
Po ....
Wade ....

.... Oberarm
.... Taille
.... Hüfte
.... Oberschenkel

Körperwerte

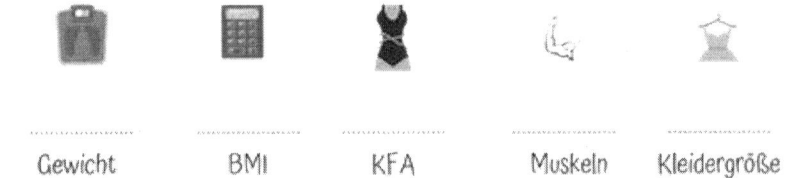

| Gewicht | BMI | KFA | Muskeln | Kleidergröße |

Wochenbilanz
So war meine Woche

Körperteil	altes Maß	neues Maß	+	−
Oberarm	....	....		
Brust	....	....		
Taille	....	....		
Bauch	....	....		
Hüfte	....	....		
Po	....	....		
Oberschenkel	....	....		
Wade	....	....		

Kaloriendefizit/Überschuss diese Woche .... kcal

		+	−	
Gewicht	....			....
BMI	....			....
KFA	....			....
Muskeln	....			....
Kleidergr.	....			....

Positives/Negatives/Veränderungen/Ziele

_____
_____
_____
_____
_____

Tag

Datum ....

Gewicht ....   Kalorienziel ....

Frühstück   Menge   kcal

_____ _____ _____
_____ _____ _____
_____ _____ _____
_____ _____ _____

kcal: ____ Fett: ____ KH: ____ EW: ____

Mittagessen   Menge   kcal

_____ _____ _____
_____ _____ _____
_____ _____ _____
_____ _____ _____

kcal: ____ Fett: ____ KH: ____ EW: ____

Abendessen   Menge   kcal

_____ _____ _____
_____ _____ _____
_____ _____ _____
_____ _____ _____

kcal: ____ Fett: ____ KH: ____ EW: ____

Snacks   Menge   kcal

_____ _____ _____
_____ _____ _____
_____ _____ _____
_____ _____ _____

kcal: ____ Fett: ____ KH: ____ EW: ____

Tagesbilanz kcal: ____ Fett: ____ KH: ____ EW: ____ ✓ / ✗

Defizit ○   Erhalt ○   Überschuss ○

Sport/Aktivitäten   kcal

_____ _____
_____ _____
_____ _____
_____ _____

Kalorienverbrauch gesamt: _____

Schritte _____

Wasser/Trinken

Ziele/Positives/Negatives

_____
_____
_____
_____

Mein Schlaf ____ Std.

Notizen
_____
_____

Tagesform 😎 😐 😠

Tag _____ Datum _____

Gewicht _____   **Kalorienziel** _____

Frühstück — Menge — kcal
_____
_____
_____
_____

kcal: _____ Fett: _____ KH: _____ EW: _____

Mittagessen — Menge — kcal
_____
_____
_____
_____

kcal: _____ Fett: _____ KH: _____ EW: _____

Abendessen — Menge — kcal
_____
_____
_____
_____

kcal: _____ Fett: _____ KH: _____ EW: _____

Snacks — Menge — kcal
_____
_____
_____
_____

kcal: _____ Fett: _____ KH: _____ EW: _____

Tagesbilanz kcal: _____ Fett: _____ KH: _____ EW: _____ ✓ / ✗

Defizit ○   Erhalt ○   Überschuss ○

Sport/Aktivitäten — kcal
_____
_____
_____

Kalorienverbrauch gesamt: _____

Schritte 👣 _____

Wasser/Trinken
🥤 🥤 🥤 🥤 🥤

Ziele/Positives/Negatives
_____
_____
_____

Mein Schlaf 🛏️ _____ Std.

Notizen ✎
_____
_____

Tagesform 😎 😐 😠

Tag

Datum ....

Gewicht .... Kalorienziel ....

Frühstück Menge kcal

_____
_____
_____
_____
_____

kcal: ...... Fett: ...... KH: ...... EW: ......

Mittagessen Menge kcal

_____
_____
_____
_____
_____

kcal: ...... Fett: ...... KH: ...... EW: ......

Abendessen Menge kcal

_____
_____
_____
_____
_____

kcal: ...... Fett: ...... KH: ...... EW: ......

Snacks Menge kcal

_____
_____
_____
_____
_____

kcal: ...... Fett: ...... KH: ...... EW: ......

Tagesbilanz kcal: ...... Fett: ...... KH: ...... EW: ......

Defizit ○ Erhalt ○ Überschuss ○

Sport/Aktivitäten kcal

_____
_____
_____
_____

Kalorienverbrauch gesamt: ....

Schritte ....

Wasser/Trinken

Ziele/Positives/Negatives

_____
_____
_____
_____
_____

Mein Schlaf _____ Std.

Notizen
_____
_____

Tagesform

Tag

Datum ....

Gewicht .... Kalorienziel ....

Frühstück	Menge	kcal	Mittagessen	Menge	kcal
_____	_____	_____	_____	_____	_____
_____	_____	_____	_____	_____	_____
_____	_____	_____	_____	_____	_____
_____	_____	_____	_____	_____	_____

kcal: _____ Fett: _____ KH: _____ EW: _____   kcal: _____ Fett: _____ KH: _____ EW: _____

Abendessen	Menge	kcal	Snacks	Menge	kcal
_____	_____	_____	_____	_____	_____
_____	_____	_____	_____	_____	_____
_____	_____	_____	_____	_____	_____
_____	_____	_____	_____	_____	_____

kcal: _____ Fett: _____ KH: _____ EW: _____   kcal: _____ Fett: _____ KH: _____ EW: _____

Tagesbilanz kcal: _____ Fett: _____ KH: _____ EW: _____   ○ ✓ / ○ ✗

Defizit ○   Erhalt ○   Überschuss ○

Sport/Aktivitäten _____ kcal

_____
_____
_____

Kalorienverbrauch gesamt: _____

Schritte _____

Wasser/Trinken

Ziele/Positives/Negatives

_____
_____
_____
_____

Mein Schlaf _____ Std.
Notizen _____
_____

Tagesform 😊 😐 😠

Tag

Datum _____

Gewicht _____ Kalorienziel _____

Frühstück   Menge   kcal
_____
_____
_____
_____
_____

kcal: ____ Fett: ____ KH: ____ EW: ____

Mittagessen   Menge   kcal
_____
_____
_____
_____
_____

kcal: ____ Fett: ____ KH: ____ EW: ____

Abendessen   Menge   kcal
_____
_____
_____
_____
_____

kcal: ____ Fett: ____ KH: ____ EW: ____

Snacks   Menge   kcal
_____
_____
_____
_____
_____

kcal: ____ Fett: ____ KH: ____ EW: ____

Tagesbilanz kcal: ____ Fett: ____ KH: ____ EW: ____ ○ ✓ ○ ✗

Defizit ○   Erhalt ○   Überschuss ○

Sport/Aktivitäten   kcal
_____
_____
_____
_____

Kalorienverbrauch gesamt: _____

Schritte 👣 _____

Wasser/Trinken
🥛 🥛 🥛 🥛 🥛 🥛

Ziele/Positives/Negatives
_____
_____
_____

Mein Schlaf 🛏️ ____ Std.

Notizen ✍️
_____
_____

Tagesform 😎 😐 😠

Tag

Datum ....

Gewicht .... Kalorienziel ....

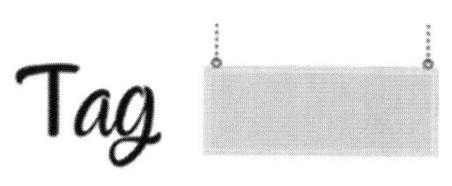

Frühstück — Menge — kcal

_____
_____
_____
_____
_____

kcal: ____ Fett: ____ KH: ____ EW: ____

Mittagessen — Menge — kcal

_____
_____
_____
_____
_____

kcal: ____ Fett: ____ KH: ____ EW: ____

Abendessen — Menge — kcal

_____
_____
_____
_____
_____

kcal: ____ Fett: ____ KH: ____ EW: ____

Snacks — Menge — kcal

_____
_____
_____
_____
_____

kcal: ____ Fett: ____ KH: ____ EW: ____

Tagesbilanz kcal: ____ Fett: ____ KH: ____ EW: ____ ✓ / ✗

Defizit ○ Erhalt ○ Überschuss ○

Sport/Aktivitäten — kcal

_____
_____
_____

Kalorienverbrauch gesamt: ____

Schritte ____

Wasser/Trinken
🥛 🥛 🥛 🥛 🥛

Ziele/Positives/Negatives

_____
_____
_____

Mein Schlaf ____ Std.

Notizen
_____
_____

Tagesform 😎 😐 😠

Tag

Datum ....

Gewicht .... **Kalorienziel** ....

Frühstück Menge kcal

_____ _____ _____
_____ _____ _____
_____ _____ _____
_____ _____ _____
_____ _____ _____

kcal: ...... Fett: ...... KH: ...... EW: ......

Mittagessen Menge kcal

_____ _____ _____
_____ _____ _____
_____ _____ _____
_____ _____ _____
_____ _____ _____

kcal: ...... Fett: ...... KH: ...... EW: ......

Abendessen Menge kcal

_____ _____ _____
_____ _____ _____
_____ _____ _____
_____ _____ _____
_____ _____ _____

kcal: ...... Fett: ...... KH: ...... EW: ......

Snacks Menge kcal

_____ _____ _____
_____ _____ _____
_____ _____ _____
_____ _____ _____
_____ _____ _____

kcal: ...... Fett: ...... KH: ...... EW: ......

Tagesbilanz kcal: ...... Fett: ...... KH: ...... EW: ...... ✓ ✗

Defizit ○   Erhalt ○   Überschuss ○

Sport/Aktivitäten kcal

_____ _____
_____ _____
_____ _____

Ziele/Positives/Negatives

_____
_____
_____
_____

Kalorienverbrauch gesamt: ....

Schritte ....

Mein Schlaf _____ Std.

Notizen ....
_____
_____

Wasser/Trinken

▯ ▯ ▯ ▯ ▯

Tagesform 😎 😐 😠

Wochenbilanz

Datum ....

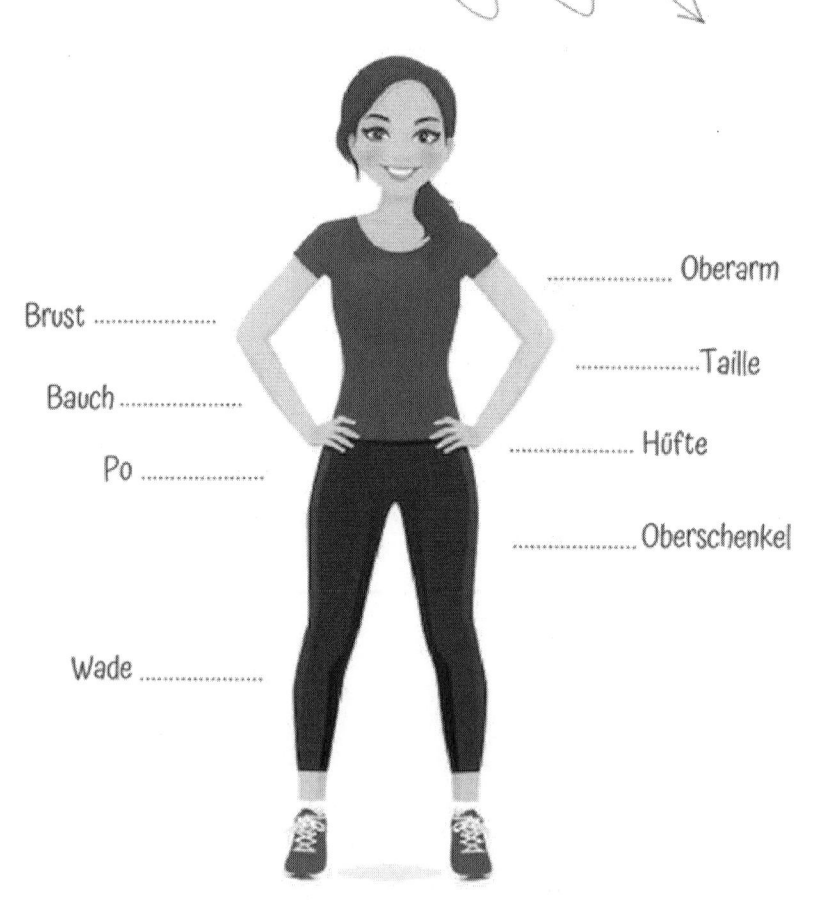

Brust ....
Bauch ....
Po ....
Wade ....

.... Oberarm
.... Taille
.... Hüfte
.... Oberschenkel

Körperwerte

Gewicht	BMI	KFA	Muskeln	Kleidergröße
....	....	....	....	....

Wochenbilanz
So war meine Woche

Körperteil	altes Maß	neues Maß	+	−
Oberarm				
Brust				
Taille				
Bauch				
Hüfte				
Po				
Oberschenkel				
Wade				

Kaloriendefizit/Überschuss diese Woche .... kcal

		+	−	
Gewicht	....	⊕	⊖	....
BMI	....	⊕	⊖	....
KFA	....	⊕	⊖	....
Muskeln	....	⊕	⊖	....
Kleidergr.	....	⊕	⊖	....

Positives/Negatives/Veränderungen/Ziele

_____
_____
_____
_____
_____

Tag

Datum ....

Gewicht .... **Kalorienziel** ....

Frühstück   Menge   kcal
_____ _____ _____
_____ _____ _____
_____ _____ _____
_____ _____ _____

kcal: ____ Fett: ____ KH: ____ EW: ____

Mittagessen   Menge   kcal
_____ _____ _____
_____ _____ _____
_____ _____ _____
_____ _____ _____

kcal: ____ Fett: ____ KH: ____ EW: ____

Abendessen   Menge   kcal
_____ _____ _____
_____ _____ _____
_____ _____ _____
_____ _____ _____

kcal: ____ Fett: ____ KH: ____ EW: ____

Snacks   Menge   kcal
_____ _____ _____
_____ _____ _____
_____ _____ _____
_____ _____ _____

kcal: ____ Fett: ____ KH: ____ EW: ____

Tagesbilanz kcal: ____ Fett: ____ KH: ____ EW: ____ ✓ / ✗

Defizit ○   Erhalt ○   Überschuss ○

Sport/Aktivitäten   kcal
_____
_____
_____

Kalorienverbrauch gesamt: _____

Schritte _____

Wasser/Trinken

Ziele/Positives/Negatives
_____
_____
_____

Mein Schlaf ____ Std.

Notizen _____
_____

Tagesform 😎 😐 😠

Tag

Datum ....

Gewicht ....   Kalorienziel ....

Frühstück   Menge   kcal
_____
_____
_____
_____
_____

kcal: _____ Fett: _____ KH: _____ EW: _____

Mittagessen   Menge   kcal
_____
_____
_____
_____
_____

kcal: _____ Fett: _____ KH: _____ EW: _____

Abendessen   Menge   kcal
_____
_____
_____
_____
_____

kcal: _____ Fett: _____ KH: _____ EW: _____

Snacks   Menge   kcal
_____
_____
_____
_____
_____

kcal: _____ Fett: _____ KH: _____ EW: _____

Tagesbilanz kcal: _____ Fett: _____ KH: _____ EW: _____ ✓ ✗

Defizit ◯   Erhalt ◯   Überschuss ◯

Sport/Aktivitäten   kcal
_____
_____
_____
_____

Kalorienverbrauch gesamt: _____

Schritte _____

Wasser/Trinken

▢ ▢ ▢ ▢ ▢

Ziele/Positives/Negatives
_____
_____
_____
_____

Mein Schlaf _____ Std.

Notizen
_____
_____

Tagesform 😀 😐 😟

Tag

Datum ....

Gewicht .... **Kalorienziel** ....

Frühstück	Menge	kcal	Mittagessen	Menge	kcal
_____	_____	_____	_____	_____	_____
_____	_____	_____	_____	_____	_____
_____	_____	_____	_____	_____	_____
_____	_____	_____	_____	_____	_____
_____	_____	_____	_____	_____	_____

kcal: ____ Fett: ____ KH: ____ EW: ____   kcal: ____ Fett: ____ KH: ____ EW: ____

Abendessen	Menge	kcal	Snacks	Menge	kcal
_____	_____	_____	_____	_____	_____
_____	_____	_____	_____	_____	_____
_____	_____	_____	_____	_____	_____
_____	_____	_____	_____	_____	_____
_____	_____	_____	_____	_____	_____

kcal: ____ Fett: ____ KH: ____ EW: ____   kcal: ____ Fett: ____ KH: ____ EW: ____

Tagesbilanz kcal: _____ Fett: _____ KH: _____ EW: _____ ✓ / ✗

Defizit ○ Erhalt ○ Überschuss ○

Sport/Aktivitäten _____ kcal

_____
_____
_____

Kalorienverbrauch gesamt: _____

Schritte 👣 _____

Wasser/Trinken

🥛 🥛 🥛 🥛 🥛

Ziele/Positives/Negatives

_____
_____
_____
_____

Mein Schlaf 🛏 ____ Std.

Notizen ✎

_____
_____

Tagesform 😎 😐 😠

Tag

Datum ....

Gewicht .... **Kalorienziel** ....

Frühstück — Menge — kcal
_____
_____
_____
_____
_____

kcal: _____ Fett: _____ KH: _____ EW: _____

Mittagessen — Menge — kcal
_____
_____
_____
_____
_____

kcal: _____ Fett: _____ KH: _____ EW: _____

Abendessen — Menge — kcal
_____
_____
_____
_____
_____

kcal: _____ Fett: _____ KH: _____ EW: _____

Snacks — Menge — kcal
_____
_____
_____
_____
_____

kcal: _____ Fett: _____ KH: _____ EW: _____

Tagesbilanz kcal: _____ Fett: _____ KH: _____ EW: _____ ✓ ✗

Defizit ○   Erhalt ○   Überschuss ○

Sport/Aktivitäten — kcal
_____
_____
_____
_____

Kalorienverbrauch gesamt: _____

Schritte _____

Wasser/Trinken
🥛 🥛 🥛 🥛 🥛

Ziele/Positives/Negatives
_____
_____
_____
_____

Mein Schlaf _____ Std.

Notizen _____
_____
_____

Tagesform 😎 😐 😠

Tag [   ]   Datum ....

Gewicht .... **Kalorienziel** ....

Frühstück   Menge   kcal
_____   _____   _____
_____   _____   _____
_____   _____   _____
_____   _____   _____
_____   _____   _____

kcal: _____ Fett: _____ KH: _____ EW: _____

Mittagessen   Menge   kcal
_____   _____   _____
_____   _____   _____
_____   _____   _____
_____   _____   _____
_____   _____   _____

kcal: _____ Fett: _____ KH: _____ EW: _____

Abendessen   Menge   kcal
_____   _____   _____
_____   _____   _____
_____   _____   _____
_____   _____   _____
_____   _____   _____

kcal: _____ Fett: _____ KH: _____ EW: _____

Snacks   Menge   kcal
_____   _____   _____
_____   _____   _____
_____   _____   _____
_____   _____   _____
_____   _____   _____

kcal: _____ Fett: _____ KH: _____ EW: _____

Tagesbilanz kcal: _____ Fett: _____ KH: _____ EW: _____   ○ ✓
Defizit ○   Erhalt ○   Überschuss ○   ○ ✗

Sport/Aktivitäten   kcal
_____   _____
_____   _____
_____   _____
_____   _____

Kalorienverbrauch gesamt: _____
Schritte _____

Ziele/Positives/Negatives
_____
_____
_____
_____

Mein Schlaf _____ Std.
Notizen _____
_____

Wasser/Trinken
▯ ▯ ▯ ▯ ▯

Tagesform 😎 😐 😠

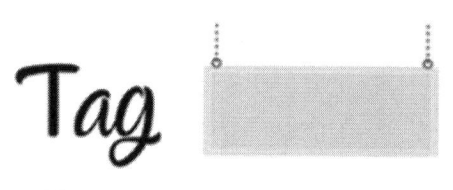

Tag

Datum _____

Gewicht _____ Kalorienziel _____

Frühstück   Menge   kcal
_____ _____ _____
_____ _____ _____
_____ _____ _____
_____ _____ _____
_____ _____ _____

kcal: _____ Fett: _____ KH: _____ EW: _____

Mittagessen   Menge   kcal
_____ _____ _____
_____ _____ _____
_____ _____ _____
_____ _____ _____
_____ _____ _____

kcal: _____ Fett: _____ KH: _____ EW: _____

Abendessen   Menge   kcal
_____ _____ _____
_____ _____ _____
_____ _____ _____
_____ _____ _____
_____ _____ _____

kcal: _____ Fett: _____ KH: _____ EW: _____

Snacks   Menge   kcal
_____ _____ _____
_____ _____ _____
_____ _____ _____
_____ _____ _____
_____ _____ _____

kcal: _____ Fett: _____ KH: _____ EW: _____

Tagesbilanz kcal: _____ Fett: _____ KH: _____ EW: _____ ✓ / ✗

Defizit ○   Erhalt ○   Überschuss ○

Sport/Aktivitäten   kcal
_____ _____
_____ _____
_____ _____
_____ _____

Kalorienverbrauch gesamt: _____

Schritte _____

Wasser/Trinken
🥛 🥛 🥛 🥛 🥛

Ziele/Positives/Negatives
_____
_____
_____
_____

Mein Schlaf _____ Std.

Notizen
_____
_____

Tagesform 😎 😐 😟

Tag

Datum ....

Gewicht .... Kalorienziel ....

Frühstück Menge kcal
_____ _____ _____
_____ _____ _____
_____ _____ _____
_____ _____ _____
_____ _____ _____

kcal: _____ Fett: _____ KH: _____ EW: _____

Mittagessen Menge kcal
_____ _____ _____
_____ _____ _____
_____ _____ _____
_____ _____ _____
_____ _____ _____

kcal: _____ Fett: _____ KH: _____ EW: _____

Abendessen Menge kcal
_____ _____ _____
_____ _____ _____
_____ _____ _____
_____ _____ _____
_____ _____ _____

kcal: _____ Fett: _____ KH: _____ EW: _____

Snacks Menge kcal
_____ _____ _____
_____ _____ _____
_____ _____ _____
_____ _____ _____
_____ _____ _____

kcal: _____ Fett: _____ KH: _____ EW: _____

Tagesbilanz kcal: _____ Fett: _____ KH: _____ EW: _____

Defizit ○   Erhalt ○   Überschuss ○

Sport/Aktivitäten kcal
_____ _____
_____ _____
_____ _____
_____ _____

Kalorienverbrauch gesamt: _____

Schritte _____

Wasser/Trinken

▢ ▢ ▢ ▢ ▢

Ziele/Positives/Negatives
_____
_____
_____
_____

Mein Schlaf _____ Std.

Notizen
_____
_____

Tagesform 😎 😐 😠

Wochenbilanz

Datum ....

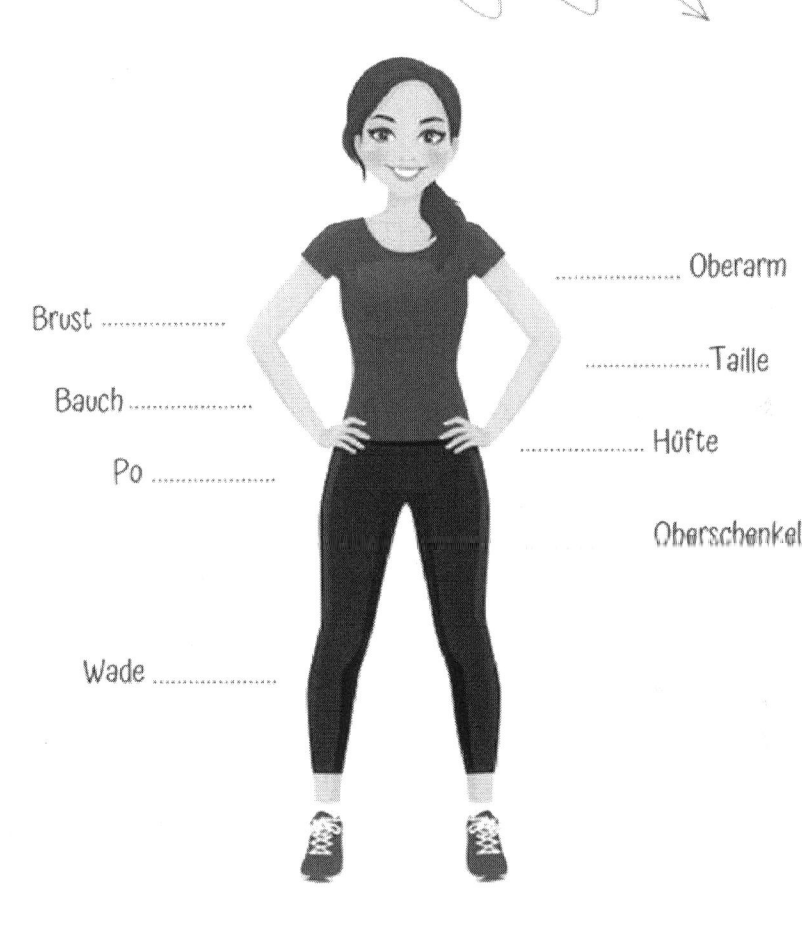

Brust ....

Bauch ....

Po ....

Wade ....

.... Oberarm

.... Taille

.... Hüfte

Oberschenkel

Körperwerte

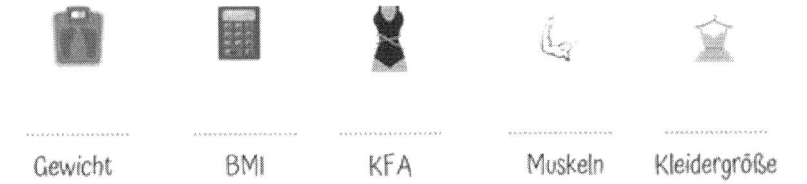

.... Gewicht

.... BMI

.... KFA

.... Muskeln

.... Kleidergröße

Wochenbilanz
So war meine Woche

Körperteil	altes Maß	neues Maß	➕	➖
Oberarm	....	....	....	
Brust	....	....	....	
Taille	....	....	....	
Bauch	....	....	....	
Hüfte	....	....	....	
Po	....	....	....	
Oberschenkel	....	....	....	
Wade	....	....	....	

Kaloriendefizit/Überschuss diese Woche .... kcal

		➕ ➖	
Gewicht	....		....
BMI	....		....
KFA	....		....
Muskeln	....		....
Kleidergr.	....		....

Positives/Negatives/Veränderungen/Ziele

_____
_____
_____
_____
_____
_____

Monatsbilanz
So war mein Monat

Körperteil	Maß letzten Monat	neues Maß	➕ ➖
Oberarm	....	....	....
Brust	....	....	....
Taille	....	....	....
Bauch	....	....	....
Hüfte	....	....	....
Po	....	....	....
Oberschenkel	....	....	....
Wade	....	....	....

Körperwerte letzten Monat

		➕ ➖	
Gewicht	....		....
BMI	....		....
KFA	....		....
Muskeln	....		....
Kleidergr.	....		....

Positives/Negatives/Veränderungen/Ziele

_____
_____
_____
_____
_____

Meine optische Veränderung

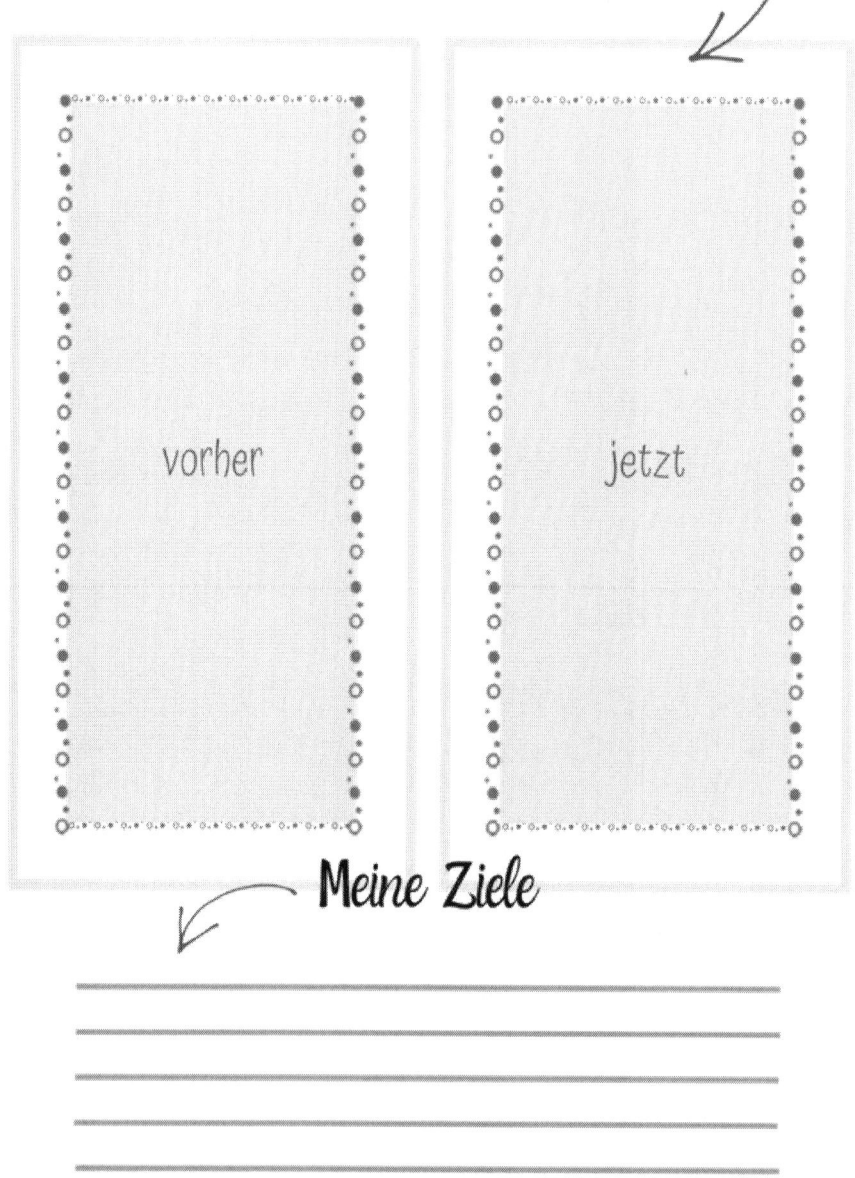

Datum ....

vorher

jetzt

Meine Ziele

_____
_____
_____
_____
_____

Tag

Datum ....

Gewicht .... Kalorienziel ....

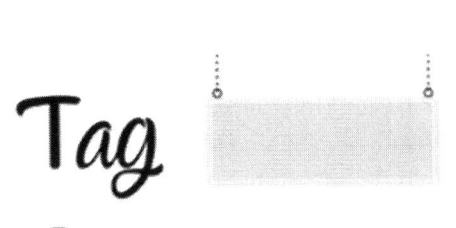

Frühstück	Menge	kcal

kcal: ...... Fett: ...... KH: ...... EW: ......

Mittagessen	Menge	kcal

kcal: ...... Fett: ...... KH: ...... EW: ......

Abendessen	Menge	kcal

kcal: ...... Fett: ...... KH: ...... EW: ......

Snacks	Menge	kcal

kcal: ...... Fett: ...... KH: ...... EW: ......

Tagesbilanz kcal: ...... Fett: ...... KH: ...... EW: ...... ✓ / ✗

Defizit ◯   Erhalt ◯   Überschuss ◯

Sport/Aktivitäten kcal

_____
_____
_____

Kalorienverbrauch gesamt: _____

Schritte _____

Wasser/Trinken

◻ ◻ ◻ ◻ ◻

Ziele/Positives/Negatives

_____
_____
_____

Mein Schlaf _____ Std.

Notizen _____
_____

Tagesform 😎 😐 😣

Tag _____   Datum _____

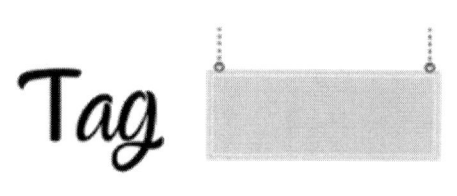

Gewicht _____   **Kalorienziel** _____

Frühstück   Menge   kcal
_____
_____
_____
_____
_____

kcal: ____ Fett: ____ KH: ____ EW: ____

Mittagessen   Menge   kcal
_____
_____
_____
_____
_____

kcal: ____ Fett: ____ KH: ____ EW: ____

Abendessen   Menge   kcal
_____
_____
_____
_____
_____

kcal: ____ Fett: ____ KH: ____ EW: ____

Snacks   Menge   kcal
_____
_____
_____
_____
_____

kcal: ____ Fett: ____ KH: ____ EW: ____

Tagesbilanz kcal: ____ Fett: ____ KH: ____ EW: ____   ○ ✓ ○ ✗

Defizit ○   Erhalt ○   Überschuss ○

Sport/Aktivitäten kcal
_____
_____
_____
_____

Kalorienverbrauch gesamt: _____

Schritte _____

Wasser/Trinken
🥛 🥛 🥛 🥛 🥛

Ziele/Positives/Negatives
_____
_____
_____
_____

Mein Schlaf ____ Std.

Notizen
_____
_____

Tagesform   😎 😐 😠

Tag

Datum _____

Gewicht _____   Kalorienziel _____

Frühstück   Menge   kcal

_____
_____
_____
_____

kcal: ___ Fett: ___ KH: ___ EW: ___

Mittagessen   Menge   kcal

_____
_____
_____
_____

kcal: ___ Fett: ___ KH: ___ EW: ___

Abendessen   Menge   kcal

_____
_____
_____
_____

kcal: ___ Fett: ___ KH: ___ EW: ___

Snacks   Menge   kcal

_____
_____
_____
_____

kcal: ___ Fett: ___ KH: ___ EW: ___

Tagesbilanz kcal: ___ Fett: ___ KH: ___ EW: ___   ○ ✓   ○ ✗

Defizit ○   Erhalt ○   Überschuss ○

Sport/Aktivitäten   kcal

_____
_____
_____
_____

Kalorienverbrauch gesamt: _____

Schritte 👣 _____

Wasser/Trinken

🥛 🥛 🥛 🥛 🥛 🥛

Ziele/Positives/Negatives

_____
_____
_____

Mein Schlaf 🛏 ___ Std.

Notizen ✏
_____
_____

Tagesform 😎 😐 😠

Tag

Datum ....

Gewicht .... Kalorienziel ....

Frühstück — Menge kcal

_____
_____
_____
_____

kcal: ____ Fett: ____ KH: ____ EW: ____

Mittagessen — Menge kcal

_____
_____
_____
_____

kcal: ____ Fett: ____ KH: ____ EW: ____

Abendessen — Menge kcal

_____
_____
_____
_____

kcal: ____ Fett: ____ KH: ____ EW: ____

Snacks — Menge kcal

_____
_____
_____
_____

kcal: ____ Fett: ____ KH: ____ EW: ____

Tagesbilanz kcal: ____ Fett: ____ KH: ____ EW: ____ ✓ / ✗

Defizit ◯   Erhalt ◯   Überschuss ◯

Sport/Aktivitäten — kcal

_____
_____
_____

Kalorienverbrauch gesamt: ____

Schritte 👣 ____

Wasser/Trinken

🥛 🥛 🥛 🥛 🥛

Ziele/Positives/Negatives

_____
_____
_____
_____

Mein Schlaf 🛏 ____ Std.

Notizen ✎
_____
_____

Tagesform 😎 😐 😠

Tag

Datum _____

Gewicht _____   Kalorienziel _____

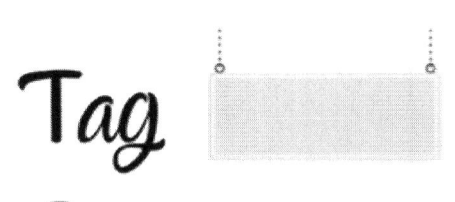

Frühstück   Menge   kcal

_____
_____
_____
_____

kcal: _____ Fett: _____ KH: _____ EW: _____

Mittagessen   Menge   kcal

_____
_____
_____
_____

kcal: _____ Fett: _____ KH: _____ EW: _____

Abendessen   Menge   kcal

_____
_____
_____
_____

kcal: _____ Fett: _____ KH: _____ EW: _____

Snacks   Menge   kcal

_____
_____
_____
_____

kcal: _____ Fett: _____ KH: _____ EW: _____

Tagesbilanz kcal: _____ Fett: _____ KH: _____ EW: _____   ○ ✓   ○ ✗

Defizit ○   Erhalt ○   Überschuss ○

Sport/Aktivitäten   kcal

_____
_____
_____

Kalorienverbrauch gesamt: _____

Schritte _____

Wasser/Trinken
▯ ▯ ▯ ▯ ▯

Ziele/Positives/Negatives

_____
_____
_____

Mein Schlaf _____ Std.

Notizen
_____
_____

Tagesform 😎 😐 😠

Tag

Datum ....

Gewicht .... Kalorienziel ....

Frühstück — Menge — kcal

_____
_____
_____
_____

kcal: ____ Fett: ____ KH: ____ EW: ____

Mittagessen — Menge — kcal

_____
_____
_____
_____

kcal: ____ Fett: ____ KH: ____ EW: ____

Abendessen — Menge — kcal

_____
_____
_____
_____

kcal: ____ Fett: ____ KH: ____ EW: ____

Snacks — Menge — kcal

_____
_____
_____
_____

kcal: ____ Fett: ____ KH: ____ EW: ____

Tagesbilanz
kcal: ____ Fett: ____ KH: ____ EW: ____

Defizit ◯   Erhalt ◯   Überschuss ◯   ◯ ✓ / ◯ ✗

Sport/Aktivitäten — kcal

_____
_____
_____

Kalorienverbrauch gesamt: ____

Schritte ____

Wasser/Trinken

Ziele/Positives/Negatives

_____
_____
_____

Mein Schlaf ____ Std.

Notizen

_____
_____

Tagesform 😎 😐 😡

Tag

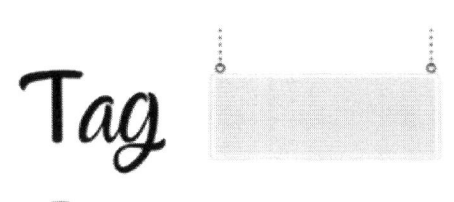

Datum _____

Gewicht _____ Kalorienziel _____

Frühstück   Menge   kcal
_____
_____
_____
_____

kcal: ____ Fett: ____ KH: ____ EW: ____

Mittagessen   Menge   kcal
_____
_____
_____
_____

kcal: ____ Fett: ____ KH: ____ EW: ____

Abendessen   Menge   kcal
_____
_____
_____
_____

kcal: ____ Fett: ____ KH: ____ EW: ____

Snacks   Menge   kcal
_____
_____
_____
_____

kcal: ____ Fett: ____ KH: ____ EW: ____

Tagesbilanz   kcal: ____   Fett: ____   KH: ____   EW: ____

Defizit ◯   Erhalt ◯   Überschuss ◯

Sport/Aktivitäten   kcal
_____
_____
_____

Kalorienverbrauch gesamt: _____

Schritte _____

Wasser/Trinken

Ziele/Positives/Negatives
_____
_____
_____

Mein Schlaf ____ Std.

Notizen
_____
_____

Tagesform 😎 😐 😠

Wochenbilanz

Datum ....

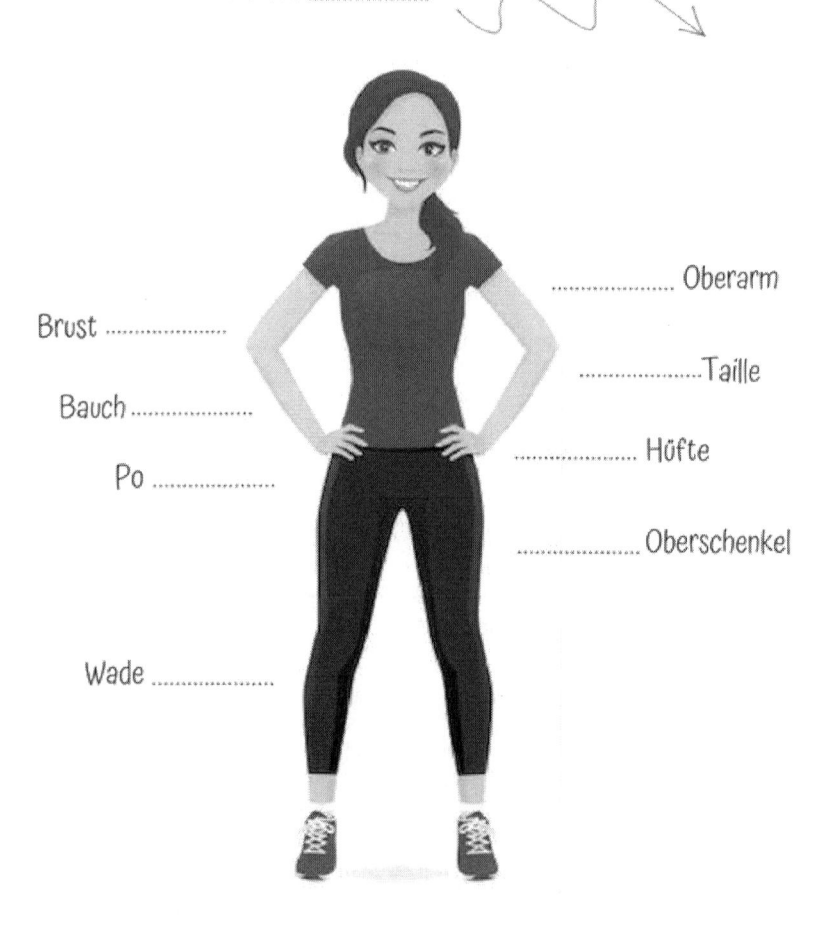

Brust ....
Bauch ....
Po ....
Wade ....

.... Oberarm
.... Taille
.... Hüfte
.... Oberschenkel

Körperwerte

| Gewicht | BMI | KFA | Muskeln | Kleidergröße |

Wochenbilanz
So war meine Woche

Körperteil	altes Maß	neues Maß	➕ ➖
Oberarm	....	....	....
Brust	....	....	....
Taille	....	....	....
Bauch	....	....	....
Hüfte	....	....	....
Po	....	....	....
Oberschenkel	....	....	....
Wade	....	....	....

Kaloriendefizit/Überschuss diese Woche .... kcal

Gewicht	....	➕ ➖	....
BMI	....	➕ ➖	....
KFA	....	➕ ➖	....
Muskeln	....	➕ ➖	....
Kleidergr.	....	➕ ➖	....

Positives/Negatives/Veränderungen/Ziele

_____
_____
_____
_____
_____
_____

Tag

Datum ....

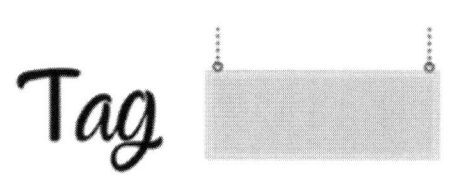

Gewicht 🗑 .... Kalorienziel 🎯 ....

Frühstück Menge kcal
_____
_____
_____
_____
_____

kcal: _____ Fett: _____ KH: _____ EW: _____

Mittagessen Menge kcal
_____
_____
_____
_____
_____

kcal: _____ Fett: _____ KH: _____ EW: _____

Abendessen Menge kcal
_____
_____
_____
_____
_____

kcal: _____ Fett: _____ KH: _____ EW: _____

Snacks Menge kcal
_____
_____
_____
_____
_____

kcal: _____ Fett: _____ KH: _____ EW: _____

Tagesbilanz kcal: _____ Fett: _____ KH: _____ EW: _____ 🏁 ○ ✓ ○ ✗

Defizit ○   Erhalt ○   Überschuss ○

Sport/Aktivitäten 🏋 kcal
_____
_____
_____

Kalorienverbrauch gesamt: _____

Schritte 👣 _____

Wasser/Trinken
🥤 🥤 🥤 🥤 🥤

Ziele/Positives/Negatives
_____
_____
_____
_____

Mein Schlaf 🛏 _____ Std.

Notizen ✎
_____
_____

Tagesform 😎 😊 😠

Tag

Datum _____

Gewicht _____ Kalorienziel _____

Frühstück   Menge   kcal
_____
_____
_____
_____
_____

kcal: ____ Fett: ____ KH: ____ EW: ____

Mittagessen   Menge   kcal
_____
_____
_____
_____
_____

kcal: ____ Fett: ____ KH: ____ EW: ____

Abendessen   Menge   kcal
_____
_____
_____
_____
_____

kcal: ____ Fett: ____ KH: ____ EW: ____

Snacks   Menge   kcal
_____
_____
_____
_____
_____

kcal: ____ Fett: ____ KH: ____ EW: ____

Tagesbilanz kcal: ____ Fett: ____ KH: ____ EW: ____   ○ ✓ ○ ✗

Defizit ○   Erhalt ○   Überschuss ○

Sport/Aktivitäten   kcal
_____
_____
_____
_____

Kalorienverbrauch gesamt: ____

Schritte _____

Wasser/Trinken

▭ ▭ ▭ ▭ ▭ ▭

Ziele/Positives/Negatives
_____
_____
_____

Mein Schlaf ____ Std.

Notizen
_____
_____

Tagesform 😎 😐 😠

Tag

Datum ....

Gewicht .... Kalorienziel ....

Frühstück   Menge   kcal
_____   _____ _____
_____   _____ _____
_____   _____ _____
_____   _____ _____
_____   _____ _____

kcal: ____ Fett: ____ KH: ____ EW: ____

Mittagessen   Menge   kcal
_____   _____ _____
_____   _____ _____
_____   _____ _____
_____   _____ _____
_____   _____ _____

kcal: ____ Fett: ____ KH: ____ EW: ____

Abendessen   Menge   kcal
_____   _____ _____
_____   _____ _____
_____   _____ _____
_____   _____ _____
_____   _____ _____

kcal: ____ Fett: ____ KH: ____ EW: ____

Snacks   Menge   kcal
_____   _____ _____
_____   _____ _____
_____   _____ _____
_____   _____ _____
_____   _____ _____

kcal: ____ Fett: ____ KH: ____ EW: ____

Tagesbilanz kcal: ____ Fett: ____ KH: ____ EW: ____   ✓ / ✗

Defizit ○   Erhalt ○   Überschuss ○

Sport/Aktivitäten kcal
_____
_____
_____

Kalorienverbrauch gesamt: _____

Schritte _____

Wasser/Trinken

Ziele/Positives/Negatives
_____
_____
_____

Mein Schlaf ____ Std.

Notizen
_____
_____

Tagesform 😎 😐 😠

Tag

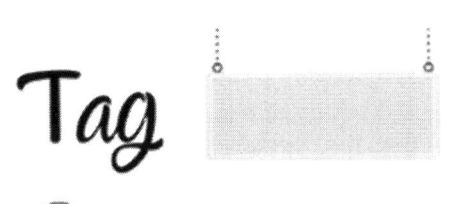

Datum ....

Gewicht .... Kalorienziel ....

Frühstück   Menge   kcal
_____
_____
_____
_____
_____
kcal: ____ Fett: ____ KH: ____ EW: ____

Mittagessen   Menge   kcal
_____
_____
_____
_____
_____
kcal: ____ Fett: ____ KH: ____ EW: ____

Abendessen   Menge   kcal
_____
_____
_____
_____
_____
kcal: ____ Fett: ____ KH: ____ EW: ____

Snacks   Menge   kcal
_____
_____
_____
_____
_____
kcal: ____ Fett: ____ KH: ____ EW: ____

Tagesbilanz kcal: ____ Fett: ____ KH: ____ EW: ____ ✓ ✗

Defizit ○   Erhalt ○   Überschuss ○

Sport/Aktivitäten   kcal
_____
_____
_____
_____

Kalorienverbrauch gesamt: ____

Schritte ____

Wasser/Trinken
▢ ▢ ▢ ▢ ▢

Ziele/Positives/Negatives
_____
_____
_____
_____

Mein Schlaf ____ Std.

Notizen
_____
_____

Tagesform 😎 😐 😠

Tag

Datum ....

Gewicht .... Kalorienziel ....

Frühstück — Menge — kcal

_____
_____
_____
_____
_____

kcal: _____ Fett: _____ KH: _____ EW: _____

Mittagessen — Menge — kcal

_____
_____
_____
_____
_____

kcal: _____ Fett: _____ KH: _____ EW: _____

Abendessen — Menge — kcal

_____
_____
_____
_____
_____

kcal: _____ Fett: _____ KH: _____ EW: _____

Snacks — Menge — kcal

_____
_____
_____
_____
_____

kcal: _____ Fett: _____ KH: _____ EW: _____

Tagesbilanz kcal: _____ Fett: _____ KH: _____ EW: _____

Defizit ◯   Erhalt ◯   Überschuss ◯

Sport/Aktivitäten — kcal

_____
_____
_____

Kalorienverbrauch gesamt: _____

Schritte 👣 _____

Wasser/Trinken

Ziele/Positives/Negatives

_____
_____
_____
_____

Mein Schlaf 🛏️ _____ Std.

Notizen ✏️
_____
_____

Tagesform 😎 😐 😠

Tag

Datum ....

Gewicht 🧳 .... Kalorienziel 🎯 ....

Frühstück 🥣   Menge   kcal
_____
_____
_____
_____
_____

kcal: ...... Fett: ...... KH: ...... EW: ......

Mittagessen 🍝   Menge   kcal
_____
_____
_____
_____
_____

kcal: ...... Fett: ...... KH: ...... EW: ......

Abendessen 🍩   Menge   kcal
_____
_____
_____
_____
_____

kcal: ...... Fett: ...... KH: ...... EW: ......

Snacks 🍭   Menge   kcal
_____
_____
_____
_____
_____

kcal: ...... Fett: ...... KH: ...... EW: ......

Tagesbilanz kcal: ...... Fett: ...... KH: ...... EW: ...... 🏁 ○ ✓ ○ ✗

Defizit ○   Erhalt ○   Überschuss ○

Sport/Aktivitäten 🎮 kcal
_____
_____
_____
_____

Kalorienverbrauch gesamt: ....

Schritte 👣 ....

Wasser/Trinken
🥤 🥤 🥤 🥤 🥤

Ziele/Positives/Negatives
_____
_____
_____
_____

Mein Schlaf 🛏️ ____ Std.

Notizen ✏️
_____
_____

Tagesform 😎 😐 😟

Tag

Datum ....

Gewicht .... Kalorienziel ....

Frühstück — Menge — kcal

_____
_____
_____
_____
_____

kcal: ____ Fett: ____ KH: ____ EW: ____

Mittagessen — Menge — kcal

_____
_____
_____
_____
_____

kcal: ____ Fett: ____ KH: ____ EW: ____

Abendessen — Menge — kcal

_____
_____
_____
_____
_____

kcal: ____ Fett: ____ KH: ____ EW: ____

Snacks — Menge — kcal

_____
_____
_____
_____
_____

kcal: ____ Fett: ____ KH: ____ EW: ____

Tagesbilanz kcal: ____ Fett: ____ KH: ____ EW: ____ ✓ ✗

Defizit ◯ Erhalt ◯ Überschuss ◯

Sport/Aktivitäten — kcal

_____
_____
_____

Kalorienverbrauch gesamt: ____

Schritte _____

Wasser/Trinken

Ziele/Positives/Negatives

_____
_____
_____

Mein Schlaf ____ Std.

Notizen
_____
_____

Tagesform

Wochenbilanz

Datum ....

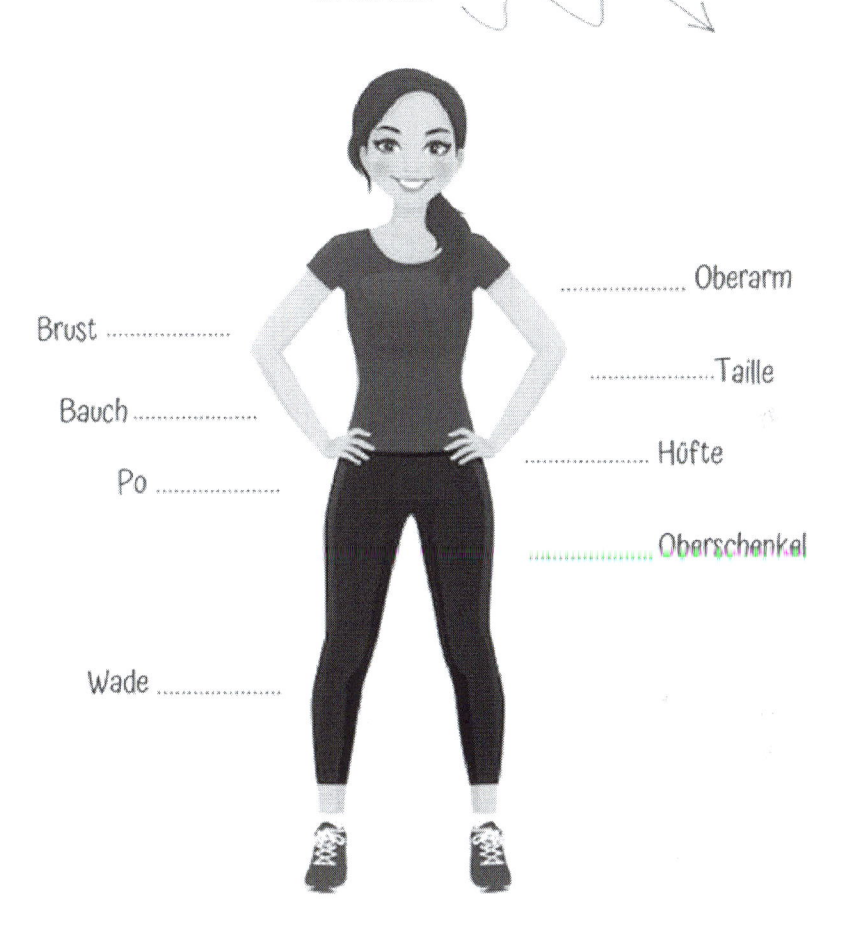

Brust ....

Bauch ....

Po ....

Wade ....

.... Oberarm

.... Taille

.... Hüfte

.... Oberschenkel

Körperwerte

| Gewicht | BMI | KFA | Muskeln | Kleidergröße |

Wochenbilanz
So war meine Woche

Körperteil	altes Maß	neues Maß	+ −
Oberarm	....	....	....
Brust	....	....	....
Taille	....	....	....
Bauch	....	....	....
Hüfte	....	....	....
Po	....	....	....
Oberschenkel	....	....	....
Wade	....	....	....

Kaloriendefizit/Überschuss diese Woche .... kcal

		+ −	
Gewicht	....	+ −	....
BMI	....	+ −	....
KFA	....	+ −	....
Muskeln	....	+ −	....
Kleidergr.	....	+ −	....

Positives/Negatives/Veränderungen/Ziele

_____
_____
_____
_____
_____

Tag

Datum ....

Gewicht .... Kalorienziel ....

Frühstück — Menge — kcal

_____
_____
_____
_____

kcal: ____ Fett: ____ KH: ____ EW: ____

Mittagessen — Menge — kcal

_____
_____
_____
_____

kcal: ____ Fett: ____ KH: ____ EW: ____

Abendessen — Menge — kcal

_____
_____
_____
_____

kcal: ____ Fett: ____ KH: ____ EW: ____

Snacks — Menge — kcal

_____
_____
_____
_____

kcal: ____ Fett: ____ KH: ____ EW: ____

Tagesbilanz kcal: ____ Fett: ____ KH: ____ EW: ____ ○ ✓ ○ ✗

Defizit ○   Erhalt ○   Überschuss ○

Sport/Aktivitäten — kcal

_____
_____
_____

Kalorienverbrauch gesamt: _____

Schritte _____

Wasser/Trinken

▯ ▯ ▯ ▯ ▯

Ziele/Positives/Negatives

_____
_____
_____

Mein Schlaf ____ Std.

Notizen
_____
_____

Tagesform 😎 😕 😐

Tag

Datum ....

Gewicht 🧺 ....   **Kalorienziel** 🎯 ....

Frühstück 🥣   Menge   kcal

_____ _____ _____
_____ _____ _____
_____ _____ _____
_____ _____ _____
_____ _____ _____

kcal: _____ Fett: _____ KH: _____ EW: _____

Mittagessen 🍽   Menge   kcal

_____ _____ _____
_____ _____ _____
_____ _____ _____
_____ _____ _____
_____ _____ _____

kcal: _____ Fett: _____ KH: _____ EW: _____

Abendessen 🍲   Menge   kcal

_____ _____ _____
_____ _____ _____
_____ _____ _____
_____ _____ _____
_____ _____ _____

kcal: _____ Fett: _____ KH: _____ EW: _____

Snacks 🧁   Menge   kcal

_____ _____ _____
_____ _____ _____
_____ _____ _____
_____ _____ _____
_____ _____ _____

kcal: _____ Fett: _____ KH: _____ EW: _____

Tagesbilanz kcal: _____ Fett: _____ KH: _____ EW: _____ 🏁 ✓ / ✗

Defizit ○   Erhalt ○   Überschuss ○

Sport/Aktivitäten 🏋 kcal

_____ _____
_____ _____
_____ _____

Kalorienverbrauch gesamt: _____

Schritte 👣 _____

Wasser/Trinken
🥛 🥛 🥛 🥛 🥛

Ziele/Positives/Negatives

_____
_____
_____

Mein Schlaf 🛌 _____ Std.

Notizen ✎
_____

Tagesform 😎 😐 😠

Tag

Datum ....

Gewicht ....   Kalorienziel ....

Frühstück   Menge   kcal
_____ _____ _____
_____ _____ _____
_____ _____ _____
_____ _____ _____
_____ _____ _____

kcal: _____ Fett: _____ KH: _____ EW: _____

Mittagessen   Menge   kcal
_____ _____ _____
_____ _____ _____
_____ _____ _____
_____ _____ _____
_____ _____ _____

kcal: _____ Fett: _____ KH: _____ EW: _____

Abendessen   Menge   kcal
_____ _____ _____
_____ _____ _____
_____ _____ _____
_____ _____ _____
_____ _____ _____

kcal: _____ Fett: _____ KH: _____ EW: _____

Snacks   Menge   kcal
_____ _____ _____
_____ _____ _____
_____ _____ _____
_____ _____ _____
_____ _____ _____

kcal: _____ Fett: _____ KH: _____ EW: _____

Tagesbilanz kcal: _____ Fett: _____ KH: _____ EW: _____ ○ ✓ ○ ✗

Defizit ○   Erhalt ○   Überschuss ○

Sport/Aktivitäten   kcal
_____ _____
_____ _____
_____ _____
_____ _____

Kalorienverbrauch gesamt: _____

Schritte _____

Wasser/Trinken

▯ ▯ ▯ ▯ ▯

Ziele/Positives/Negatives
_____
_____
_____
_____

Mein Schlaf _____ Std.

Notizen
_____
_____

Tagesform   😎 😳 😠

Tag

Datum ....

Gewicht .... Kalorienziel ....

Frühstück — Menge — kcal

_____ _____ _____
_____ _____ _____
_____ _____ _____
_____ _____ _____

kcal: ____ Fett: ____ KH: ____ EW: ____

Mittagessen — Menge — kcal

_____ _____ _____
_____ _____ _____
_____ _____ _____
_____ _____ _____

kcal: ____ Fett: ____ KH: ____ EW: ____

Abendessen — Menge — kcal

_____ _____ _____
_____ _____ _____
_____ _____ _____
_____ _____ _____

kcal: ____ Fett: ____ KH: ____ EW: ____

Snacks — Menge — kcal

_____ _____ _____
_____ _____ _____
_____ _____ _____
_____ _____ _____

kcal: ____ Fett: ____ KH: ____ EW: ____

Tagesbilanz

kcal: ____ Fett: ____ KH: ____ EW: ____

Defizit ◯   Erhalt ◯   Überschuss ◯   ✓ / ✗

Sport/Aktivitäten — kcal

_____ _____
_____ _____
_____ _____

Kalorienverbrauch gesamt: _____

Schritte 👣 _____

Wasser/Trinken

🥛 🥛 🥛 🥛 🥛

Ziele/Positives/Negatives

_____
_____
_____

Mein Schlaf 🛏️ ____ Std.

Notizen ✎
_____
_____

Tagesform 😎 😐 😠

Tag

Datum ....

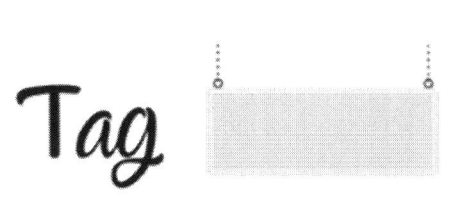

Gewicht .... Kalorienziel ....

Frühstück — Menge — kcal

_____
_____
_____
_____
_____

kcal: .... Fett: .... KH: .... EW: ....

Mittagessen — Menge — kcal

_____
_____
_____
_____
_____

kcal: .... Fett: .... KH: .... EW: ....

Abendessen — Menge — kcal

_____
_____
_____
_____
_____

kcal: .... Fett: .... KH: .... EW: ....

Snacks — Menge — kcal

_____
_____
_____
_____
_____

kcal: .... Fett: .... KH: .... EW: ....

Tagesbilanz kcal: .... Fett: .... KH: .... EW: .... ✓ ✗

Defizit ○   Erhalt ○   Überschuss ○

Sport/Aktivitäten — kcal

_____
_____
_____
_____

Kalorienverbrauch gesamt: ....

Schritte ....

Wasser/Trinken
🥤 🥤 🥤 🥤 🥤

Ziele/Positives/Negatives

_____
_____
_____
_____

Mein Schlaf _____ Std.

Notizen
_____
_____

Tagesform 😎 😐 😠

Tag

Datum ....

Gewicht ....   Kalorienziel ....

Frühstück   Menge   kcal

_____ _____ _____
_____ _____ _____
_____ _____ _____
_____ _____ _____
_____ _____ _____

kcal: ____   Fett: ____   KH: ____   EW: ____

Mittagessen   Menge   kcal

_____ _____ _____
_____ _____ _____
_____ _____ _____
_____ _____ _____
_____ _____ _____

kcal: ____   Fett: ____   KH: ____   EW: ____

Abendessen   Menge   kcal

_____ _____ _____
_____ _____ _____
_____ _____ _____
_____ _____ _____
_____ _____ _____

kcal: ____   Fett: ____   KH: ____   EW: ____

Snacks   Menge   kcal

_____ _____ _____
_____ _____ _____
_____ _____ _____
_____ _____ _____
_____ _____ _____

kcal: ____   Fett: ____   KH: ____   EW: ____

Tagesbilanz   kcal: ____   Fett: ____   KH: ____   EW: ____

Defizit ○   Erhalt ○   Überschuss ○   ○ ✓   ○ ✗

Sport/Aktivitäten   kcal

_____ _____
_____ _____
_____ _____
_____ _____

Kalorienverbrauch gesamt: _____

Schritte _____

Wasser/Trinken

Ziele/Positives/Negatives

_____
_____
_____
_____

Mein Schlaf _____ Std.

Notizen _____
_____

Tagesform 😀 😐 😠

Tag   Datum ....

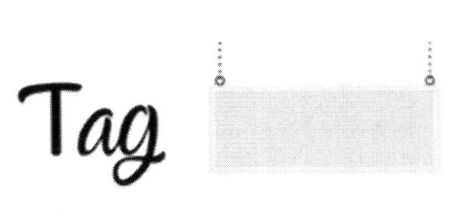

Gewicht ....   **Kalorienziel** ....

Frühstück   Menge   kcal
_____
_____
_____
_____
_____

kcal: _____ Fett: _____ KH: _____ EW: _____

Mittagessen   Menge   kcal
_____
_____
_____
_____
_____

kcal: _____ Fett: _____ KH: _____ EW: _____

Abendessen   Menge   kcal
_____
_____
_____
_____
_____

kcal: _____ Fett: _____ KH: _____ EW: _____

Snacks   Menge   kcal
_____
_____
_____
_____
_____

kcal: _____ Fett: _____ KH: _____ EW: _____

Tagesbilanz kcal: _____ Fett: _____ KH: _____ EW: _____ ✓ ✗

Defizit ○   Erhalt ○   Überschuss ○

Sport/Aktivitäten   kcal
_____
_____
_____
_____

Kalorienverbrauch gesamt: _____

Schritte _____

Wasser/Trinken
▯ ▯ ▯ ▯ ▯ ▯

Ziele/Positives/Negatives
_____
_____
_____
_____

Mein Schlaf _____ Std.

Notizen
_____
_____

Tagesform   😎 😐 😣

Wochenbilanz

Datum ....

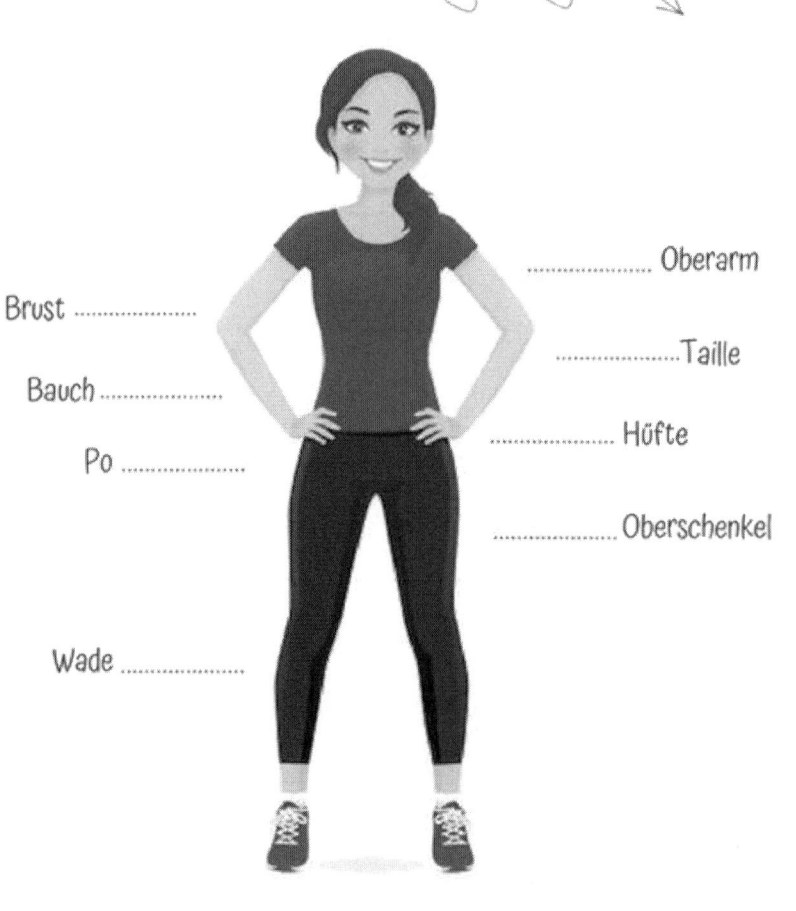

.... Oberarm

Brust ....

.... Taille

Bauch ....

.... Hüfte

Po ....

.... Oberschenkel

Wade ....

Körperwerte

....
Gewicht   BMI   KFA   Muskeln   Kleidergröße

Wochenbilanz
So war meine Woche

Körperteil	altes Maß	neues Maß	+	−
Oberarm				
Brust				
Taille				
Bauch				
Hüfte				
Po				
Oberschenkel				
Wade				

Kaloriendefizit/Überschuss diese Woche .... kcal

		+	−	
Gewicht	....	⊕	⊖	....
BMI	....	⊕	⊖	....
KFA	....	⊕	⊖	....
Muskeln	....	⊕	⊖	....
Kleidergr.	....	⊕	⊖	....

Positives/Negatives/Veränderungen/Ziele

_____
_____
_____
_____
_____

Tag

Datum ....

Gewicht .... Kalorienziel ....

Frühstück — Menge — kcal

_____
_____
_____
_____

kcal: ____ Fett: ____ KH: ____ EW: ____

Mittagessen — Menge — kcal

_____
_____
_____
_____

kcal: ____ Fett: ____ KH: ____ EW: ____

Abendessen — Menge — kcal

_____
_____
_____
_____

kcal: ____ Fett: ____ KH: ____ EW: ____

Snacks — Menge — kcal

_____
_____
_____
_____

kcal: ____ Fett: ____ KH: ____ EW: ____

Tagesbilanz kcal: ____ Fett: ____ KH: ____ EW: ____ ✓ ✗

Defizit ○   Erhalt ○   Überschuss ○

Sport/Aktivitäten — kcal

_____
_____
_____

Kalorienverbrauch gesamt: ____

Schritte 👣 ____

Wasser/Trinken

Ziele/Positives/Negatives

_____
_____
_____
_____

Mein Schlaf 🛏️ ____ Std.

Notizen ✏️
_____
_____

Tagesform 😎 😐 😠

Tag

Datum ....

Gewicht .... **Kalorienziel** ....

Frühstück — Menge — kcal

_____ _____ _____
_____ _____ _____
_____ _____ _____
_____ _____ _____
_____ _____ _____

kcal: _____ Fett: _____ KH: _____ EW: _____

Mittagessen — Menge — kcal

_____ _____ _____
_____ _____ _____
_____ _____ _____
_____ _____ _____
_____ _____ _____

kcal: _____ Fett: _____ KH: _____ EW: _____

Abendessen — Menge — kcal

_____ _____ _____
_____ _____ _____
_____ _____ _____
_____ _____ _____
_____ _____ _____

kcal: _____ Fett: _____ KH: _____ EW: _____

Snacks — Menge — kcal

_____ _____ _____
_____ _____ _____
_____ _____ _____
_____ _____ _____
_____ _____ _____

kcal: _____ Fett: _____ KH: _____ EW: _____

Tagesbilanz kcal: _____ Fett: _____ KH: _____ EW: _____

Defizit ○   Erhalt ○   Überschuss ○   ✓ / ✗

Sport/Aktivitäten — kcal

_____ _____
_____ _____
_____ _____
_____ _____

Kalorienverbrauch gesamt: _____

Schritte _____

Ziele/Positives/Negatives

_____
_____
_____
_____

Mein Schlaf _____ Std.

Notizen
_____
_____

Tagesform 😎 😐 😠

Wasser/Trinken
🥛 🥛 🥛 🥛 🥛 🥛

Tag

Datum ....

Gewicht .... Kalorienziel ....

Frühstück
	Menge	kcal

kcal: _____ Fett: _____ KH: _____ EW: _____

Mittagessen
	Menge	kcal

kcal: _____ Fett: _____ KH: _____ EW: _____

Abendessen
	Menge	kcal

kcal: _____ Fett: _____ KH: _____ EW: _____

Snacks
	Menge	kcal

kcal: _____ Fett: _____ KH: _____ EW: _____

Tagesbilanz kcal: _____ Fett: _____ KH: _____ EW: _____ ✓ ✗

Defizit ○ Erhalt ○ Überschuss ○

Sport/Aktivitäten _____ kcal
_____
_____
_____

Kalorienverbrauch gesamt: _____
Schritte _____

Wasser/Trinken
🥤 🥤 🥤 🥤 🥤

Ziele/Positives/Negatives
_____
_____
_____

Mein Schlaf _____ Std.
Notizen
_____
_____

Tagesform 😎 😐 😠

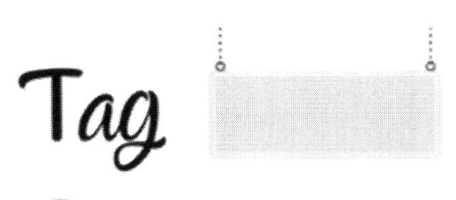

Tag

Datum ....

Gewicht 🗑 .... Kalorienziel 🎯 ....

Frühstück 🥣   Menge   kcal
_____
_____
_____
_____
kcal: ____ Fett: ____ KH: ____ EW: ____

Mittagessen 🍽   Menge   kcal
_____
_____
_____
_____
kcal: ____ Fett: ____ KH: ____ EW: ____

Abendessen 🍩   Menge   kcal
_____
_____
_____
_____
kcal: ____ Fett: ____ KH: ____ EW: ____

Snacks 🍓   Menge   kcal
_____
_____
_____
_____
kcal: ____ Fett: ____ KH: ____ EW: ____

Tagesbilanz kcal: ____ Fett: ____ KH: ____ EW: ____ 🏁 ○✓ ○✗

Defizit ○   Erhalt ○   Überschuss ○

Sport/Aktivitäten 🎧 kcal
_____
_____
_____
_____

Kalorienverbrauch gesamt: _____

Schritte 👣 _____

Wasser/Trinken
🥤 🥤 🥤 🥤 🥤

Ziele/Positives/Negatives
_____
_____
_____
_____

Mein Schlaf 🛏 ____ Std.

Notizen ✏
_____
_____

Tagesform 😎 😊 😐

Tag

Datum ....

Gewicht .... **Kalorienziel** ....

Frühstück — Menge kcal
_____
_____
_____
_____

kcal: _____ Fett: _____ KH: _____ EW: _____

Mittagessen — Menge kcal
_____
_____
_____
_____

kcal: _____ Fett: _____ KH: _____ EW: _____

Abendessen — Menge kcal
_____
_____
_____
_____

kcal: _____ Fett: _____ KH: _____ EW: _____

Snacks — Menge kcal
_____
_____
_____
_____

kcal: _____ Fett: _____ KH: _____ EW: _____

Tagesbilanz kcal: _____ Fett: _____ KH: _____ EW: _____

Defizit ○ Erhalt ○ Überschuss ○ ✓ / ✗

Sport/Aktivitäten — kcal
_____
_____
_____

Kalorienverbrauch gesamt: _____

Schritte 👣 _____

Wasser/Trinken
🥛 🥛 🥛 🥛 🥛

Ziele/Positives/Negatives
_____
_____
_____
_____

Mein Schlaf 🛏️ _____ Std.

Notizen ✍
_____
_____

Tagesform 😎 😐 😠

Tag

Datum _____

Gewicht _____ **Kalorienziel** _____

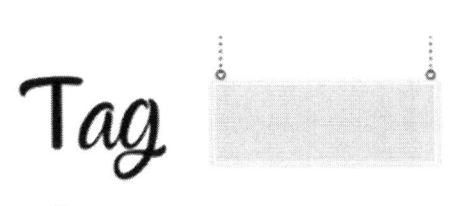

Frühstück   Menge   kcal
_____
_____
_____
_____
_____

kcal: ____ Fett: ____ KH: ____ EW: ____

Mittagessen   Menge   kcal
_____
_____
_____
_____
_____

kcal: ____ Fett: ____ KH: ____ EW: ____

Abendessen   Menge   kcal
_____
_____
_____
_____
_____

kcal: ____ Fett: ____ KH: ____ EW: ____

Snacks   Menge   kcal
_____
_____
_____
_____
_____

kcal: ____ Fett: ____ KH: ____ EW: ____

Tagesbilanz kcal: ____ Fett: ____ KH: ____ EW: ____ ✓ / ✗

Defizit ◯   Erhalt ◯   Überschuss ◯

Sport/Aktivitäten   kcal
_____
_____
_____
_____

Kalorienverbrauch gesamt: _____

Schritte 👣 _____

Wasser/Trinken
🥛 🥛 🥛 🥛 🥛

Ziele/Positives/Negatives
_____
_____
_____
_____

Mein Schlaf 🛏️ ____ Std.

Notizen ✏️
_____
_____

Tagesform 😎 😐 😠

Tag

Datum ....

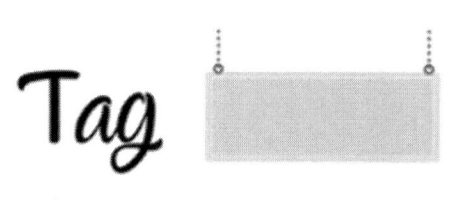

Gewicht .... Kalorienziel ....

Frühstück — Menge — kcal

_____
_____
_____
_____

kcal: ____ Fett: ____ KH: ____ EW: ____

Mittagessen — Menge — kcal

_____
_____
_____
_____

kcal: ____ Fett: ____ KH: ____ EW: ____

Abendessen — Menge — kcal

_____
_____
_____
_____

kcal: ____ Fett: ____ KH: ____ EW: ____

Snacks — Menge — kcal

_____
_____
_____
_____

kcal: ____ Fett: ____ KH: ____ EW: ____

Tagesbilanz kcal: ____ Fett: ____ KH: ____ EW: ____

Defizit ○   Erhalt ○   Überschuss ○

Sport/Aktivitäten — kcal

_____
_____
_____

Kalorienverbrauch gesamt: ____

Schritte 👣 ____

Wasser/Trinken

🥤 🥤 🥤 🥤 🥤

Ziele/Positives/Negatives

_____
_____
_____

Mein Schlaf ____ Std.

Notizen
_____
_____

Tagesform 😎 😐 😠

Wochenbilanz

Datum ....

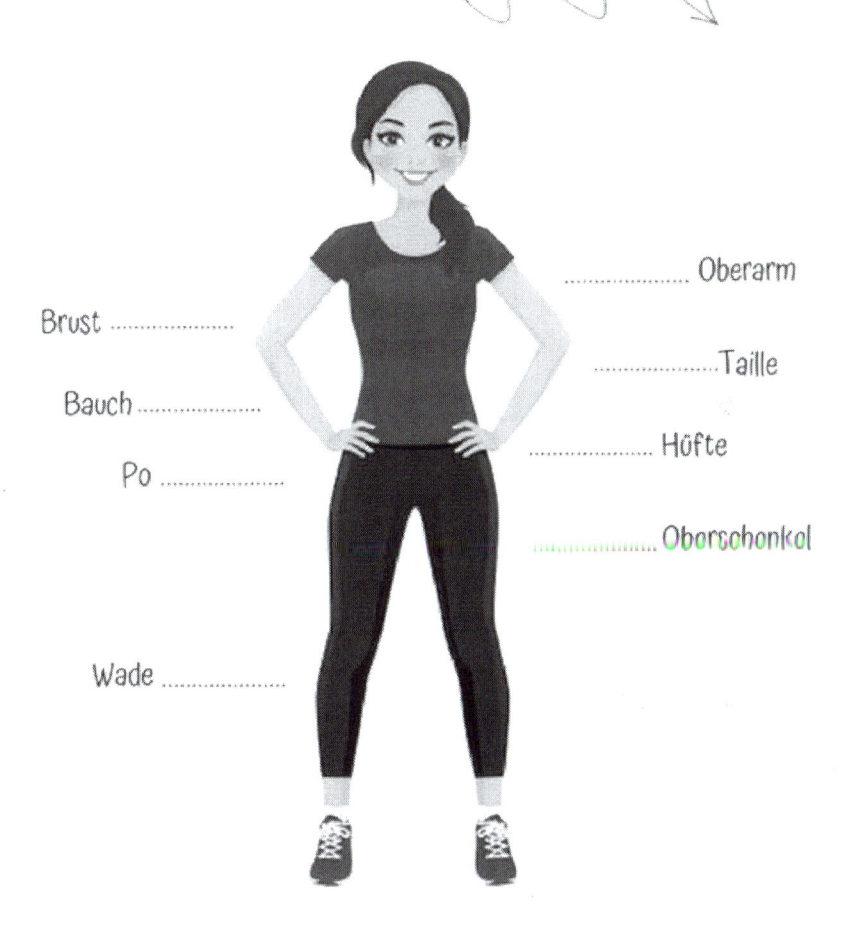

.... Oberarm

Brust ....

.... Taille

Bauch ....

.... Hüfte

Po ....

.... Oberschenkel

Wade ....

Körperwerte

.... Gewicht

.... BMI

.... KFA

.... Muskeln

.... Kleidergröße

Wochenbilanz
So war meine Woche

Körperteil	altes Maß	neues Maß	+ −
Oberarm	....	....	....
Brust	....	....	....
Taille	....	....	....
Bauch	....	....	....
Hüfte	....	....	....
Po	....	....	....
Oberschenkel	....	....	....
Wade	....	....	....

Kaloriendefizit/Überschuss diese Woche .... kcal

		+ −	
Gewicht	....		....
BMI	....		....
KFA	....		....
Muskeln	....		....
Kleidergr.	....		....

Positives/Negatives/Veränderungen/Ziele

_____
_____
_____
_____
_____
_____

Monatsbilanz
So war mein Monat

Körperteil	Maß letzten Monat	neues Maß	➕ ➖
Oberarm			
Brust			
Taille			
Bauch			
Hüfte			
Po			
Oberschenkel			
Wade			

Körperwerte letzten Monat

Gewicht		➕ ➖	
BMI		➕ ➖	
KFA		➕ ➖	
Muskeln		➕ ➖	
Kleidergr.		➕ ➖	

Positives/Negatives/Veränderungen/Ziele

_____
_____
_____
_____
_____
_____

Meine optische Veränderung

Datum ....

| vorher | jetzt |

Meine Ziele

_____
_____
_____
_____
_____

Tag

Datum ....

Gewicht .... Kalorienziel ....

Frühstück   Menge   kcal
_____
_____
_____
_____

kcal: ____ Fett: ____ KH: ____ EW: ____

Mittagessen   Menge   kcal
_____
_____
_____
_____

kcal: ____ Fett: ____ KH: ____ EW: ____

Abendessen   Menge   kcal
_____
_____
_____
_____

kcal: ____ Fett: ____ KH: ____ EW: ____

Snacks   Menge   kcal
_____
_____
_____
_____

kcal: ____ Fett: ____ KH: ____ EW: ____

Tagesbilanz kcal: ____ Fett: ____ KH: ____ EW: ____   ✓ / ✗

Defizit ○   Erhalt ○   Überschuss ○

Sport/Aktivitäten   kcal
_____
_____
_____

Kalorienverbrauch gesamt: ____

Schritte ____

Wasser/Trinken

▯ ▯ ▯ ▯ ▯

Ziele/Positives/Negatives
_____
_____
_____

Mein Schlaf ____ Std.

Notizen
_____
_____
_____

Tagesform 😀 😐 😟

Tag

Datum ....

Gewicht .... Kalorienziel ....

Frühstück Menge kcal
_____
_____
_____
_____

kcal: ____ Fett: ____ KH: ____ EW: ____

Mittagessen Menge kcal
_____
_____
_____
_____

kcal: ____ Fett: ____ KH: ____ EW: ____

Abendessen Menge kcal
_____
_____
_____
_____

kcal: ____ Fett: ____ KH: ____ EW: ____

Snacks Menge kcal
_____
_____
_____
_____

kcal: ____ Fett: ____ KH: ____ EW: ____

Tagesbilanz kcal: ____ Fett: ____ KH: ____ EW: ____

Defizit ○   Erhalt ○   Überschuss ○   ✓ / ✗

Sport/Aktivitäten kcal
_____
_____
_____

Kalorienverbrauch gesamt: ____

Schritte _____

Ziele/Positives/Negatives
_____
_____
_____

Mein Schlaf ____ Std.

Notizen _____
_____

Wasser/Trinken
◻ ◻ ◻ ◻ ◻

Tagesform 😎 😐 😠

Tag

Datum _____

Gewicht _____   Kalorienziel _____

Frühstück   Menge   kcal
_____ _____ _____
_____ _____ _____
_____ _____ _____
_____ _____ _____

kcal: ____ Fett: ____ KH: ____ EW: ____

Mittagessen   Menge   kcal
_____ _____ _____
_____ _____ _____
_____ _____ _____
_____ _____ _____

kcal: ____ Fett: ____ KH: ____ EW: ____

Abendessen   Menge   kcal
_____ _____ _____
_____ _____ _____
_____ _____ _____
_____ _____ _____

kcal: ____ Fett: ____ KH: ____ EW: ____

Snacks   Menge   kcal
_____ _____ _____
_____ _____ _____
_____ _____ _____
_____ _____ _____

kcal: ____ Fett: ____ KH: ____ EW: ____

Tagesbilanz kcal: ____ Fett: ____ KH: ____ EW: ____

Defizit ○   Erhalt ○   Überschuss ○   ○ ✓
                                          ○ ✗

Sport/Aktivitäten   kcal
_____ _____
_____ _____
_____ _____

Kalorienverbrauch gesamt: _____

Schritte 👣 _____

Wasser/Trinken
🥛 🥛 🥛 🥛 🥛

Ziele/Positives/Negatives
_____
_____
_____

Mein Schlaf 🛏 ____ Std.

Notizen ✎
_____
_____

Tagesform 😀 😐 😟

Tag

Datum ....

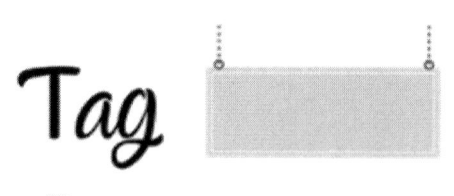

Gewicht .... Kalorienziel ....

Frühstück Menge kcal
_____ ____ ____
_____ ____ ____
_____ ____ ____
_____ ____ ____
_____ ____ ____

kcal: ____ Fett: ____ KH: ____ EW: ____

Mittagessen Menge kcal
_____ ____ ____
_____ ____ ____
_____ ____ ____
_____ ____ ____
_____ ____ ____

kcal: ____ Fett: ____ KH: ____ EW: ____

Abendessen Menge kcal
_____ ____ ____
_____ ____ ____
_____ ____ ____
_____ ____ ____
_____ ____ ____

kcal: ____ Fett: ____ KH: ____ EW: ____

Snacks Menge kcal
_____ ____ ____
_____ ____ ____
_____ ____ ____
_____ ____ ____
_____ ____ ____

kcal: ____ Fett: ____ KH: ____ EW: ____

Tagesbilanz kcal: ____ Fett: ____ KH: ____ EW: ____ ✓ / ✗

Defizit ○   Erhalt ○   Überschuss ○

Sport/Aktivitäten kcal
_____
_____
_____

Kalorienverbrauch gesamt: _____

Schritte 👣 _____

Wasser/Trinken

🥛 🥛 🥛 🥛 🥛

Ziele/Positives/Negatives
_____
_____
_____

Mein Schlaf ____ Std.

Notizen _____
_____

Tagesform 😎 🙂 😐

Tag

Datum ....

Gewicht .... Kalorienziel ....

Frühstück — Menge — kcal
_____
_____
_____
_____
_____

kcal: .... Fett: .... KH: .... EW: ....

Mittagessen — Menge — kcal
_____
_____
_____
_____
_____

kcal: .... Fett: .... KH: .... EW: ....

Abendessen — Menge — kcal
_____
_____
_____
_____
_____

kcal: .... Fett: .... KH: .... EW: ....

Snacks — Menge — kcal
_____
_____
_____
_____
_____

kcal: .... Fett: .... KH: .... EW: ....

Tagesbilanz kcal: .... Fett: .... KH: .... EW: .... ✓ ✗

Defizit ○   Erhalt ○   Überschuss ○

Sport/Aktivitäten — kcal
_____
_____
_____
_____

Kalorienverbrauch gesamt: ....

Schritte 👣 ....

Wasser/Trinken

🥛 🥛 🥛 🥛 🥛

Ziele/Positives/Negatives
_____
_____
_____
_____

Mein Schlaf _____ Std.

Notizen ✎
_____
_____

Tagesform 😊 😐 😠

Tag

Datum ....

Gewicht .... Kalorienziel ....

Frühstück — Menge — kcal

_____
_____
_____
_____

kcal: _____ Fett: _____ KH: _____ EW: _____

Mittagessen — Menge — kcal

_____
_____
_____
_____

kcal: _____ Fett: _____ KH: _____ EW: _____

Abendessen — Menge — kcal

_____
_____
_____
_____

kcal: _____ Fett: _____ KH: _____ EW: _____

Snacks — Menge — kcal

_____
_____
_____
_____

kcal: _____ Fett: _____ KH: _____ EW: _____

Tagesbilanz kcal: _____ Fett: _____ KH: _____ EW: _____

Defizit ◯   Erhalt ◯   Überschuss ◯

Sport/Aktivitäten — kcal

_____
_____
_____

Kalorienverbrauch gesamt: _____

Schritte _____

Wasser/Trinken

Ziele/Positives/Negatives

_____
_____
_____

Mein Schlaf _____ Std.

Notizen
_____
_____

Tagesform 😊 😐 ☹

Tag

Datum ....

Gewicht .... Kalorienziel ....

Frühstück — Menge — kcal

_____ _____ _____
_____ _____ _____
_____ _____ _____
_____ _____ _____

kcal: _____ Fett: _____ KH: _____ EW: _____

Mittagessen — Menge — kcal

_____ _____ _____
_____ _____ _____
_____ _____ _____
_____ _____ _____

kcal: _____ Fett: _____ KH: _____ EW: _____

Abendessen — Menge — kcal

_____ _____ _____
_____ _____ _____
_____ _____ _____
_____ _____ _____

kcal: _____ Fett: _____ KH: _____ EW: _____

Snacks — Menge — kcal

_____ _____ _____
_____ _____ _____
_____ _____ _____
_____ _____ _____

kcal: _____ Fett: _____ KH: _____ EW: _____

Tagesbilanz

kcal: _____ Fett: _____ KH: _____ EW: _____

Defizit ○   Erhalt ○   Überschuss ○

Sport/Aktivitäten — kcal

_____
_____
_____

Kalorienverbrauch gesamt: _____

Schritte _____

Wasser/Trinken

Ziele/Positives/Negatives

_____
_____
_____
_____

Mein Schlaf _____ Std.

Notizen
_____
_____

Tagesform

Wochenbilanz

Datum ....

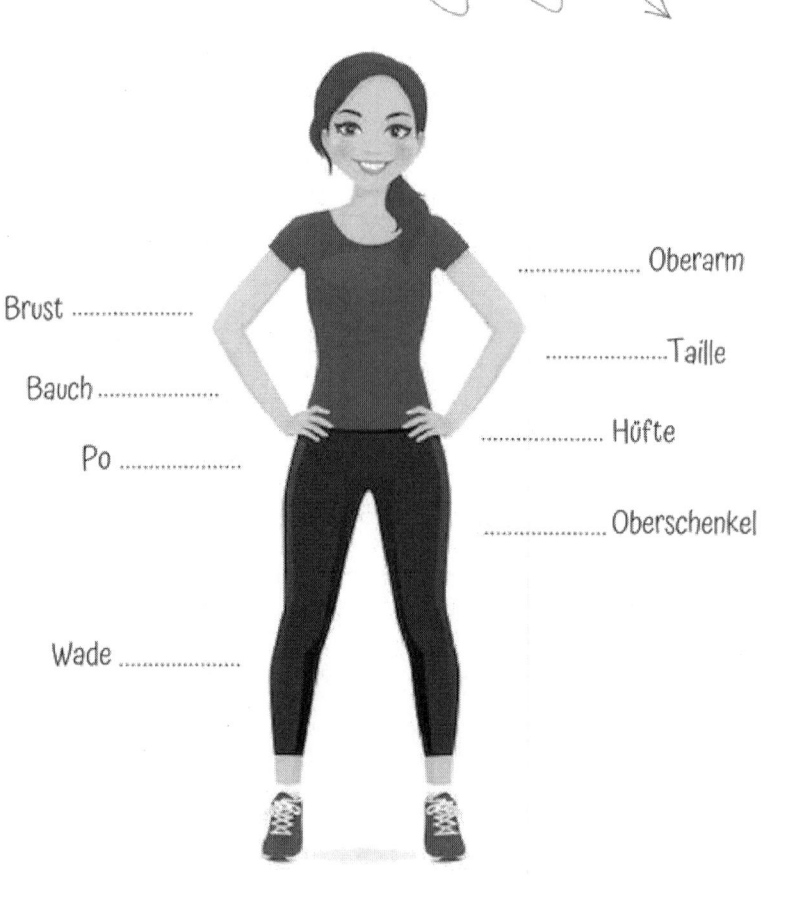

Brust ....

Bauch ....

Po ....

Wade ....

.... Oberarm

.... Taille

.... Hüfte

.... Oberschenkel

Körperwerte

Gewicht   BMI   KFA   Muskeln   Kleidergröße

Wochenbilanz
So war meine Woche

Körperteil	altes Maß	neues Maß	+	−
Oberarm	....	....	....	
Brust	....	....	....	
Taille	....	....	....	
Bauch	....	....	....	
Hüfte	....	....	....	
Po	....	....	....	
Oberschenkel	....	....	....	
Wade	....	....	....	

Kaloriendefizit/Überschuss diese Woche .... kcal

		+	−	
Gewicht	....	⊕ ⊖	....
BMI	....	⊕ ⊖	....
KFA	....	⊕ ⊖	....
Muskeln	....	⊕ ⊖	....
Kleidergr.	....	⊕ ⊖	....

Positives/Negatives/Veränderungen/Ziele

_____
_____
_____
_____
_____

Tag

Datum ....

Gewicht .... **Kalorienziel** ....

Frühstück   Menge   kcal
_____
_____
_____
_____
_____

kcal: _____ Fett: _____ KH: _____ EW: _____

Mittagessen   Menge   kcal
_____
_____
_____
_____
_____

kcal: _____ Fett: _____ KH: _____ EW: _____

Abendessen   Menge   kcal
_____
_____
_____
_____
_____

kcal: _____ Fett: _____ KH: _____ EW: _____

Snacks   Menge   kcal
_____
_____
_____
_____
_____

kcal: _____ Fett: _____ KH: _____ EW: _____

Tagesbilanz kcal: _____ Fett: _____ KH: _____ EW: _____

Defizit ○   Erhalt ○   Überschuss ○

Sport/Aktivitäten   kcal
_____
_____
_____

Kalorienverbrauch gesamt: _____

Schritte _____

Wasser/Trinken

Ziele/Positives/Negatives
_____
_____
_____

Mein Schlaf _____ Std.

Notizen
_____
_____

Tagesform

Tag

Datum ....

Gewicht .... Kalorienziel ....

Frühstück — Menge — kcal

_____
_____
_____
_____

kcal: ____ Fett: ____ KH: ____ EW: ____

Mittagessen — Menge — kcal

_____
_____
_____
_____

kcal: ____ Fett: ____ KH: ____ EW: ____

Abendessen — Menge — kcal

_____
_____
_____
_____

kcal: ____ Fett: ____ KH: ____ EW: ____

Snacks — Menge — kcal

_____
_____
_____
_____

kcal: ____ Fett: ____ KH: ____ EW: ____

Tagesbilanz kcal: ____ Fett: ____ KH: ____ EW: ____ ✓ / ✗

Defizit ○   Erhalt ○   Überschuss ○

Sport/Aktivitäten — kcal

_____
_____
_____

Kalorienverbrauch gesamt: ____

Schritte ____

Wasser/Trinken

Ziele/Positives/Negatives

_____
_____
_____
_____

Mein Schlaf ____ Std.

Notizen _____

Tagesform 😎 😐 😠

Tag

Datum ....

Gewicht .... Kalorienziel ....

Frühstück — Menge kcal

_____ ____ ____
_____ ____ ____
_____ ____ ____
_____ ____ ____
_____ ____ ____

kcal: _____ Fett: _____ KH: _____ EW: _____

Mittagessen — Menge kcal

_____ ____ ____
_____ ____ ____
_____ ____ ____
_____ ____ ____
_____ ____ ____

kcal: _____ Fett: _____ KH: _____ EW: _____

Abendessen — Menge kcal

_____ ____ ____
_____ ____ ____
_____ ____ ____
_____ ____ ____
_____ ____ ____

kcal: _____ Fett: _____ KH: _____ EW: _____

Snacks — Menge kcal

_____ ____ ____
_____ ____ ____
_____ ____ ____
_____ ____ ____
_____ ____ ____

kcal: _____ Fett: _____ KH: _____ EW: _____

Tagesbilanz

kcal: _____ Fett: _____ KH: _____ EW: _____

Defizit ○   Erhalt ○   Überschuss ○   ○ ✓ ○ ✗

Sport/Aktivitäten — kcal

_____ ____
_____ ____
_____ ____

Kalorienverbrauch gesamt: _____

Schritte 👣 _____

Wasser/Trinken

🥛 🥛 🥛 🥛 🥛

Ziele/Positives/Negatives

_____
_____
_____
_____

Mein Schlaf 🛏️ ____ Std.

Notizen ✍

_____
_____

Tagesform 😊 😐 😠

Tag

Datum ....

Gewicht 🏋 .... Kalorienziel 🎯 ....

Frühstück 🥣   Menge   kcal
_____
_____
_____
_____
_____

kcal: ____ Fett: ____ KH: ____ EW: ____

Mittagessen 🍽   Menge   kcal
_____
_____
_____
_____
_____

kcal: ____ Fett: ____ KH: ____ EW: ____

Abendessen 🍩   Menge   kcal
_____
_____
_____
_____
_____

kcal: ____ Fett: ____ KH: ____ EW: ____

Snacks 🍰   Menge   kcal
_____
_____
_____
_____
_____

kcal: ____ Fett: ____ KH: ____ EW: ____

Tagesbilanz kcal: ____ Fett: ____ KH: ____ EW: ____ 🏁 ✓ / ✗

Defizit ◯   Erhalt ◯   Überschuss ◯

Sport/Aktivitäten 🎮 kcal
_____
_____
_____

Kalorienverbrauch gesamt: _____

Schritte 👣 _____

Wasser/Trinken

🥛 🥛 🥛 🥛 🥛

Ziele/Positives/Negatives
_____
_____
_____

Mein Schlaf 🛌 ____ Std.

Notizen ✏
_____
_____

Tagesform 😎 😐 😟

Tag _____   Datum _____

Gewicht 🏋 _____   **Kalorienziel** 🎯 _____

Frühstück 🥣   Menge   kcal
_____
_____
_____
_____
_____

kcal: _____ Fett: _____ KH: _____ EW: _____

Mittagessen 🍽   Menge   kcal
_____
_____
_____
_____
_____

kcal: _____ Fett: _____ KH: _____ EW: _____

Abendessen 🍲   Menge   kcal
_____
_____
_____
_____
_____

kcal: _____ Fett: _____ KH: _____ EW: _____

Snacks 🧁🍫   Menge   kcal
_____
_____
_____
_____
_____

kcal: _____ Fett: _____ KH: _____ EW: _____

Tagesbilanz   kcal: _____ Fett: _____ KH: _____ EW: _____   🏁 ✓ / ✗

Defizit ○   Erhalt ○   Überschuss ○

Sport/Aktivitäten 🏋 ____ kcal
_____
_____
_____
_____

Kalorienverbrauch gesamt: _____

Schritte 👣 _____

Wasser/Trinken
🥛 🥛 🥛 🥛 🥛

Ziele/Positives/Negatives
_____
_____
_____
_____

Mein Schlaf 🛏 _____ Std.

Notizen ✏
_____
_____

Tagesform   😎 😐 😠

Tag

Datum ....

Gewicht .... Kalorienziel ....

Frühstück — Menge — kcal
_____
_____
_____
_____
_____

kcal: ____ Fett: ____ KH: ____ EW: ____

Mittagessen — Menge — kcal
_____
_____
_____
_____
_____

kcal: ____ Fett: ____ KH: ____ EW: ____

Abendessen — Menge — kcal
_____
_____
_____
_____
_____

kcal: ____ Fett: ____ KH: ____ EW: ____

Snacks — Menge — kcal
_____
_____
_____
_____
_____

kcal: ____ Fett: ____ KH: ____ EW: ____

Tagesbilanz kcal: ____ Fett: ____ KH: ____ EW: ____

Defizit ○   Erhalt ○   Überschuss ○

Sport/Aktivitäten — kcal
_____
_____
_____
_____

Kalorienverbrauch gesamt: ____

Schritte ____

Wasser/Trinken

Ziele/Positives/Negatives
_____
_____
_____
_____

Mein Schlaf ____ Std.

Notizen
_____
_____

Tagesform

Tag

Datum ....

Gewicht .... Kalorienziel ....

Frühstück — Menge — kcal

_____
_____
_____
_____

kcal: ____ Fett: ____ KH: ____ EW: ____

Mittagessen — Menge — kcal

_____
_____
_____
_____

kcal: ____ Fett: ____ KH: ____ EW: ____

Abendessen — Menge — kcal

_____
_____
_____
_____

kcal: ____ Fett: ____ KH: ____ EW: ____

Snacks — Menge — kcal

_____
_____
_____
_____

kcal: ____ Fett: ____ KH: ____ EW: ____

Tagesbilanz

kcal: ____ Fett: ____ KH: ____ EW: ____

Defizit ○   Erhalt ○   Überschuss ○   ✓ / ✗

Sport/Aktivitäten — kcal

_____
_____
_____

Kalorienverbrauch gesamt: ____

Schritte 👣 ____

Wasser/Trinken

🥤 🥤 🥤 🥤 🥤

Ziele/Positives/Negatives

_____
_____
_____

Mein Schlaf 🛏 ____ Std.

Notizen ✎
_____
_____

Tagesform 😎 😐 😠

Wochenbilanz

Datum ....

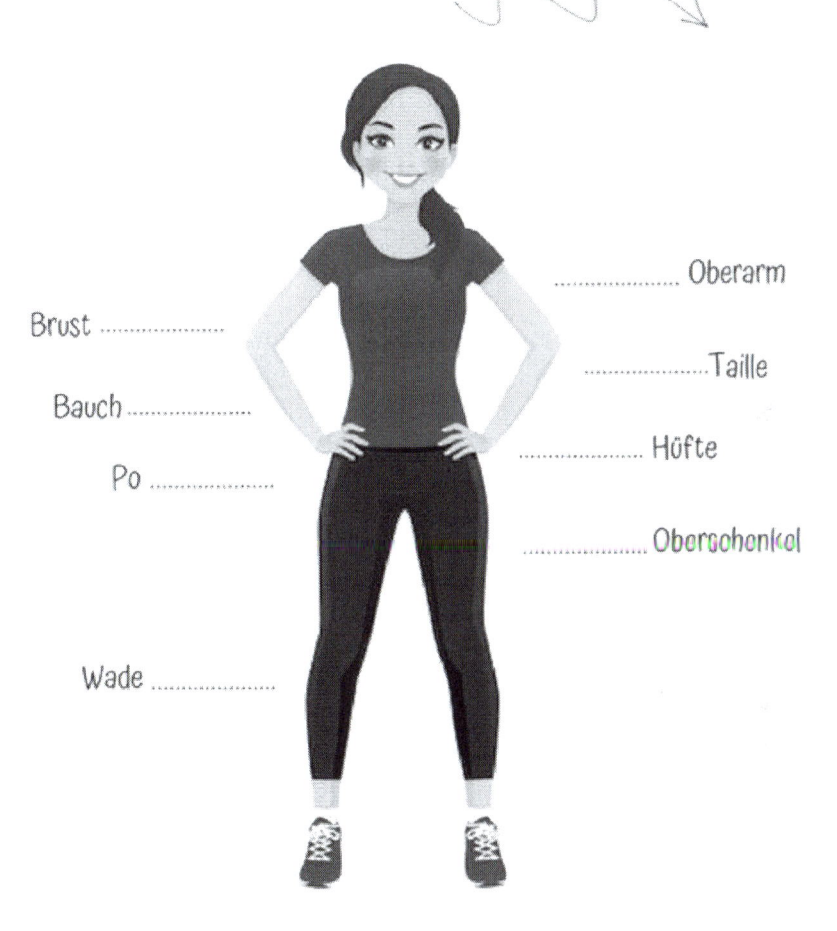

Brust ....

Bauch ....

Po ....

Wade ....

.... Oberarm

.... Taille

.... Hüfte

.... Oberschenkel

Körperwerte

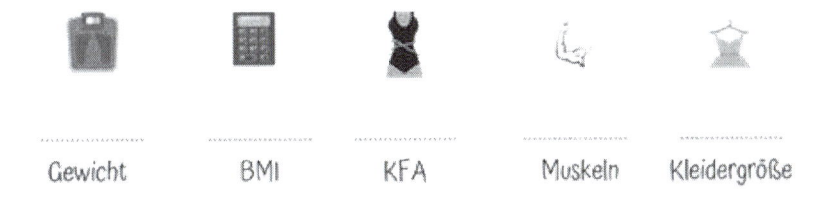

Gewicht | BMI | KFA | Muskeln | Kleidergröße

Wochenbilanz
So war meine Woche

Körperteil	altes Maß	neues Maß	+	−
Oberarm	....	....	....	
Brust	....	....	....	
Taille	....	....	....	
Bauch	....	....	....	
Hüfte	....	....	....	
Po	....	....	....	
Oberschenkel	....	....	....	
Wade	....	....	....	

Kaloriendefizit/Überschuss diese Woche .... kcal

		+	−	
Gewicht	....	●	●	....
BMI	....	●	●	....
KFA	....	●	●	....
Muskeln	....	●	●	....
Kleidergr.	....	●	●	....

Positives/Negatives/Veränderungen/Ziele

_____
_____
_____
_____
_____
_____

Tag

Datum ....

Gewicht .... Kalorienziel ....

Frühstück — Menge — kcal

_____
_____
_____
_____
_____

kcal: ...... Fett: ...... KH: ...... EW: ......

Mittagessen — Menge — kcal

_____
_____
_____
_____
_____

kcal: ...... Fett: ...... KH: ...... EW: ......

Abendessen — Menge — kcal

_____
_____
_____
_____
_____

kcal: ...... Fett: ...... KH: ...... EW: ......

Snacks — Menge — kcal

_____
_____
_____
_____
_____

kcal: ...... Fett: ...... KH: ...... EW: ......

Tagesbilanz kcal: ...... Fett: ...... KH: ...... EW: ...... ✓ / ✗

Defizit ◯   Erhalt ◯   Überschuss ◯

Sport/Aktivitäten — kcal

_____
_____
_____

Kalorienverbrauch gesamt: ....

Schritte ....

Wasser/Trinken

Ziele/Positives/Negatives

_____
_____
_____

Mein Schlaf _____ Std.

Notizen
_____
_____

Tagesform 😀 😐 😞

Tag

Datum ....

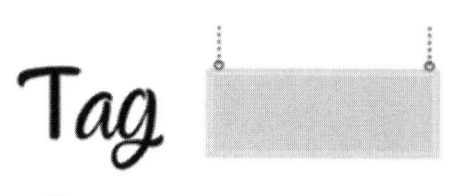

Gewicht .... Kalorienziel ....

Frühstück — Menge — kcal

_____
_____
_____
_____

kcal: ____ Fett: ____ KH: ____ EW: ____

Mittagessen — Menge — kcal

_____
_____
_____
_____

kcal: ____ Fett: ____ KH: ____ EW: ____

Abendessen — Menge — kcal

_____
_____
_____
_____

kcal: ____ Fett: ____ KH: ____ EW: ____

Snacks — Menge — kcal

_____
_____
_____
_____

kcal: ____ Fett: ____ KH: ____ EW: ____

Tagesbilanz kcal: ____ Fett: ____ KH: ____ EW: ____ ○ ✓ ○ ✗

Defizit ○   Erhalt ○   Überschuss ○

Sport/Aktivitäten — kcal

_____
_____
_____

Kalorienverbrauch gesamt: ____

Schritte ____

Wasser/Trinken

Ziele/Positives/Negatives

_____
_____
_____

Mein Schlaf ____ Std.

Notizen
_____
_____

Tagesform 😀 😐 😠

Tag

Datum ....

Gewicht .... Kalorienziel ....

Frühstück — Menge — kcal

_____
_____
_____
_____
_____

kcal: ____ Fett: ____ KH: ____ EW: ____

Mittagessen — Menge — kcal

_____
_____
_____
_____
_____

kcal: ____ Fett: ____ KH: ____ EW: ____

Abendessen — Menge — kcal

_____
_____
_____
_____
_____

kcal: ____ Fett: ____ KH: ____ EW: ____

Snacks — Menge — kcal

_____
_____
_____
_____
_____

kcal: ____ Fett: ____ KH: ____ EW: ____

Tagesbilanz kcal: ____ Fett: ____ KH: ____ EW: ____ ✓ ✗

Defizit ○   Erhalt ○   Überschuss ○

Sport/Aktivitäten — kcal

_____
_____
_____
_____

Kalorienverbrauch gesamt: ____

Schritte ____

Wasser/Trinken

▯ ▯ ▯ ▯ ▯

Ziele/Positives/Negatives

_____
_____
_____
_____

Mein Schlaf ____ Std.

Notizen _____
_____
_____

Tagesform   😎 😐 😠

Tag

Datum ....

Gewicht .... Kalorienziel ....

Frühstück | Menge | kcal
_____
_____
_____
_____
_____

kcal: _____ Fett: _____ KH: _____ EW: _____

Mittagessen | Menge | kcal
_____
_____
_____
_____
_____

kcal: _____ Fett: _____ KH: _____ EW: _____

Abendessen | Menge | kcal
_____
_____
_____
_____
_____

kcal: _____ Fett: _____ KH: _____ EW: _____

Snacks | Menge | kcal
_____
_____
_____
_____
_____

kcal: _____ Fett: _____ KH: _____ EW: _____

Tagesbilanz kcal: _____ Fett: _____ KH: _____ EW: _____

Defizit ○ Erhalt ○ Überschuss ○

Sport/Aktivitäten kcal
_____
_____
_____

Kalorienverbrauch gesamt: _____

Schritte _____

Wasser/Trinken

Ziele/Positives/Negatives
_____
_____
_____

Mein Schlaf _____ Std.

Notizen
_____
_____

Tagesform

Tag

Datum ....

Gewicht .... **Kalorienziel** ....

Frühstück   Menge kcal
_____ ____ ____
_____ ____ ____
_____ ____ ____
_____ ____ ____
_____ ____ ____

kcal: ____ Fett: ____ KH: ____ EW: ____

Mittagessen   Menge kcal
_____ ____ ____
_____ ____ ____
_____ ____ ____
_____ ____ ____
_____ ____ ____

kcal: ____ Fett: ____ KH: ____ EW: ____

Abendessen   Menge kcal
_____ ____ ____
_____ ____ ____
_____ ____ ____
_____ ____ ____
_____ ____ ____

kcal: ____ Fett: ____ KH: ____ EW: ____

Snacks   Menge kcal
_____ ____ ____
_____ ____ ____
_____ ____ ____
_____ ____ ____
_____ ____ ____

kcal: ____ Fett: ____ KH: ____ EW: ____

Tagesbilanz kcal: ____ Fett: ____ KH: ____ EW: ____ ○ ✓   ○ ✗

Defizit ○   Erhalt ○   Überschuss ○

Sport/Aktivitäten   kcal
_____ ____
_____ ____
_____ ____
_____ ____

Kalorienverbrauch gesamt: ____

Schritte ____

Wasser/Trinken

🥛 🥛 🥛 🥛 🥛

Ziele/Positives/Negatives
_____
_____
_____
_____

Mein Schlaf ____ Std.

Notizen ✎
_____
_____

Tagesform 😎 😐 😟

Tag

Datum ....

Gewicht .... Kalorienziel ....

Frühstück   Menge   kcal

_____
_____
_____
_____
_____

kcal: ____ Fett: ____ KH: ____ EW: ____

Mittagessen   Menge   kcal

_____
_____
_____
_____
_____

kcal: ____ Fett: ____ KH: ____ EW: ____

Abendessen   Menge   kcal

_____
_____
_____
_____
_____

kcal: ____ Fett: ____ KH: ____ EW: ____

Snacks   Menge   kcal

_____
_____
_____
_____
_____

kcal: ____ Fett: ____ KH: ____ EW: ____

Tagesbilanz kcal: ____ Fett: ____ KH: ____ EW: ____

Defizit ○   Erhalt ○   Überschuss ○

Sport/Aktivitäten   kcal

_____
_____
_____
_____

Kalorienverbrauch gesamt: _____

Schritte 👣 _____

Wasser/Trinken

Ziele/Positives/Negatives

_____
_____
_____
_____

Mein Schlaf 🛏 ____ Std.

Notizen ✎
_____
_____

Tagesform 😎 😐 😠

Tag

Datum _____

Gewicht 🛍 _____   Kalorienziel 🎯 _____

Frühstück 🍲   Menge   kcal

_____
_____
_____
_____

kcal: ____ Fett: ____ KH: ____ EW: ____

Mittagessen 🍽   Menge   kcal

_____
_____
_____
_____

kcal: ____ Fett: ____ KH: ____ EW: ____

Abendessen 🥘   Menge   kcal

_____
_____
_____
_____

kcal: ____ Fett: ____ KH: ____ EW: ____

Snacks 🧁🍓   Menge   kcal

_____
_____
_____
_____

kcal: ____ Fett: ____ KH: ____ EW: ____

Tagesbilanz kcal: ____ Fett: ____ KH: ____ EW: ____ 🏁 ○ ✓ / ○ ✗

Defizit ○   Erhalt ○   Überschuss ○

Sport/Aktivitäten 🏋 kcal

_____
_____
_____

Kalorienverbrauch gesamt: ____

Schritte 👣 _____

Wasser/Trinken

🥤 🥤 🥤 🥤 🥤

Ziele/Positives/Negatives

_____
_____
_____

Mein Schlaf 🛏💤 ____ Std.

Notizen ✏
_____
_____

Tagesform 😎 😐 😟

Wochenbilanz

Datum ....

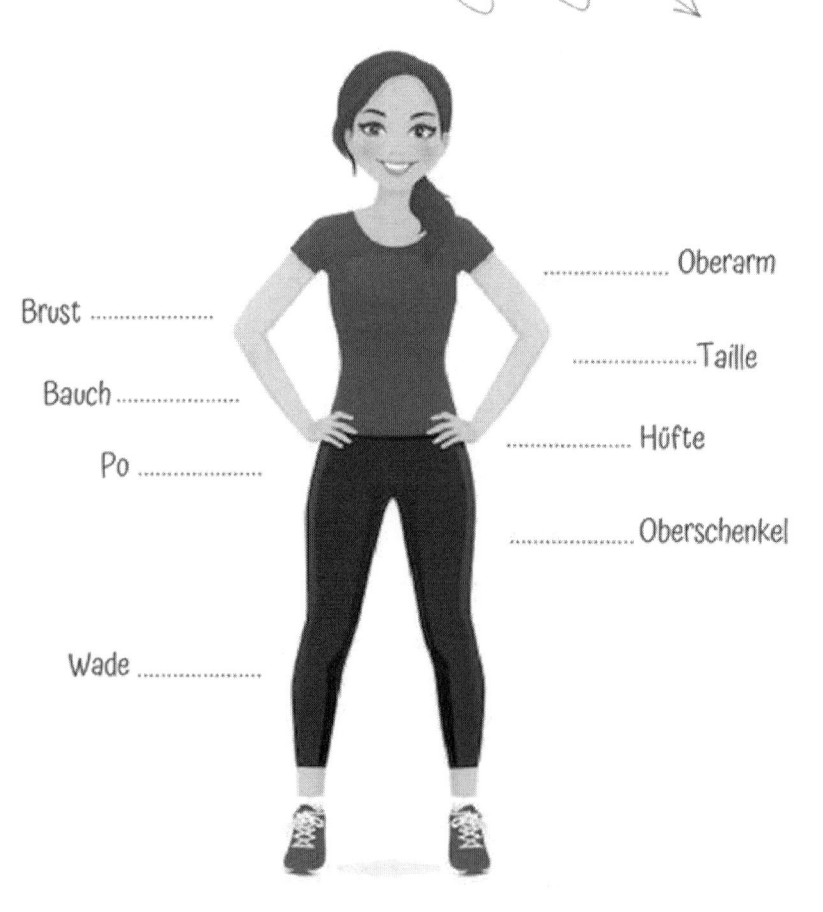

Brust ....

Bauch ....

Po ....

Wade ....

.... Oberarm

.... Taille

.... Hüfte

.... Oberschenkel

Körperwerte

| Gewicht | BMI | KFA | Muskeln | Kleidergröße |

Wochenbilanz
So war meine Woche

Körperteil	altes Maß	neues Maß	➕ ➖
Oberarm			
Brust			
Taille			
Bauch			
Hüfte			
Po			
Oberschenkel			
Wade			

Kaloriendefizit/Überschuss diese Woche .... kcal

Gewicht	....	➕ ➖	....
BMI	....	➕ ➖	
KFA	....	➕ ➖	
Muskeln	....	➕ ➖	
Kleidergr.	....	➕ ➖	

Positives/Negatives/Veränderungen/Ziele

_____
_____
_____
_____
_____

Tag _____   Datum _____

Gewicht _____   **Kalorienziel** _____

Frühstück   Menge   kcal
_____ _____ _____
_____ _____ _____
_____ _____ _____
_____ _____ _____
_____ _____ _____

kcal: ____ Fett: ____ KH: ____ EW: ____

Mittagessen   Menge   kcal
_____ _____ _____
_____ _____ _____
_____ _____ _____
_____ _____ _____
_____ _____ _____

kcal: ____ Fett: ____ KH: ____ EW: ____

Abendessen   Menge   kcal
_____ _____ _____
_____ _____ _____
_____ _____ _____
_____ _____ _____
_____ _____ _____

kcal: ____ Fett: ____ KH: ____ EW: ____

Snacks   Menge   kcal
_____ _____ _____
_____ _____ _____
_____ _____ _____
_____ _____ _____
_____ _____ _____

kcal: ____ Fett: ____ KH: ____ EW: ____

Tagesbilanz   kcal: ____   Fett: ____   KH: ____   EW: ____   ○ ✓
Defizit ○   Erhalt ○   Überschuss ○   ○ ✗

Sport/Aktivitäten ____ kcal
_____ _____
_____ _____
_____ _____

Kalorienverbrauch gesamt: _____

Schritte _____

Wasser/Trinken
▢ ▢ ▢ ▢ ▢

Ziele/Positives/Negatives
_____
_____
_____
_____

Mein Schlaf ____ Std.
Notizen
_____
_____

Tagesform 😎 😐 😠

Tag

Datum ....

Gewicht .... Kalorienziel ....

Frühstück — Menge | kcal

---

kcal: ...... Fett: ...... KH: ...... EW: ......

Mittagessen — Menge | kcal

---

kcal: ...... Fett: ...... KH: ...... EW: ......

Abendessen — Menge | kcal

---

kcal: ...... Fett: ...... KH: ...... EW: ......

Snacks — Menge | kcal

---

kcal: ...... Fett: ...... KH: ...... EW: ......

Tagesbilanz kcal: ...... Fett: ...... KH: ...... EW: ......

Defizit ○   Erhalt ○   Überschuss ○

Sport/Aktivitäten — kcal

Kalorienverbrauch gesamt: ....

Schritte ....

Wasser/Trinken

Ziele/Positives/Negatives

Mein Schlaf .... Std.

Notizen

Tagesform

Tag

Datum ....

Gewicht .... Kalorienziel ....

Frühstück — Menge — kcal

_____ ____ ____
_____ ____ ____
_____ ____ ____
_____ ____ ____
_____ ____ ____

kcal: ____ Fett: ____ KH: ____ EW: ____

Mittagessen — Menge — kcal

_____ ____ ____
_____ ____ ____
_____ ____ ____
_____ ____ ____
_____ ____ ____

kcal: ____ Fett: ____ KH: ____ EW: ____

Abendessen — Menge — kcal

_____ ____ ____
_____ ____ ____
_____ ____ ____
_____ ____ ____
_____ ____ ____

kcal: ____ Fett: ____ KH: ____ EW: ____

Snacks — Menge — kcal

_____ ____ ____
_____ ____ ____
_____ ____ ____
_____ ____ ____
_____ ____ ____

kcal: ____ Fett: ____ KH: ____ EW: ____

Tagesbilanz

kcal: ____ Fett: ____ KH: ____ EW: ____

Defizit ○   Erhalt ○   Überschuss ○   ✓ / ✗

Sport/Aktivitäten — kcal

_____ ____
_____ ____
_____ ____

Kalorienverbrauch gesamt: ____

Schritte 👣 ____

Wasser/Trinken

🥤 🥤 🥤 🥤 🥤

Ziele/Positives/Negatives

_____
_____
_____
_____

Mein Schlaf 🛌 ____ Std.

Notizen ✎

_____
_____

Tagesform 😎 😐 😠

Tag

Datum ....

Gewicht .... Kalorienziel ....

Frühstück   Menge   kcal
_____
_____
_____
_____
_____

kcal: ____ Fett: ____ KH: ____ EW: ____

Mittagessen   Menge   kcal
_____
_____
_____
_____
_____

kcal: ____ Fett: ____ KH: ____ EW: ____

Abendessen   Menge   kcal
_____
_____
_____
_____
_____

kcal: ____ Fett: ____ KH: ____ EW: ____

Snacks   Menge   kcal
_____
_____
_____
_____
_____

kcal: ____ Fett: ____ KH: ____ EW: ____

Tagesbilanz kcal: ____ Fett: ____ KH: ____ EW: ____

Defizit ◯   Erhalt ◯   Überschuss ◯

Sport/Aktivitäten   kcal
_____
_____
_____
_____

Kalorienverbrauch gesamt: ____

Schritte ____

Wasser/Trinken

Ziele/Positives/Negatives
_____
_____
_____
_____

Mein Schlaf ____ Std.

Notizen
_____
_____

Tagesform

Tag

Datum ....

Gewicht .... Kalorienziel ....

Frühstück | Menge | kcal
_____
_____
_____
_____

kcal: _____ Fett: _____ KH: _____ EW: _____

Mittagessen | Menge | kcal
_____
_____
_____
_____

kcal: _____ Fett: _____ KH: _____ EW: _____

Abendessen | Menge | kcal
_____
_____
_____
_____

kcal: _____ Fett: _____ KH: _____ EW: _____

Snacks | Menge | kcal
_____
_____
_____
_____

kcal: _____ Fett: _____ KH: _____ EW: _____

Tagesbilanz kcal: _____ Fett: _____ KH: _____ EW: _____ ○ ✓ / ○ ✗

Defizit ○   Erhalt ○   Überschuss ○

Sport/Aktivitäten — kcal
_____
_____
_____

Ziele/Positives/Negatives
_____
_____
_____

Kalorienverbrauch gesamt: _____

Mein Schlaf _____ Std.

Schritte _____

Notizen
_____
_____

Wasser/Trinken

Tagesform 😎 😐 😠

Tag

Datum ....

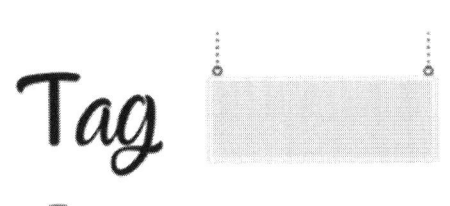

Gewicht .... **Kalorienziel** ....

Frühstück — Menge kcal
_____
_____
_____
_____
kcal: ____ Fett: ____ KH: ____ EW: ____

Mittagessen — Menge kcal
_____
_____
_____
_____
kcal: ____ Fett: ____ KH: ____ EW: ____

Abendessen — Menge kcal
_____
_____
_____
_____
kcal: ____ Fett: ____ KH: ____ EW: ____

Snacks — Menge kcal
_____
_____
_____
_____
kcal: ____ Fett: ____ KH: ____ EW: ____

Tagesbilanz kcal: ____ Fett: ____ KH: ____ EW: ____

Defizit ○ Erhalt ○ Überschuss ○

Sport/Aktivitäten — kcal
_____
_____
_____

Kalorienverbrauch gesamt: ____

Schritte 👣 ____

Wasser/Trinken
🥛 🥛 🥛 🥛 🥛

Ziele/Positives/Negatives
_____
_____
_____

Mein Schlaf 🛏 ____ Std.

Notizen ✎
_____
_____

Tagesform 😎 😐 😠

Tag

Datum ....

Gewicht .... Kalorienziel ....

Frühstück — Menge kcal
_____ _____ _____
_____ _____ _____
_____ _____ _____
_____ _____ _____

kcal: ____ Fett: ____ KH: ____ EW: ____

Mittagessen — Menge kcal
_____ _____ _____
_____ _____ _____
_____ _____ _____
_____ _____ _____

kcal: ____ Fett: ____ KH: ____ EW: ____

Abendessen — Menge kcal
_____ _____ _____
_____ _____ _____
_____ _____ _____
_____ _____ _____

kcal: ____ Fett: ____ KH: ____ EW: ____

Snacks — Menge kcal
_____ _____ _____
_____ _____ _____
_____ _____ _____
_____ _____ _____

kcal: ____ Fett: ____ KH: ____ EW: ____

Tagesbilanz kcal: ____ Fett: ____ KH: ____ EW: ____

Defizit ◯   Erhalt ◯   Überschuss ◯

Sport/Aktivitäten — kcal
_____
_____
_____

Kalorienverbrauch gesamt: _____

Schritte 👣 _____

Wasser/Trinken

🥛 🥛 🥛 🥛 🥛

Ziele/Positives/Negatives
_____
_____
_____

Mein Schlaf 🛏️ ____ Std.

Notizen ✏️
_____
_____

Tagesform 😎 😕 😠

Wochenbilanz

Datum ....

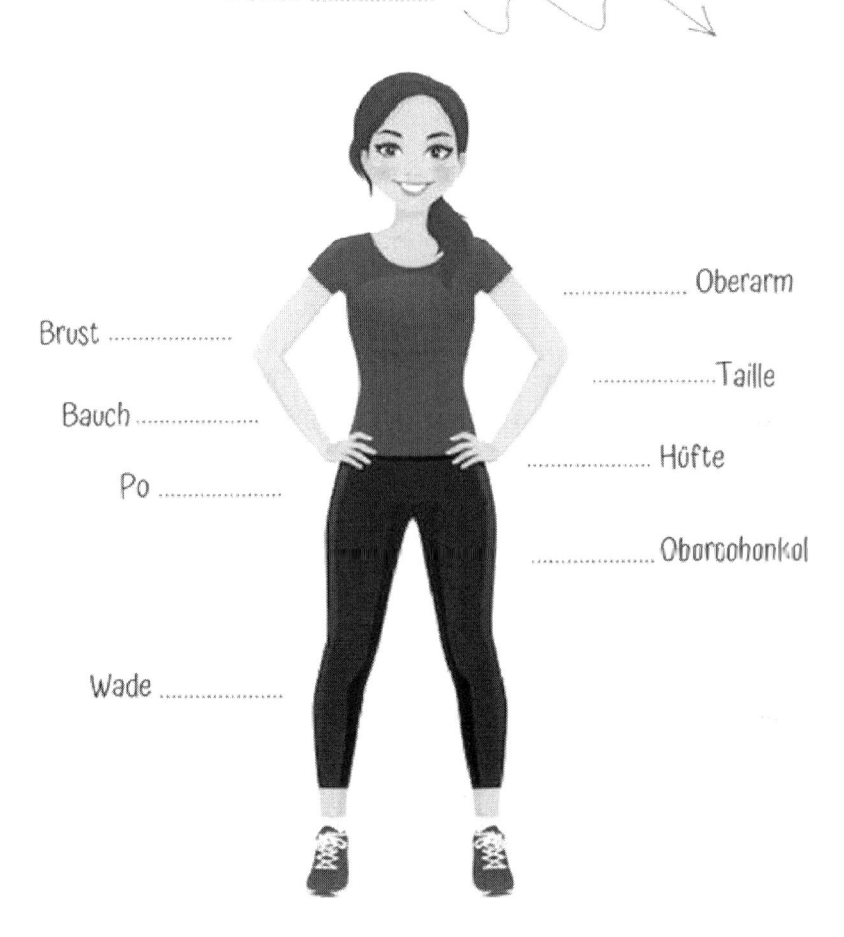

Brust ....
Bauch ....
Po ....
Wade ....

.... Oberarm
.... Taille
.... Hüfte
.... Oberschenkel

Körperwerte

| Gewicht | BMI | KFA | Muskeln | Kleidergröße |

Wochenbilanz
So war meine Woche

Körperteil	altes Maß	neues Maß	+ −
Oberarm	....	....	....
Brust	....	....	....
Taille	....	....	....
Bauch	....	....	....
Hüfte	....	....	....
Po	....	....	....
Oberschenkel	....	....	....
Wade	....	....	....

Kaloriendefizit/Überschuss diese Woche .... kcal

		+ −	
Gewicht	....		....
BMI	....		....
KFA	....		....
Muskeln	....		....
Kleidergr.	....		....

Positives/Negatives/Veränderungen/Ziele

_____
_____
_____
_____
_____
_____

Monatsbilanz
So war mein Monat

Körperteil	Maß letzten Monat	neues Maß	⊕ ⊖
Oberarm			
Brust			
Taille			
Bauch			
Hüfte			
Po			
Oberschenkel			
Wade			

Körperwerte letzten Monat

		⊕ ⊖	
Gewicht			
BMI			
KFA			
Muskeln			
Kleidergr.			

Positives/Negatives/Veränderungen/Ziele

_____
_____
_____
_____
_____

Meine optische Veränderung
Datum ....

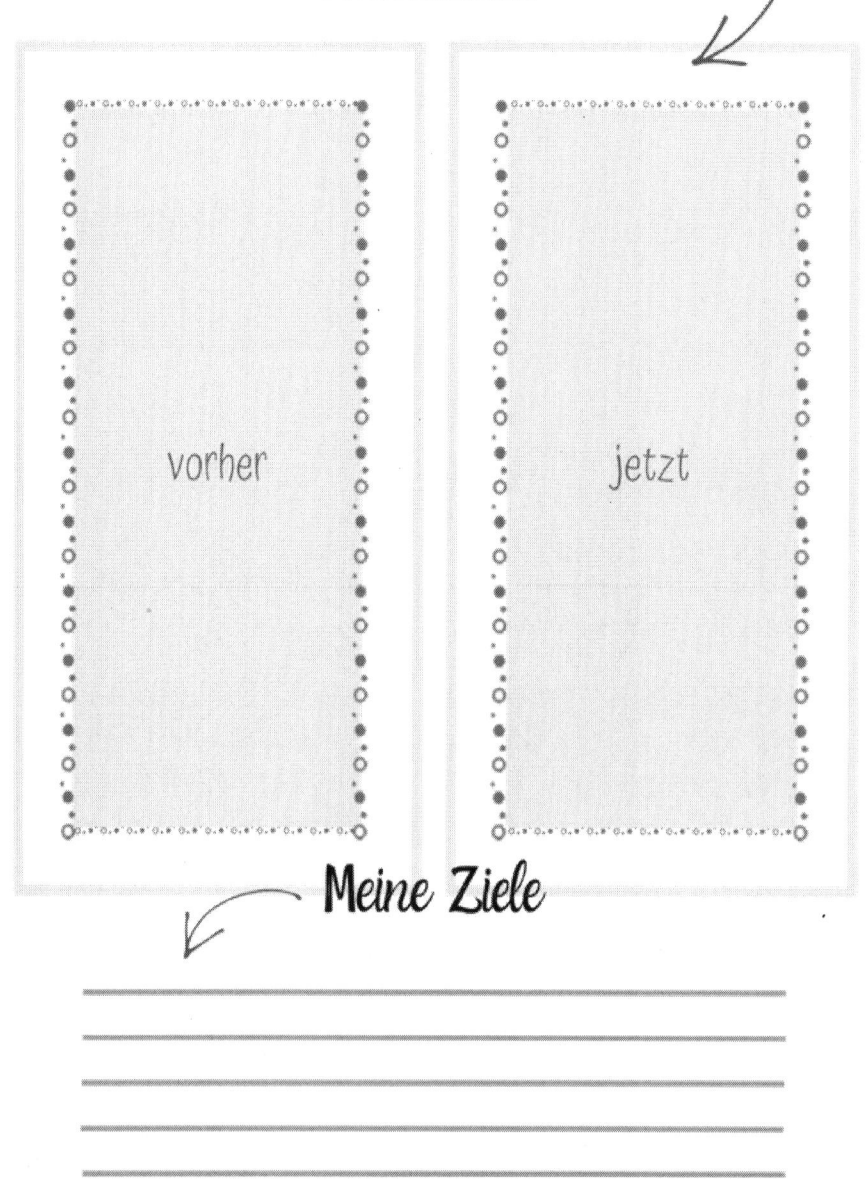

| vorher | jetzt |

Meine Ziele

_____
_____
_____
_____
_____

Tag

Datum ....

Gewicht .... Kalorienziel ....

Frühstück — Menge — kcal

_____ _____ _____
_____ _____ _____
_____ _____ _____
_____ _____ _____

kcal: ____ Fett: ____ KH: ____ EW: ____

Mittagessen — Menge — kcal

_____ _____ _____
_____ _____ _____
_____ _____ _____
_____ _____ _____

kcal: ____ Fett: ____ KH: ____ EW: ____

Abendessen — Menge — kcal

_____ _____ _____
_____ _____ _____
_____ _____ _____
_____ _____ _____

kcal: ____ Fett: ____ KH: ____ EW: ____

Snacks — Menge — kcal

_____ _____ _____
_____ _____ _____
_____ _____ _____
_____ _____ _____

kcal: ____ Fett: ____ KH: ____ EW: ____

Tagesbilanz kcal: ____ Fett: ____ KH: ____ EW: ____ ✓ / ✗

Defizit ○ Erhalt ○ Überschuss ○

Sport/Aktivitäten — kcal

_____ _____
_____ _____
_____ _____
_____ _____

Kalorienverbrauch gesamt: ____

Schritte ____

Wasser/Trinken
🥛 🥛 🥛 🥛 🥛

Ziele/Positives/Negatives

_____
_____
_____

Mein Schlaf ____ Std.

Notizen
_____
_____

Tagesform 😎 😐 😠

Tag

Datum ....

Gewicht .... **Kalorienziel** ....

Frühstück | Menge | kcal
_____ _____ _____
_____ _____ _____
_____ _____ _____
_____ _____ _____
_____ _____ _____

kcal: _____ Fett: _____ KH: _____ EW: _____

Mittagessen | Menge | kcal
_____ _____ _____
_____ _____ _____
_____ _____ _____
_____ _____ _____
_____ _____ _____

kcal: _____ Fett: _____ KH: _____ EW: _____

Abendessen | Menge | kcal
_____ _____ _____
_____ _____ _____
_____ _____ _____
_____ _____ _____
_____ _____ _____

kcal: _____ Fett: _____ KH: _____ EW: _____

Snacks | Menge | kcal
_____ _____ _____
_____ _____ _____
_____ _____ _____
_____ _____ _____
_____ _____ _____

kcal: _____ Fett: _____ KH: _____ EW: _____

Tagesbilanz kcal: _____ Fett: _____ KH: _____ EW: _____ ✓ / ✗

Defizit ○   Erhalt ○   Überschuss ○

Sport/Aktivitäten — kcal
_____ _____
_____ _____
_____ _____

Kalorienverbrauch gesamt: _____

Schritte _____

Wasser/Trinken
🥛 🥛 🥛 🥛 🥛

Ziele/Positives/Negatives
_____
_____
_____

Mein Schlaf _____ Std.

Notizen _____
_____

Tagesform 😎 😐 😠

Tag

Datum ....

Gewicht .... Kalorienziel ....

Frühstück — Menge — kcal

_____
_____
_____
_____

kcal: .... Fett: .... KH: .... EW: ....

Mittagessen — Menge — kcal

_____
_____
_____
_____

kcal: .... Fett: .... KH: .... EW: ....

Abendessen — Menge — kcal

_____
_____
_____
_____

kcal: .... Fett: .... KH: .... EW: ....

Snacks — Menge — kcal

_____
_____
_____
_____

kcal: .... Fett: .... KH: .... EW: ....

Tagesbilanz kcal: .... Fett: .... KH: .... EW: ....

Defizit ○   Erhalt ○   Überschuss ○   ○ ✓ / ○ ✗

Sport/Aktivitäten — kcal

_____
_____
_____

Kalorienverbrauch gesamt: ....

Schritte ....

Wasser/Trinken

Ziele/Positives/Negatives

_____
_____
_____

Mein Schlaf _____ Std.

Notizen
_____
_____

Tagesform 😎 😐 😟

Tag

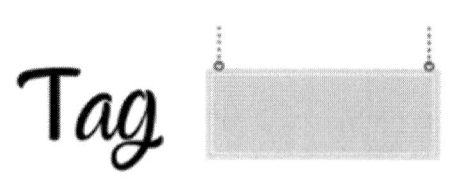

Datum ....

Gewicht .... Kalorienziel ....

Frühstück — Menge — kcal
_____
_____
_____
_____

kcal: ____ Fett: ____ KH: ____ EW: ____

Mittagessen — Menge — kcal
_____
_____
_____
_____

kcal: ____ Fett: ____ KH: ____ EW: ____

Abendessen — Menge — kcal
_____
_____
_____
_____

kcal: ____ Fett: ____ KH: ____ EW: ____

Snacks — Menge — kcal
_____
_____
_____
_____

kcal: ____ Fett: ____ KH: ____ EW: ____

Tagesbilanz kcal: ____ Fett: ____ KH: ____ EW: ____ ○ ✓
Defizit ○ Erhalt ○ Überschuss ○   ○ ✗

Sport/Aktivitäten — kcal
_____
_____
_____

Kalorienverbrauch gesamt: _____
Schritte _____
Wasser/Trinken
🥛 🥛 🥛 🥛 🥛

Ziele/Positives/Negatives
_____
_____
_____

Mein Schlaf ____ Std.
Notizen
_____
_____

Tagesform 😎 😐 😠

Tag

Datum ....

Gewicht .... Kalorienziel ....

Frühstück — Menge — kcal

_____
_____
_____
_____

kcal: ____ Fett: ____ KH: ____ EW: ____

Mittagessen — Menge — kcal

_____
_____
_____
_____

kcal: ____ Fett: ____ KH: ____ EW: ____

Abendessen — Menge — kcal

_____
_____
_____
_____

kcal: ____ Fett: ____ KH: ____ EW: ____

Snacks — Menge — kcal

_____
_____
_____
_____

kcal: ____ Fett: ____ KH: ____ EW: ____

Tagesbilanz kcal: ____ Fett: ____ KH: ____ EW: ____ ✓ / ✗

Defizit ◯   Erhalt ◯   Überschuss ◯

Sport/Aktivitäten — kcal

_____
_____
_____

Kalorienverbrauch gesamt: ____

Schritte ____

Wasser/Trinken
▯ ▯ ▯ ▯ ▯

Ziele/Positives/Negatives

_____
_____
_____

Mein Schlaf ____ Std.

Notizen
_____
_____

Tagesform 😎 😐 😠

Tag

Datum ....

Gewicht .... Kalorienziel ....

Frühstück	Menge	kcal	Mittagessen	Menge	kcal
_____	_____	_____	_____	_____	_____
_____	_____	_____	_____	_____	_____
_____	_____	_____	_____	_____	_____
_____	_____	_____	_____	_____	_____
_____	_____	_____	_____	_____	_____

kcal: _____ Fett: _____ KH: _____ EW: _____   kcal: _____ Fett: _____ KH: _____ EW: _____

Abendessen	Menge	kcal	Snacks	Menge	kcal
_____	_____	_____	_____	_____	_____
_____	_____	_____	_____	_____	_____
_____	_____	_____	_____	_____	_____
_____	_____	_____	_____	_____	_____
_____	_____	_____	_____	_____	_____

kcal: _____ Fett: _____ KH: _____ EW: _____   kcal: _____ Fett: _____ KH: _____ EW: _____

Tagesbilanz kcal: _____ Fett: _____ KH: _____ EW: _____   ✓ ✗

Defizit ○   Erhalt ○   Überschuss ○

Sport/Aktivitäten _____ kcal   **Ziele/Positives/Negatives**

_____   _____
_____   _____
_____   _____

Kalorienverbrauch gesamt: _____   Mein Schlaf _____ Std.

Schritte _____   Notizen _____
                                            _____
Wasser/Trinken
                                            Tagesform 😎 😐 🙂

Tag

Datum ....

Gewicht .... Kalorienziel ....

Frühstück — Menge — kcal

_____
_____
_____
_____

kcal: ____ Fett: ____ KH: ____ EW: ____

Mittagessen — Menge — kcal

_____
_____
_____
_____

kcal: ____ Fett: ____ KH: ____ EW: ____

Abendessen — Menge — kcal

_____
_____
_____
_____

kcal: ____ Fett: ____ KH: ____ EW: ____

Snacks — Menge — kcal

_____
_____
_____
_____

kcal: ____ Fett: ____ KH: ____ EW: ____

Tagesbilanz kcal: ____ Fett: ____ KH: ____ EW: ____ ✓ / ✗

Defizit ◯ Erhalt ◯ Überschuss ◯

Sport/Aktivitäten — kcal

_____
_____
_____

Kalorienverbrauch gesamt: ____

Schritte 👣 ____

Wasser/Trinken
🥛 🥛 🥛 🥛 🥛

Ziele/Positives/Negatives

_____
_____
_____

Mein Schlaf 🛏 ____ Std.

Notizen ✏
_____
_____

Tagesform 😀 😐 😟

Wochenbilanz

Datum ....

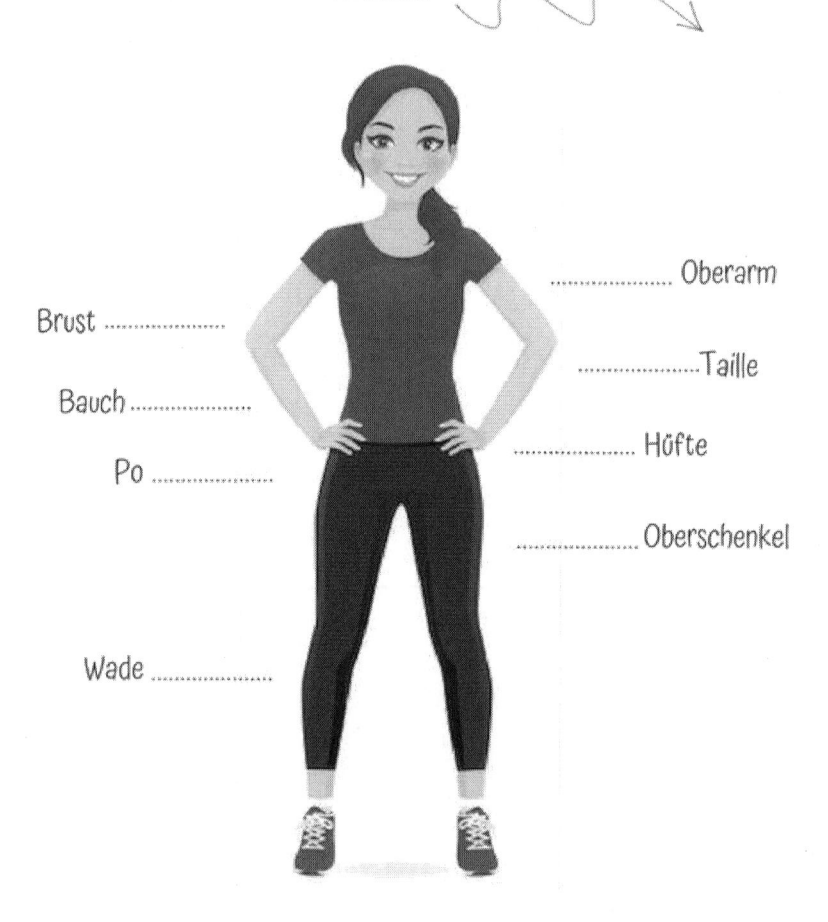

Brust ....

Bauch ....

Po ....

Wade ....

.... Oberarm

.... Taille

.... Hüfte

.... Oberschenkel

Körperwerte

Gewicht | BMI | KFA | Muskeln | Kleidergröße

Wochenbilanz
So war meine Woche

Körperteil	altes Maß	neues Maß	+ −
Oberarm			
Brust			
Taille			
Bauch			
Hüfte			
Po			
Oberschenkel			
Wade			

Kaloriendefizit/Überschuss diese Woche .... kcal

		+ −	
Gewicht	....		....
BMI	....		....
KFA	....		....
Muskeln	....		....
Kleidergr.	....		....

Positives/Negatives/Veränderungen/Ziele

_____
_____
_____
_____
_____

Tag

Datum ....

Gewicht .... Kalorienziel ....

Frühstück — Menge — kcal

_____
_____
_____
_____
_____

kcal: _____ Fett: _____ KH: _____ EW: _____

Mittagessen — Menge — kcal

_____
_____
_____
_____
_____

kcal: _____ Fett: _____ KH: _____ EW: _____

Abendessen — Menge — kcal

_____
_____
_____
_____
_____

kcal: _____ Fett: _____ KH: _____ EW: _____

Snacks — Menge — kcal

_____
_____
_____
_____
_____

kcal: _____ Fett: _____ KH: _____ EW: _____

Tagesbilanz kcal: _____ Fett: _____ KH: _____ EW: _____

Defizit ◯   Erhalt ◯   Überschuss ◯

Sport/Aktivitäten — kcal

_____
_____
_____

Kalorienverbrauch gesamt: _____

Schritte _____

Wasser/Trinken

Ziele/Positives/Negatives

_____
_____
_____

Mein Schlaf _____ Std.

Notizen
_____
_____

Tagesform 😎 😐 😠

Tag

Datum _____

Gewicht _____ Kalorienziel _____

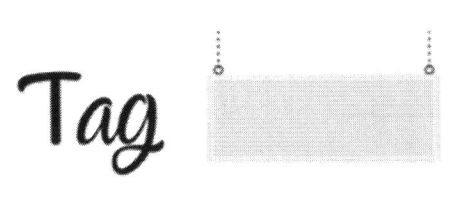

Frühstück Menge kcal
_____ _____ _____
_____ _____ _____
_____ _____ _____
_____ _____ _____
kcal: _____ Fett: _____ KH: _____ EW: _____

Mittagessen Menge kcal
_____ _____ _____
_____ _____ _____
_____ _____ _____
_____ _____ _____
kcal: _____ Fett: _____ KH: _____ EW: _____

Abendessen Menge kcal
_____ _____ _____
_____ _____ _____
_____ _____ _____
_____ _____ _____
kcal: _____ Fett: _____ KH: _____ EW: _____

Snacks Menge kcal
_____ _____ _____
_____ _____ _____
_____ _____ _____
_____ _____ _____
kcal: _____ Fett: _____ KH: _____ EW: _____

Tagesbilanz kcal: _____ Fett: _____ KH: _____ EW: _____ ✓ ✗

Defizit ○   Erhalt ○   Überschuss ○

Sport/Aktivitäten kcal
_____ _____
_____ _____
_____ _____

Kalorienverbrauch gesamt: _____
Schritte 👣 _____
Wasser/Trinken
🥛 🥛 🥛 🥛 🥛

Ziele/Positives/Negatives
_____
_____
_____

Mein Schlaf _____ Std.
Notizen ✏️
_____
_____

Tagesform 😎 😐 😠

Tag

Datum ....

Gewicht .... Kalorienziel ....

Frühstück — Menge kcal

_____
_____
_____
_____
_____

kcal: _____ Fett: _____ KH: _____ EW: _____

Mittagessen — Menge kcal

_____
_____
_____
_____
_____

kcal: _____ Fett: _____ KH: _____ EW: _____

Abendessen — Menge kcal

_____
_____
_____
_____
_____

kcal: _____ Fett: _____ KH: _____ EW: _____

Snacks — Menge kcal

_____
_____
_____
_____
_____

kcal: _____ Fett: _____ KH: _____ EW: _____

Tagesbilanz kcal: _____ Fett: _____ KH: _____ EW: _____ ✓ / ✗

Defizit ○ Erhalt ○ Überschuss ○

Sport/Aktivitäten — kcal

_____
_____
_____

Kalorienverbrauch gesamt: _____

Schritte 👣 _____

Wasser/Trinken

🥛 🥛 🥛 🥛 🥛

Ziele/Positives/Negatives

_____
_____
_____

Mein Schlaf 🛏 _____ Std.

Notizen ✎
_____
_____

Tagesform 😎 😐 😠

Tag

Datum _____

Gewicht 🏋 _____   **Kalorienziel** 🎯 _____

Frühstück   Menge   kcal
_____ _____ _____
_____ _____ _____
_____ _____ _____
_____ _____ _____
_____ _____ _____

kcal: _____ Fett: _____ KH: _____ EW: _____

Mittagessen   Menge   kcal
_____ _____ _____
_____ _____ _____
_____ _____ _____
_____ _____ _____
_____ _____ _____

kcal: _____ Fett: _____ KH: _____ EW: _____

Abendessen   Menge   kcal
_____ _____ _____
_____ _____ _____
_____ _____ _____
_____ _____ _____
_____ _____ _____

kcal: _____ Fett: _____ KH: _____ EW: _____

Snacks   Menge   kcal
_____ _____ _____
_____ _____ _____
_____ _____ _____
_____ _____ _____
_____ _____ _____

kcal: _____ Fett: _____ KH: _____ EW: _____

Tagesbilanz   kcal: _____   Fett: _____   KH: _____   EW: _____   ✓ / ✗

Defizit ○   Erhalt ○   Überschuss ○

Sport/Aktivitäten   kcal
_____ _____
_____ _____
_____ _____

Kalorienverbrauch gesamt: _____

Schritte 👣 _____

Wasser/Trinken
🥛 🥛 🥛 🥛 🥛

Ziele/Positives/Negatives
_____
_____
_____

Mein Schlaf 🛌 _____ Std.

Notizen ✏
_____
_____

Tagesform 😎 😐 😟

Tag

Datum ....

Gewicht .... Kalorienziel ....

Frühstück Menge kcal

_____
_____
_____
_____
_____

kcal: _____ Fett: _____ KH: _____ EW: _____

Mittagessen Menge kcal

_____
_____
_____
_____
_____

kcal: _____ Fett: _____ KH: _____ EW: _____

Abendessen Menge kcal

_____
_____
_____
_____
_____

kcal: _____ Fett: _____ KH: _____ EW: _____

Snacks Menge kcal

_____
_____
_____
_____
_____

kcal: _____ Fett: _____ KH: _____ EW: _____

Tagesbilanz kcal: _____ Fett: _____ KH: _____ EW: _____

Defizit ◯   Erhalt ◯   Überschuss ◯

Sport/Aktivitäten kcal

_____
_____
_____

Kalorienverbrauch gesamt: _____

Schritte _____

Wasser/Trinken

Ziele/Positives/Negatives

_____
_____
_____

Mein Schlaf _____ Std.

Notizen

_____
_____

Tagesform

Tag

Datum ....

Gewicht .... **Kalorienziel** ....

Frühstück — Menge — kcal

_____
_____
_____
_____

kcal: ____ Fett: ____ KH: ____ EW: ____

Mittagessen — Menge — kcal

_____
_____
_____
_____

kcal: ____ Fett: ____ KH: ____ EW: ____

Abendessen — Menge — kcal

_____
_____
_____
_____

kcal: ____ Fett: ____ KH: ____ EW: ____

Snacks — Menge — kcal

_____
_____
_____
_____

kcal: ____ Fett: ____ KH: ____ EW: ____

Tagesbilanz kcal: ____ Fett: ____ KH: ____ EW: ____ ✓ / ✗

Defizit ○   Erhalt ○   Überschuss ○

Sport/Aktivitäten — kcal

_____
_____
_____

Kalorienverbrauch gesamt: ____

Schritte ____

Wasser/Trinken
▢ ▢ ▢ ▢ ▢

Ziele/Positives/Negatives

_____
_____
_____
_____

Mein Schlaf ____ Std.

Notizen
_____
_____

Tagesform 😎 😐 😠

Tag

Datum ....

Gewicht .... **Kalorienziel** ....

Frühstück — Menge — kcal

_____
_____
_____
_____

kcal: _____ Fett: _____ KH: _____ EW: _____

Mittagessen — Menge — kcal

_____
_____
_____
_____

kcal: _____ Fett: _____ KH: _____ EW: _____

Abendessen — Menge — kcal

_____
_____
_____
_____

kcal: _____ Fett: _____ KH: _____ EW: _____

Snacks — Menge — kcal

_____
_____
_____
_____

kcal: _____ Fett: _____ KH: _____ EW: _____

Tagesbilanz kcal: _____ Fett: _____ KH: _____ EW: _____ ✓ ✗

Defizit ◯   Erhalt ◯   Überschuss ◯

Sport/Aktivitäten — kcal

_____
_____
_____

Kalorienverbrauch gesamt: _____

Schritte 👣 _____

Wasser/Trinken

Ziele/Positives/Negatives

_____
_____
_____

Mein Schlaf 🛏 _____ Std.

Notizen

_____
_____

Tagesform 😎 😐 😠

Wochenbilanz

Datum ....

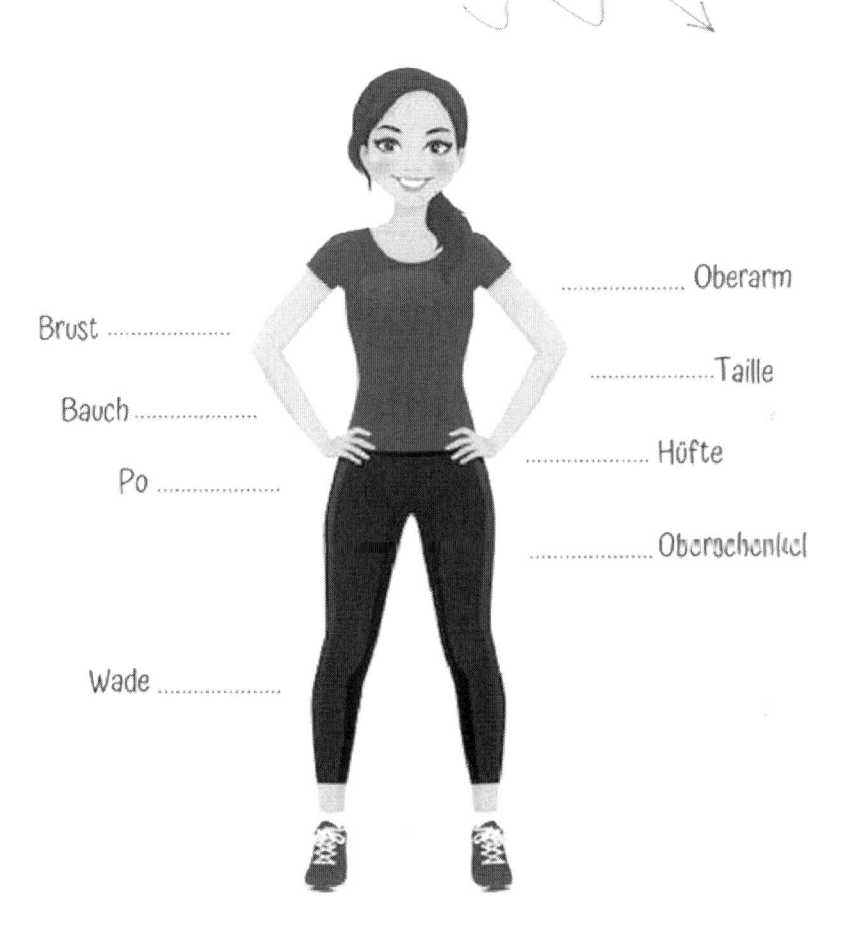

Brust ....

Bauch ....

Po ....

Wade ....

.... Oberarm

.... Taille

.... Hüfte

.... Oberschenkel

Körperwerte

| Gewicht | BMI | KFA | Muskeln | Kleidergröße |

Wochenbilanz
So war meine Woche

Körperteil	altes Maß	neues Maß	+	−
Oberarm	....	....	....	
Brust	....	....	....	
Taille	....	....	....	
Bauch	....	....	....	
Hüfte	....	....	....	
Po	....	....	....	
Oberschenkel	....	....	....	
Wade	....	....	....	

Kaloriendefizit/Überschuss diese Woche .... kcal

		+	−	
Gewicht	....	⊕ ⊖	....	
BMI	....	⊕ ⊖	....	
KFA	....	⊕ ⊖	....	
Muskeln	....	⊕ ⊖	....	
Kleidergr.	....	⊕ ⊖	....	

Positives/Negatives/Veränderungen/Ziele

_____
_____
_____
_____
_____

Tag

Datum ....

Gewicht .... Kalorienziel ....

Frühstück — Menge — kcal

_____
_____
_____
_____
_____

kcal: ..... Fett: ..... KH: ..... EW: .....

Mittagessen — Menge — kcal

_____
_____
_____
_____
_____

kcal: ..... Fett: ..... KH: ..... EW: .....

Abendessen — Menge — kcal

_____
_____
_____
_____
_____

kcal: ..... Fett: ..... KH: ..... EW: .....

Snacks — Menge — kcal

_____
_____
_____
_____
_____

kcal: ..... Fett: ..... KH: ..... EW: .....

Tagesbilanz kcal: ..... Fett: ..... KH: ..... EW: ..... ○ ✓ ○ ✗

Defizit ○   Erhalt ○   Überschuss ○

Sport/Aktivitäten — kcal

_____
_____
_____
_____

Kalorienverbrauch gesamt: ....

Schritte 👣 ....

Wasser/Trinken

🥛 🥛 🥛 🥛 🥛

Ziele/Positives/Negatives

_____
_____
_____
_____

Mein Schlaf 🛌 ____ Std.

Notizen ✏

_____
_____

Tagesform 😎 😐 😠

Tag

Datum ....

Gewicht .... **Kalorienziel** ....

Frühstück   Menge   kcal
_____   _____ _____
_____   _____ _____
_____   _____ _____
_____   _____ _____

kcal: ____ Fett: ____ KH: ____ EW: ____

Mittagessen   Menge   kcal
_____   _____ _____
_____   _____ _____
_____   _____ _____
_____   _____ _____

kcal: ____ Fett: ____ KH: ____ EW: ____

Abendessen   Menge   kcal
_____   _____ _____
_____   _____ _____
_____   _____ _____
_____   _____ _____

kcal: ____ Fett: ____ KH: ____ EW: ____

Snacks   Menge   kcal
_____   _____ _____
_____   _____ _____
_____   _____ _____
_____   _____ _____

kcal: ____ Fett: ____ KH: ____ EW: ____

Tagesbilanz kcal: ____ Fett: ____ KH: ____ EW: ____   ✓ / ✗

Defizit ◯   Erhalt ◯   Überschuss ◯

Sport/Aktivitäten   kcal
_____   _____
_____   _____
_____   _____

Kalorienverbrauch gesamt: _____

Schritte _____

Wasser/Trinken

Ziele/Positives/Negatives
_____
_____
_____

Mein Schlaf ____ Std.

Notizen
_____
_____

Tagesform 😎 😐 😠

Tag

Datum ....

Gewicht .... Kalorienziel ....

Frühstück — Menge — kcal
_____
_____
_____
_____

kcal: ____ Fett: ____ KH: ____ EW: ____

Mittagessen — Menge — kcal
_____
_____
_____
_____

kcal: ____ Fett: ____ KH: ____ EW: ____

Abendessen — Menge — kcal
_____
_____
_____
_____

kcal: ____ Fett: ____ KH: ____ EW: ____

Snacks — Menge — kcal
_____
_____
_____
_____

kcal: ____ Fett: ____ KH: ____ EW: ____

Tagesbilanz kcal: ____ Fett: ____ KH: ____ EW: ____ ✓ ✗

Defizit ○   Erhalt ○   Überschuss ○

Sport/Aktivitäten — kcal
_____
_____
_____

Kalorienverbrauch gesamt: ____

Schritte ____

Wasser/Trinken
▯ ▯ ▯ ▯ ▯ ▯

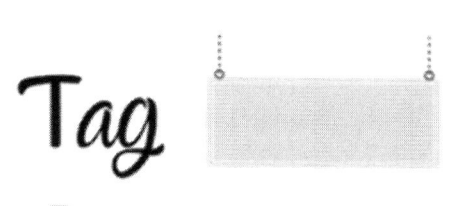

Ziele/Positives/Negatives
_____
_____
_____
_____

Mein Schlaf ____ Std.

Notizen _____

Tagesform 😎 😳 ☹️

Tag

Datum ....

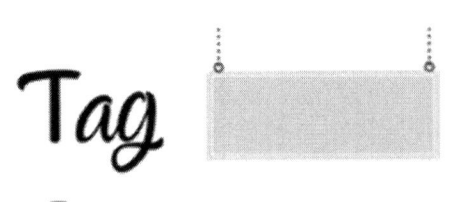

Gewicht .... Kalorienziel ....

Frühstück Menge kcal

_____
_____
_____
_____

kcal: _____ Fett: _____ KH: _____ EW: _____

Mittagessen Menge kcal

_____
_____
_____
_____

kcal: _____ Fett: _____ KH: _____ EW: _____

Abendessen Menge kcal

_____
_____
_____
_____

kcal: _____ Fett: _____ KH: _____ EW: _____

Snacks Menge kcal

_____
_____
_____
_____

kcal: _____ Fett: _____ KH: _____ EW: _____

Tagesbilanz kcal: _____ Fett: _____ KH: _____ EW: _____ ✓ / ✗

Defizit ○   Erhalt ○   Überschuss ○

Sport/Aktivitäten kcal

_____
_____
_____

Kalorienverbrauch gesamt: _____

Schritte _____

Wasser/Trinken

Ziele/Positives/Negatives

_____
_____
_____

Mein Schlaf _____ Std.

Notizen

Tagesform 😎 😐 😡

Tag

Datum ....

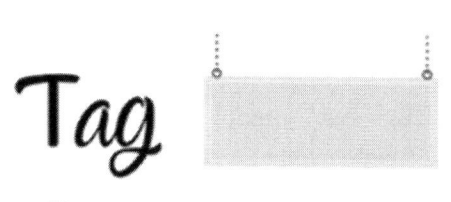

Gewicht .... Kalorienziel ....

Frühstück — Menge — kcal

_____
_____
_____
_____

kcal: ____ Fett: ____ KH: ____ EW: ____

Mittagessen — Menge — kcal

_____
_____
_____
_____

kcal: ____ Fett: ____ KH: ____ EW: ____

Abendessen — Menge — kcal

_____
_____
_____
_____

kcal: ____ Fett: ____ KH: ____ EW: ____

Snacks — Menge — kcal

_____
_____
_____
_____

kcal: ____ Fett: ____ KH: ____ EW: ____

Tagesbilanz

kcal: ____ Fett: ____ KH: ____ EW: ____

Defizit ○   Erhalt ○   Überschuss ○

Sport/Aktivitäten — kcal

_____
_____
_____

Kalorienverbrauch gesamt: ____

Schritte ____

Wasser/Trinken

Ziele/Positives/Negatives

_____
_____
_____

Mein Schlaf ____ Std.

Notizen _____

Tagesform 😎 😐 ☹

Tag

Datum ....

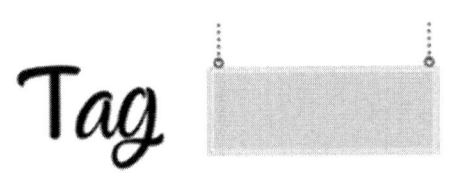

Gewicht .... Kalorienziel ....

Frühstück — Menge — kcal

_____
_____
_____
_____

kcal: ____ Fett: ____ KH: ____ EW: ____

Mittagessen — Menge — kcal

_____
_____
_____
_____

kcal: ____ Fett: ____ KH: ____ EW: ____

Abendessen — Menge — kcal

_____
_____
_____
_____

kcal: ____ Fett: ____ KH: ____ EW: ____

Snacks — Menge — kcal

_____
_____
_____
_____

kcal: ____ Fett: ____ KH: ____ EW: ____

Tagesbilanz kcal: ____ Fett: ____ KH: ____ EW: ____

Defizit ○   Erhalt ○   Überschuss ○   ○ ✓ ○ ✗

Sport/Aktivitäten — kcal

_____
_____
_____

Kalorienverbrauch gesamt: ____

Schritte 👣 ____

Wasser/Trinken

Ziele/Positives/Negatives

_____
_____
_____
_____

Mein Schlaf ____ Std.

Notizen ✎

Tagesform 😎 😐 😠

Tag

Datum ....

Gewicht 🏋 .... Kalorienziel 🎯 ....

Frühstück 🥣   Menge   kcal
_____
_____
_____
_____

kcal: _____ Fett: _____ KH: _____ EW: _____

Mittagessen 🍽   Menge   kcal
_____
_____
_____
_____

kcal: _____ Fett: _____ KH: _____ EW: _____

Abendessen 🍲   Menge   kcal
_____
_____
_____
_____

kcal: _____ Fett: _____ KH: _____ EW: _____

Snacks 🧁🍓🍿   Menge   kcal
_____
_____
_____
_____

kcal: _____ Fett: _____ KH: _____ EW: _____

Tagesbilanz   kcal: _____ Fett: _____ KH: _____ EW: _____   🏁 ○ ✓ / ○ ✗

Defizit ○   Erhalt ○   Überschuss ○

Sport/Aktivitäten 🏋   kcal
_____
_____
_____

Kalorienverbrauch gesamt: _____

Schritte 👣 _____

Wasser/Trinken

🥛 🥛 🥛 🥛 🥛

Ziele/Positives/Negatives
_____
_____
_____

Mein Schlaf 🛏 _____ Std.

Notizen ✏

_____

Tagesform 😎 😐 😠

Wochenbilanz

Datum ....

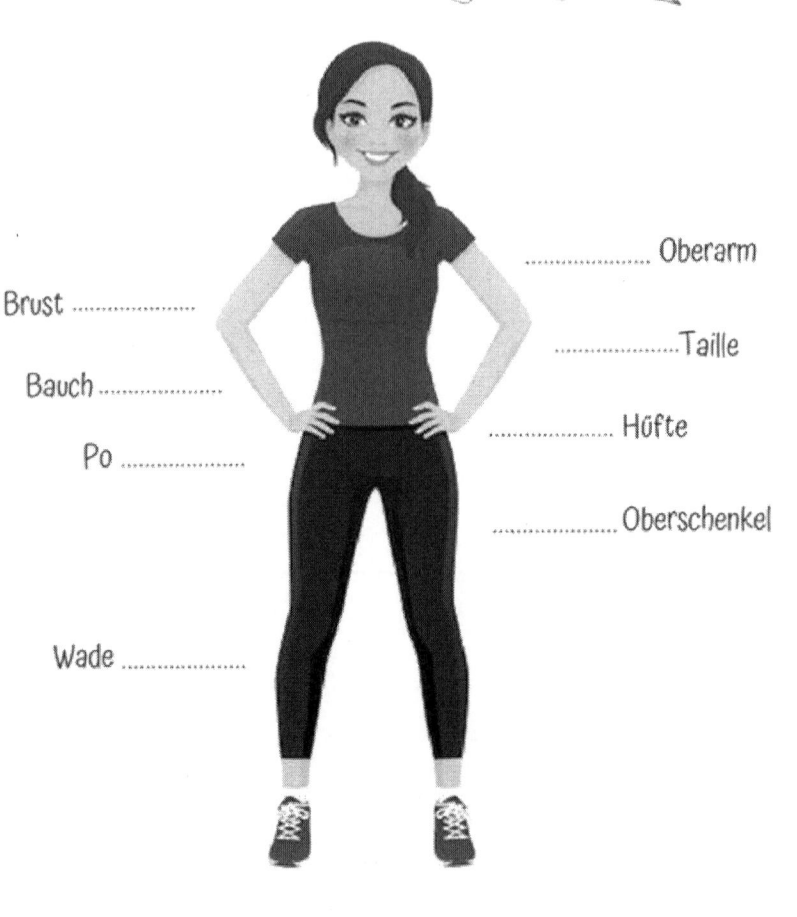

Brust ....
Bauch ....
Po ....

Wade ....

.... Oberarm
.... Taille
.... Hüfte
.... Oberschenkel

Körperwerte

| .... | .... | .... | .... | .... |
| Gewicht | BMI | KFA | Muskeln | Kleidergröße |

Wochenbilanz
So war meine Woche

Körperteil	altes Maß	neues Maß	➕ ➖
Oberarm	....	....	....
Brust	....	....	....
Taille	....	....	....
Bauch	....	....	....
Hüfte	....	....	....
Po	....	....	....
Oberschenkel	....	....	....
Wade	....	....	....

Kaloriendefizit/Überschuss diese Woche .... kcal

Gewicht	....	➕ ➖	....
BMI	....	➕ ➖	....
KFA	....	➕ ➖	....
Muskeln	....	➕ ➖	....
Kleidergr.	....	➕ ➖	....

Positives/Negatives/Veränderungen/Ziele

_____
_____
_____
_____
_____

Tag _____ Datum _____

Gewicht _____ Kalorienziel _____

Frühstück   Menge   kcal
_____
_____
_____
_____
_____
kcal: ____ Fett: ____ KH: ____ EW: ____

Mittagessen   Menge   kcal
_____
_____
_____
_____
_____
kcal: ____ Fett: ____ KH: ____ EW: ____

Abendessen   Menge   kcal
_____
_____
_____
_____
_____
kcal: ____ Fett: ____ KH: ____ EW: ____

Snacks   Menge   kcal
_____
_____
_____
_____
_____
kcal: ____ Fett: ____ KH: ____ EW: ____

Tagesbilanz kcal: ____ Fett: ____ KH: ____ EW: ____ ✓ / ✗

Defizit ○   Erhalt ○   Überschuss ○

Sport/Aktivitäten kcal
_____
_____
_____

Kalorienverbrauch gesamt: _____

Schritte _____

Wasser/Trinken

▯ ▯ ▯ ▯ ▯

Ziele/Positives/Negatives
_____
_____
_____
_____

Mein Schlaf _____ Std.
Notizen _____
_____

Tagesform 😎 😐 ☹

Tag

Datum ....

Gewicht 🏋 ....   Kalorienziel 🎯 ....

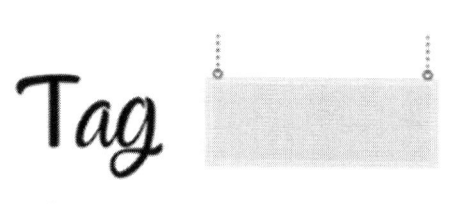

Frühstück 🥣   Menge   kcal

_____
_____
_____
_____
_____

kcal: ____ Fett: ____ KH: ____ EW: ____

Mittagessen 🍝   Menge   kcal

_____
_____
_____
_____
_____

kcal: ____ Fett: ____ KH: ____ EW: ____

Abendessen 🥗   Menge   kcal

_____
_____
_____
_____
_____

kcal: ____ Fett: ____ KH: ____ EW: ____

Snacks 🧁   Menge   kcal

_____
_____
_____
_____
_____

kcal: ____ Fett: ____ KH: ____ EW: ____

Tagesbilanz   kcal: ____ Fett: ____ KH: ____ EW: ____   🏁 ✓ / ✗

Defizit ○   Erhalt ○   Überschuss ○

Sport/Aktivitäten 🏋 kcal

_____
_____
_____

Kalorienverbrauch gesamt: ____

Schritte 👣 ____

Wasser/Trinken

🥛 🥛 🥛 🥛 🥛 🥛

Ziele/Positives/Negatives

_____
_____
_____
_____

Mein Schlaf 🛏 ____ Std.

Notizen ✏ _____
_____

Tagesform 😎 😐 ☹

Tag

Datum ....

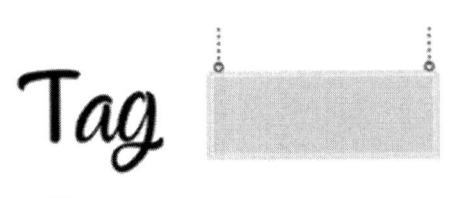

Gewicht ....   Kalorienziel ....

Frühstück	Menge	kcal		Mittagessen	Menge	kcal
_____	_____	_____		_____	_____	_____
_____	_____	_____		_____	_____	_____
_____	_____	_____		_____	_____	_____
_____	_____	_____		_____	_____	_____

kcal: ____ Fett: ____ KH: ____ EW: ____   kcal: ____ Fett: ____ KH: ____ EW: ____

Abendessen	Menge	kcal		Snacks	Menge	kcal
_____	_____	_____		_____	_____	_____
_____	_____	_____		_____	_____	_____
_____	_____	_____		_____	_____	_____
_____	_____	_____		_____	_____	_____

kcal: ____ Fett: ____ KH: ____ EW: ____   kcal: ____ Fett: ____ KH: ____ EW: ____

Tagesbilanz   kcal: ____   Fett: ____   KH: ____   EW: ____   ✓ ✗

Defizit ○   Erhalt ○   Überschuss ○

Sport/Aktivitäten _____ kcal   **Ziele/Positives/Negatives**

_____   _____
_____   _____
_____   _____

Kalorienverbrauch gesamt: _____

Schritte 👣 _____   Mein Schlaf 🛏️ ____ Std.

Wasser/Trinken   Notizen ✏️

🥤 🥤 🥤 🥤 🥤   Tagesform 😎 😐 ☹️

Tag

Datum _____

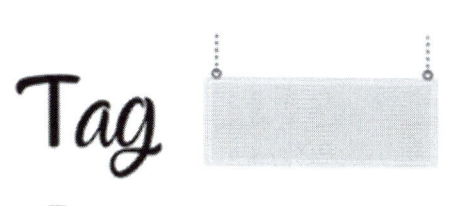

Gewicht _____   Kalorienziel _____

Frühstück   Menge   kcal
_____ _____ _____
_____ _____ _____
_____ _____ _____
_____ _____ _____

kcal: ____ Fett: ____ KH: ____ EW: ____

Mittagessen   Menge   kcal
_____ _____ _____
_____ _____ _____
_____ _____ _____
_____ _____ _____

kcal: ____ Fett: ____ KH: ____ EW: ____

Abendessen   Menge   kcal
_____ _____ _____
_____ _____ _____
_____ _____ _____
_____ _____ _____

kcal: ____ Fett: ____ KH: ____ EW: ____

Snacks   Menge   kcal
_____ _____ _____
_____ _____ _____
_____ _____ _____
_____ _____ _____

kcal: ____ Fett: ____ KH: ____ EW: ____

Tagesbilanz   kcal: ____ Fett: ____ KH: ____ EW: ____   ○ ✓
Defizit ○   Erhalt ○   Überschuss ○   ○ ✗

Sport/Aktivitäten   kcal
_____ _____
_____ _____
_____ _____
_____ _____

Kalorienverbrauch gesamt: ____

Schritte _____

Wasser/Trinken
🥛 🥛 🥛 🥛 🥛 🥛

Ziele/Positives/Negatives
_____
_____
_____
_____

Mein Schlaf ____ Std.
Notizen
_____
_____

Tagesform 😎 😐 😞

Tag

Datum ....

Gewicht .... **Kalorienziel** ....

Frühstück — Menge — kcal
_____
_____
_____
_____
_____
kcal: ____ Fett: ____ KH: ____ EW: ____

Mittagessen — Menge — kcal
_____
_____
_____
_____
_____
kcal: ____ Fett: ____ KH: ____ EW: ____

Abendessen — Menge — kcal
_____
_____
_____
_____
_____
kcal: ____ Fett: ____ KH: ____ EW: ____

Snacks — Menge — kcal
_____
_____
_____
_____
_____
kcal: ____ Fett: ____ KH: ____ EW: ____

Tagesbilanz
kcal: ____ Fett: ____ KH: ____ EW: ____

Defizit ○   Erhalt ○   Überschuss ○   ✓ ○   ✗ ○

Sport/Aktivitäten — kcal
_____
_____
_____

Kalorienverbrauch gesamt: ____

Schritte ____

Wasser/Trinken

Ziele/Positives/Negatives
_____
_____
_____

Mein Schlaf ____ Std.

Notizen _____

Tagesform 😎 😐 😞

Tag

Datum ....

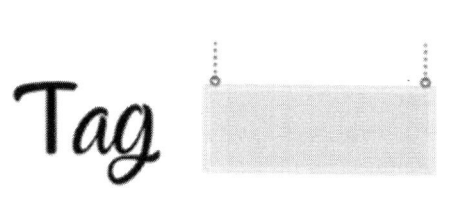

Gewicht .... Kalorienziel ....

Frühstück Menge kcal
_____
_____
_____
_____
kcal: ____ Fett: ____ KH: ____ EW: ____

Mittagessen Menge kcal
_____
_____
_____
_____
kcal: ____ Fett: ____ KH: ____ EW: ____

Abendessen Menge kcal
_____
_____
_____
_____
kcal: ____ Fett: ____ KH: ____ EW: ____

Snacks Menge kcal
_____
_____
_____
_____
kcal: ____ Fett: ____ KH: ____ EW: ____

Tagesbilanz kcal: ____ Fett: ____ KH: ____ EW: ____ ○ ✓ ○ ✗
Defizit ○ Erhalt ○ Überschuss ○

Sport/Aktivitäten kcal
_____
_____
_____

Kalorienverbrauch gesamt: ____
Schritte ____
Wasser/Trinken
▢ ▢ ▢ ▢ ▢ ▢

Ziele/Positives/Negatives
_____
_____
_____

Mein Schlaf ____ Std.
Notizen
_____
_____

Tagesform 😎 😐 ☹

Tag

Datum ....

Gewicht .... **Kalorienziel** ....

Frühstück	Menge	kcal
_____	_____	_____
_____	_____	_____
_____	_____	_____
_____	_____	_____

kcal: ____ Fett: ____ KH: ____ EW: ____

Mittagessen	Menge	kcal
_____	_____	_____
_____	_____	_____
_____	_____	_____
_____	_____	_____

kcal: ____ Fett: ____ KH: ____ EW: ____

Abendessen	Menge	kcal
_____	_____	_____
_____	_____	_____
_____	_____	_____
_____	_____	_____

kcal: ____ Fett: ____ KH: ____ EW: ____

Snacks	Menge	kcal
_____	_____	_____
_____	_____	_____
_____	_____	_____
_____	_____	_____

kcal: ____ Fett: ____ KH: ____ EW: ____

Tagesbilanz kcal: ____ Fett: ____ KH: ____ EW: ____   ○ ✓ ○ ✗

Defizit ○   Erhalt ○   Überschuss ○

Sport/Aktivitäten ____ kcal

_____
_____

Kalorienverbrauch gesamt: _____

Schritte _____

Wasser/Trinken

▢ ▢ ▢ ▢ ▢ ▢

Ziele/Positives/Negatives

_____
_____
_____

Mein Schlaf ____ Std.

Notizen ✎

Tagesform 😎 😐 ☹️

Wochenbilanz

Datum ....

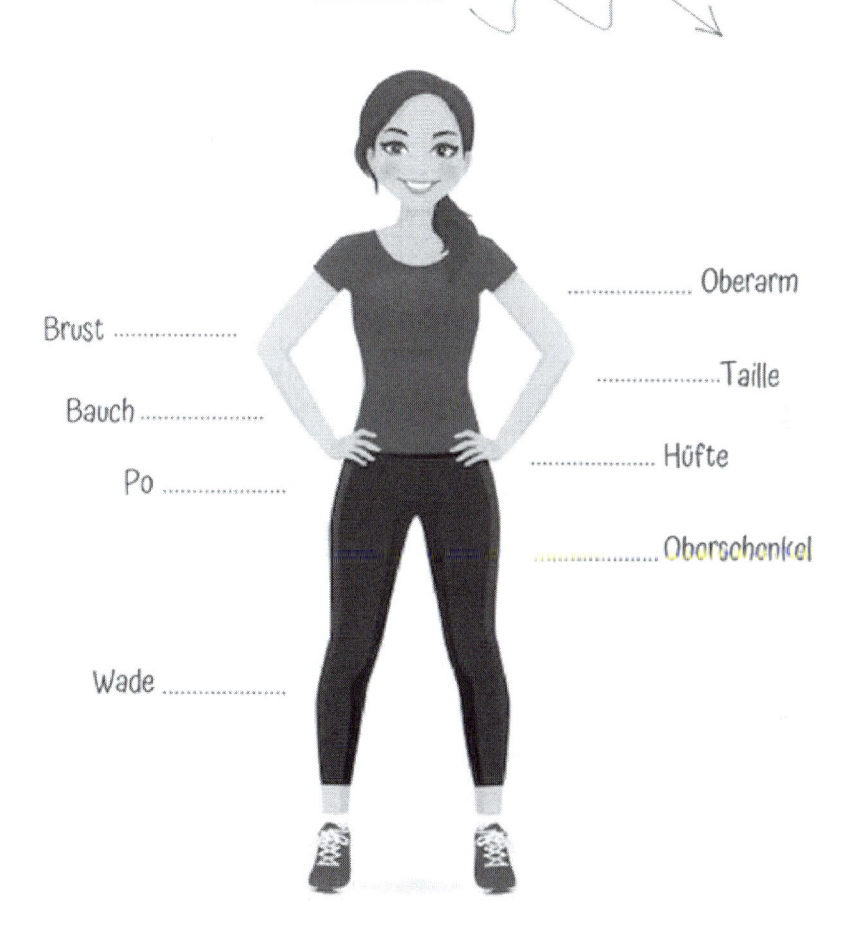

Brust ....
Bauch ....
Po ....

Wade ....

.... Oberarm
.... Taille
.... Hüfte
.... Oberschenkel

Körperwerte

.... Gewicht
.... BMI
.... KFA
.... Muskeln
.... Kleidergröße

Wochenbilanz
So war meine Woche

Körperteil	altes Maß	neues Maß	+	−
Oberarm	....	....	....	
Brust	....	....	....	
Taille	....	....	....	
Bauch	....	....	....	
Hüfte	....	....	....	
Po	....	....	....	
Oberschenkel	....	....	....	
Wade	....	....	....	

Kaloriendefizit/Überschuss diese Woche .... kcal

		+	−	
Gewicht	....			....
BMI	....			....
KFA	....			....
Muskeln	....			....
Kleidergr.	....			....

Positives/Negatives/Veränderungen/Ziele

_____
_____
_____
_____
_____

Monatsbilanz
So war mein Monat

Körperteil	Maß letzten Monat	neues Maß	➕ ➖
Oberarm	....	....	....
Brust	....	....	....
Taille	....	....	....
Bauch	....	....	....
Hüfte	....	....	....
Po	....	....	....
Oberschenkel	....	....	....
Wade	....	....	....

Körperwerte letzten Monat

		➕ ➖	
Gewicht	....		....
BMI	....		....
KFA	....		....
Muskeln	....		....
Kleidergr.	....		....

Positives/Negatives/Veränderungen/Ziele

_____
_____
_____
_____
_____
_____

Meine optische Veränderung

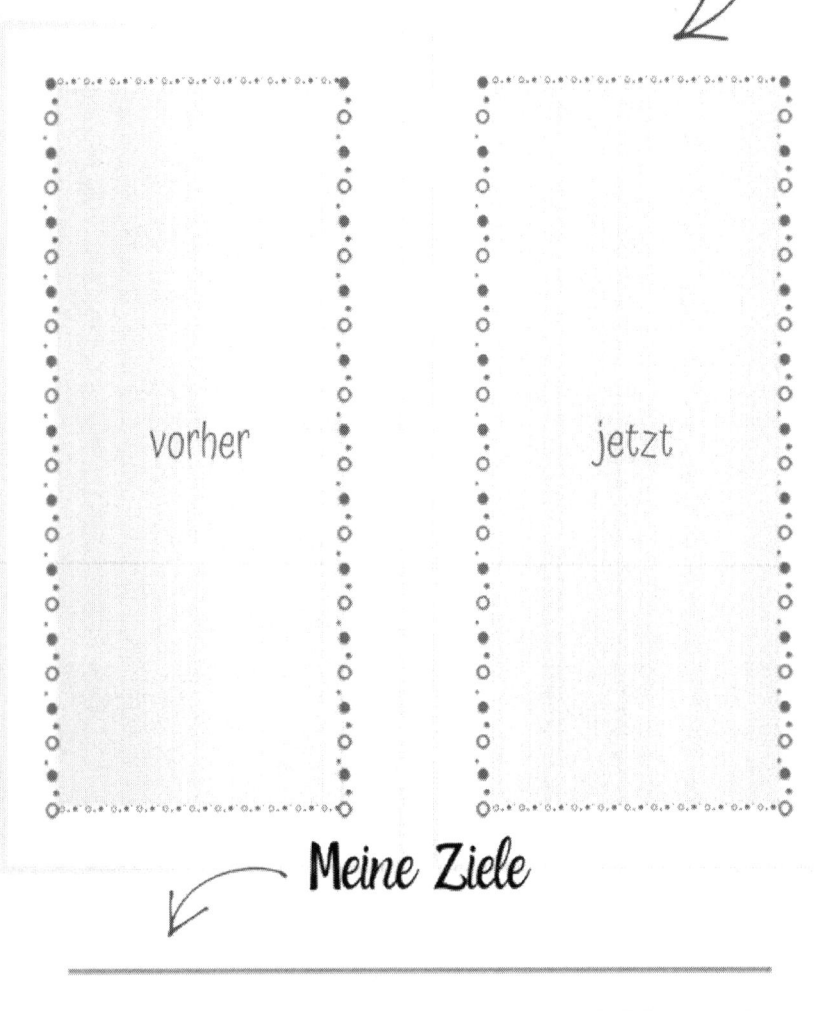

Datum ....

| vorher | jetzt |

Meine Ziele

_____
_____
_____
_____
_____

Tag

Datum ....

Gewicht ....   Kalorienziel ....

Frühstück	Menge	kcal		Mittagessen	Menge	kcal
_____	_____	____		_____	_____	____
_____	_____	____		_____	_____	____
_____	_____	____		_____	_____	____
_____	_____	____		_____	_____	____

kcal: ____ Fett: ____ KH: ____ EW: ____   kcal: ____ Fett: ____ KH: ____ EW: ____

Abendessen	Menge	kcal		Snacks	Menge	kcal
_____	_____	____		_____	_____	____
_____	_____	____		_____	_____	____
_____	_____	____		_____	_____	____
_____	_____	____		_____	_____	____

kcal: ____ Fett: ____ KH: ____ EW: ____   kcal: ____ Fett: ____ KH: ____ EW: ____

Tagesbilanz kcal: ____ Fett: ____ KH: ____ EW: ____ ○ ✓
Defizit ○   Erhalt ○   Überschuss ○   ○ ✗

Sport/Aktivitäten kcal   **Ziele/Positives/Negatives**
_____ _____   _____
_____ _____   _____
_____ _____   _____

Kalorienverbrauch gesamt: _____   Mein Schlaf ____ Std.
Schritte _____   Notizen _____
Wasser/Trinken   _____
▯ ▯ ▯ ▯ ▯   Tagesform 😊 😐 😠

Tag

Datum ....

Gewicht .... Kalorienziel ....

Frühstück — Menge — kcal
_____
_____
_____
_____

kcal: _____ Fett: _____ KH: _____ EW: _____

Mittagessen — Menge — kcal
_____
_____
_____
_____

kcal: _____ Fett: _____ KH: _____ EW: _____

Abendessen — Menge — kcal
_____
_____
_____
_____

kcal: _____ Fett: _____ KH: _____ EW: _____

Snacks — Menge — kcal
_____
_____
_____
_____

kcal: _____ Fett: _____ KH: _____ EW: _____

Tagesbilanz
kcal: _____ Fett: _____ KH: _____ EW: _____

Defizit ◯   Erhalt ◯   Überschuss ◯   ◯ ✓ ◯ ✗

Sport/Aktivitäten — kcal
_____
_____
_____

Kalorienverbrauch gesamt: _____

Schritte 👣 _____

Wasser/Trinken
🥛 🥛 🥛 🥛 🥛

Ziele/Positives/Negatives
_____
_____
_____

Mein Schlaf 🛏️ _____ Std.

Notizen ✏️
_____
_____

Tagesform 😀 😐 😠

Tag

Datum ....

Gewicht .... **Kalorienziel** ....

Frühstück — Menge — kcal

_____
_____
_____
_____

kcal: _____ Fett: _____ KH: _____ EW: _____

Mittagessen — Menge — kcal

_____
_____
_____
_____

kcal: _____ Fett: _____ KH: _____ EW: _____

Abendessen — Menge — kcal

_____
_____
_____
_____

kcal: _____ Fett: _____ KH: _____ EW: _____

Snacks — Menge — kcal

_____
_____
_____
_____

kcal: _____ Fett: _____ KH: _____ EW: _____

Tagesbilanz kcal: _____ Fett: _____ KH: _____ EW: _____ ✓ / ✗

Defizit ○ Erhalt ○ Überschuss ○

Sport/Aktivitäten — kcal

_____
_____
_____

Kalorienverbrauch gesamt: _____

Schritte _____

Wasser/Trinken
▯ ▯ ▯ ▯ ▯ ▯

Ziele/Positives/Negatives

_____
_____
_____
_____

Mein Schlaf _____ Std.

Notizen _____
_____

Tagesform 😎 😐 ☹

Tag

Datum ....

Gewicht ....   Kalorienziel ....

Frühstück — Menge — kcal
_____
_____
_____
_____

kcal: _____ Fett: _____ KH: _____ EW: _____

Mittagessen — Menge — kcal
_____
_____
_____
_____

kcal: _____ Fett: _____ KH: _____ EW: _____

Abendessen — Menge — kcal
_____
_____
_____
_____

kcal: _____ Fett: _____ KH: _____ EW: _____

Snacks — Menge — kcal
_____
_____
_____
_____

kcal: _____ Fett: _____ KH: _____ EW: _____

Tagesbilanz
kcal: _____ Fett: _____ KH: _____ EW: _____

Defizit ○   Erhalt ○   Überschuss ○

Sport/Aktivitäten — kcal
_____
_____
_____

Kalorienverbrauch gesamt: _____

Schritte _____

Wasser/Trinken

Ziele/Positives/Negatives
_____
_____
_____
_____

Mein Schlaf _____ Std.

Notizen

Tagesform

Tag

Datum ....

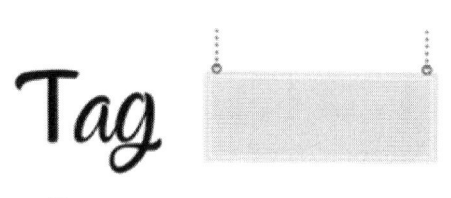

Gewicht .... Kalorienziel ....

Frühstück — Menge kcal

_____
_____
_____
_____

kcal: ____ Fett: ____ KH: ____ EW: ____

Mittagessen — Menge kcal

_____
_____
_____
_____

kcal: ____ Fett: ____ KH: ____ EW: ____

Abendessen — Menge kcal

_____
_____
_____
_____

kcal: ____ Fett: ____ KH: ____ EW: ____

Snacks — Menge kcal

_____
_____
_____
_____

kcal: ____ Fett: ____ KH: ____ EW: ____

Tagesbilanz

kcal: ____ Fett: ____ KH: ____ EW: ____ ○ ✓ / ○ ✗

Defizit ○   Erhalt ○   Überschuss ○

Sport/Aktivitäten — kcal

_____
_____
_____

Kalorienverbrauch gesamt: _____

Schritte 👣 _____

Wasser/Trinken

🥛 🥛 🥛 🥛 🥛

Ziele/Positives/Negatives

_____
_____
_____

Mein Schlaf ____ Std.

Notizen _____
_____

Tagesform 😎 😐 😠

Tag

Datum ....

Gewicht .... **Kalorienziel** ....

Frühstück   Menge   kcal

_____   _____
_____   _____
_____   _____
_____   _____

kcal: ____ Fett: ____ KH: ____ EW: ____

Mittagessen   Menge   kcal

_____   _____
_____   _____
_____   _____
_____   _____

kcal: ____ Fett: ____ KH: ____ EW: ____

Abendessen   Menge   kcal

_____   _____
_____   _____
_____   _____
_____   _____

kcal: ____ Fett: ____ KH: ____ EW: ____

Snacks   Menge   kcal

_____   _____
_____   _____
_____   _____
_____   _____

kcal: ____ Fett: ____ KH: ____ EW: ____

Tagesbilanz kcal: ____ Fett: ____ KH: ____ EW: ____ ✓ ✗

Defizit ◯   Erhalt ◯   Überschuss ◯

Sport/Aktivitäten   kcal

_____
_____
_____

Kalorienverbrauch gesamt: _____

Schritte 👣 _____

Wasser/Trinken

🥛 🥛 🥛 🥛 🥛

Ziele/Positives/Negatives

_____
_____
_____

Mein Schlaf 🛏 ____ Std.

Notizen ✎

_____
_____

Tagesform 😎 😐 😠

Tag

Datum ....

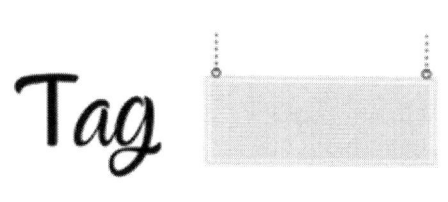

Gewicht .... Kalorienziel ....

Frühstück — Menge — kcal

_____
_____
_____
_____

kcal: ____ Fett: ____ KH: ____ EW: ____

Mittagessen — Menge — kcal

_____
_____
_____
_____

kcal: ____ Fett: ____ KH: ____ EW: ____

Abendessen — Menge — kcal

_____
_____
_____
_____

kcal: ____ Fett: ____ KH: ____ EW: ____

Snacks — Menge — kcal

_____
_____
_____
_____

kcal: ____ Fett: ____ KH: ____ EW: ____

Tagesbilanz kcal: ____ Fett: ____ KH: ____ EW: ____ ✓ ✗

Defizit ○ Erhalt ○ Überschuss ○

Sport/Aktivitäten — kcal

_____
_____
_____

Kalorienverbrauch gesamt: ____

Schritte ____

Wasser/Trinken

▯ ▯ ▯ ▯ ▯

Ziele/Positives/Negatives

_____
_____
_____
_____

Mein Schlaf ____ Std.

Notizen

_____

Tagesform 😀 😐 😟

Wochenbilanz

Datum ....

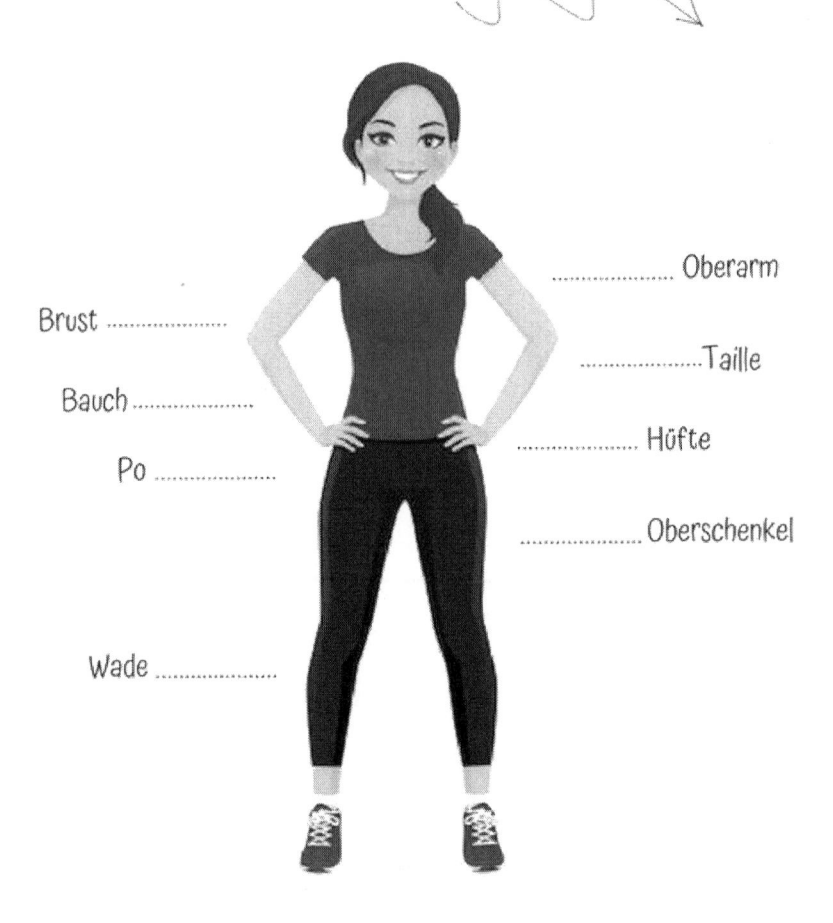

Brust ....
Bauch ....
Po ....
Wade ....

.... Oberarm
.... Taille
.... Hüfte
.... Oberschenkel

Körperwerte

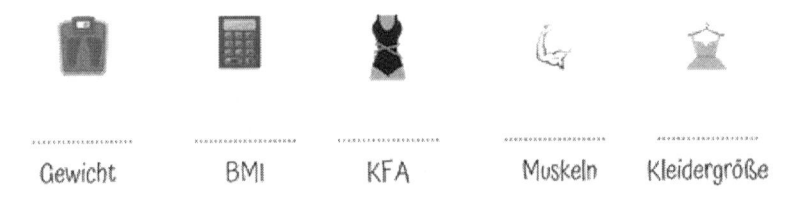

| Gewicht | BMI | KFA | Muskeln | Kleidergröße |

Wochenbilanz
So war meine Woche

Körperteil	altes Maß	neues Maß	➕ ➖
Oberarm	....	....	....
Brust	....	....	....
Taille	....	....	....
Bauch	....	....	....
Hüfte	....	....	....
Po	....	....	....
Oberschenkel	....	....	....
Wade	....	....	....

Kaloriendefizit/Überschuss diese Woche .... kcal

		➕ ➖	
Gewicht 🚪	....		....
BMI 🖩	....		....
KFA 👗	....		....
Muskeln 💪	....		....
Kleidergr. 👗	....		....

Positives/Negatives/Veränderungen/Ziele

_____
_____
_____
_____
_____

Tag

Datum ....

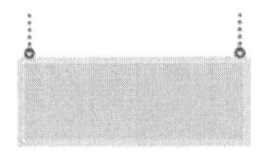

Gewicht .... **Kalorienziel** ....

Frühstück — Menge — kcal

_____
_____
_____
_____
_____

kcal: _____ Fett: _____ KH: _____ EW: _____

Mittagessen — Menge — kcal

_____
_____
_____
_____
_____

kcal: _____ Fett: _____ KH: _____ EW: _____

Abendessen — Menge — kcal

_____
_____
_____
_____
_____

kcal: _____ Fett: _____ KH: _____ EW: _____

Snacks — Menge — kcal

_____
_____
_____
_____
_____

kcal: _____ Fett: _____ KH: _____ EW: _____

Tagesbilanz

kcal: _____ Fett: _____ KH: _____ EW: _____

Defizit ○   Erhalt ○   Überschuss ○   ✓ / ✗

Sport/Aktivitäten — kcal

_____
_____
_____
_____

Kalorienverbrauch gesamt: _____

Schritte _____

Wasser/Trinken

Ziele/Positives/Negatives

_____
_____
_____
_____

Mein Schlaf _____ Std.

Notizen
_____

Tagesform 😊 😐 😞

Tag _____ Datum _____

Gewicht 🏋 _____   **Kalorienziel** 🎯 _____

Frühstück 🥣   Menge   kcal
_____ _____ _____
_____ _____ _____
_____ _____ _____
_____ _____ _____

kcal: _____ Fett: _____ KH: _____ EW: _____

Mittagessen 🍽   Menge   kcal
_____ _____ _____
_____ _____ _____
_____ _____ _____
_____ _____ _____

kcal: _____ Fett: _____ KH: _____ EW: _____

Abendessen 🍲   Menge   kcal
_____ _____ _____
_____ _____ _____
_____ _____ _____
_____ _____ _____

kcal: _____ Fett: _____ KH: _____ EW: _____

Snacks 🍰   Menge   kcal
_____ _____ _____
_____ _____ _____
_____ _____ _____
_____ _____ _____

kcal: _____ Fett: _____ KH: _____ EW: _____

Tagesbilanz kcal: _____ Fett: _____ KH: _____ EW: _____   🏁 ○ ✓ / ○ ✗

Defizit ○   Erhalt ○   Überschuss ○

Sport/Aktivitäten 🏋   kcal
_____ _____
_____ _____
_____ _____

Kalorienverbrauch gesamt: _____

Schritte 👣 _____

Wasser/Trinken
🥛 🥛 🥛 🥛 🥛 🥛

Ziele/Positives/Negatives
_____
_____
_____
_____

Mein Schlaf 🛏 _____ Std.

Notizen ✎
_____
_____

Tagesform 😊 😐 ☹

Tag

Datum ....

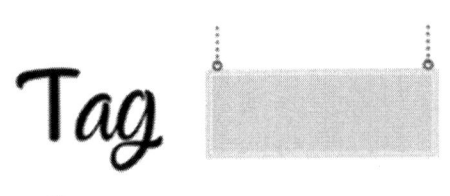

Gewicht .... Kalorienziel ....

Frühstück — Menge — kcal
_____
_____
_____
_____
_____

kcal: ...... Fett: ...... KH: ...... EW: ......

Mittagessen — Menge — kcal
_____
_____
_____
_____
_____

kcal: ...... Fett: ...... KH: ...... EW: ......

Abendessen — Menge — kcal
_____
_____
_____
_____
_____

kcal: ...... Fett: ...... KH: ...... EW: ......

Snacks — Menge — kcal
_____
_____
_____
_____
_____

kcal: ...... Fett: ...... KH: ...... EW: ......

Tagesbilanz kcal: ...... Fett: ...... KH: ...... EW: ......   ✓ / ✗

Defizit ○   Erhalt ○   Überschuss ○

Sport/Aktivitäten — kcal
_____
_____
_____

Kalorienverbrauch gesamt: ....

Schritte 👣 ....

Wasser/Trinken
🥤 🥤 🥤 🥤 🥤 🥤

Ziele/Positives/Negatives
_____
_____
_____
_____

Mein Schlaf 🛏️ ...... Std.

Notizen ✎ _____

Tagesform 😎 😐 😠

Tag _____ Datum _____

Gewicht _____ Kalorienziel _____

Frühstück — Menge — kcal
_____
_____
_____
_____
kcal: ____ Fett: ____ KH: ____ EW: ____

Mittagessen — Menge — kcal
_____
_____
_____
_____
kcal: ____ Fett: ____ KH: ____ EW: ____

Abendessen — Menge — kcal
_____
_____
_____
_____
kcal: ____ Fett: ____ KH: ____ EW: ____

Snacks — Menge — kcal
_____
_____
_____
_____
kcal: ____ Fett: ____ KH: ____ EW: ____

Tagesbilanz kcal: ____ Fett: ____ KH: ____ EW: ____ ✓ ✗
Defizit ○ Erhalt ○ Überschuss ○

Sport/Aktivitäten — kcal
_____
_____
_____

Kalorienverbrauch gesamt: ____
Schritte ____

Ziele/Positives/Negatives
_____
_____
_____

Mein Schlaf ____ Std.
Notizen _____

Wasser/Trinken
▯ ▯ ▯ ▯ ▯

Tagesform 😀 😐 ☹

Tag

Datum ....

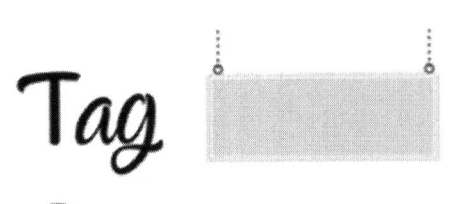

Gewicht .... Kalorienziel ....

Frühstück — Menge — kcal
_____
_____
_____
_____
kcal: _____ Fett: _____ KH: _____ EW: _____

Mittagessen — Menge — kcal
_____
_____
_____
_____
kcal: _____ Fett: _____ KH: _____ EW: _____

Abendessen — Menge — kcal
_____
_____
_____
_____
kcal: _____ Fett: _____ KH: _____ EW: _____

Snacks — Menge — kcal
_____
_____
_____
_____
kcal: _____ Fett: _____ KH: _____ EW: _____

Tagesbilanz kcal: _____ Fett: _____ KH: _____ EW: _____ ✓ / ✗

Defizit ○   Erhalt ○   Überschuss ○

Sport/Aktivitäten — kcal
_____
_____
_____

Kalorienverbrauch gesamt: _____

Schritte _____

Wasser/Trinken

Ziele/Positives/Negatives
_____
_____
_____

Mein Schlaf _____ Std.

Notizen
_____
_____

Tagesform 😎 😐 😠

Tag

Datum ....

Gewicht .... Kalorienziel ....

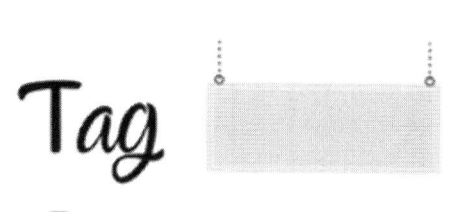

Frühstück — Menge kcal

_____
_____
_____
_____
_____

kcal: ____ Fett: ____ KH: ____ EW: ____

Mittagessen — Menge kcal

_____
_____
_____
_____
_____

kcal: ____ Fett: ____ KH: ____ EW: ____

Abendessen — Menge kcal

_____
_____
_____
_____
_____

kcal: ____ Fett: ____ KH: ____ EW: ____

Snacks — Menge kcal

_____
_____
_____
_____
_____

kcal: ____ Fett: ____ KH: ____ EW: ____

Tagesbilanz kcal: ____ Fett: ____ KH: ____ EW: ____ ✓ ✗

Defizit ○   Erhalt ○   Überschuss ○

Sport/Aktivitäten kcal

_____
_____
_____

Kalorienverbrauch gesamt: _____

Schritte _____

Wasser/Trinken
▢ ▢ ▢ ▢ ▢ ▢

Ziele/Positives/Negatives

_____
_____
_____
_____

Mein Schlaf ____ Std.

Notizen _____

Tagesform 😎 😐 😞

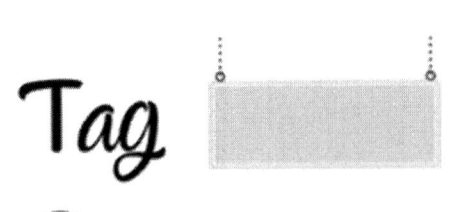

Tag

Datum ....

Gewicht .... **Kalorienziel** ....

Frühstück — Menge — kcal
_____
_____
_____
_____
_____

kcal: _____ Fett: _____ KH: _____ EW: _____

Mittagessen — Menge — kcal
_____
_____
_____
_____
_____

kcal: _____ Fett: _____ KH: _____ EW: _____

Abendessen — Menge — kcal
_____
_____
_____
_____
_____

kcal: _____ Fett: _____ KH: _____ EW: _____

Snacks — Menge — kcal
_____
_____
_____
_____
_____

kcal: _____ Fett: _____ KH: _____ EW: _____

Tagesbilanz kcal: _____ Fett: _____ KH: _____ EW: _____ ○ ✓ ○ ✗

Defizit ○   Erhalt ○   Überschuss ○

Sport/Aktivitäten — kcal
_____
_____
_____

Kalorienverbrauch gesamt: _____

Schritte _____

Wasser/Trinken
🥤 🥤 🥤 🥤 🥤

Ziele/Positives/Negatives
_____
_____
_____
_____

Mein Schlaf _____ Std.

Notizen _____
_____
_____

Tagesform 😎 😐 😠

Wochenbilanz

Datum ....

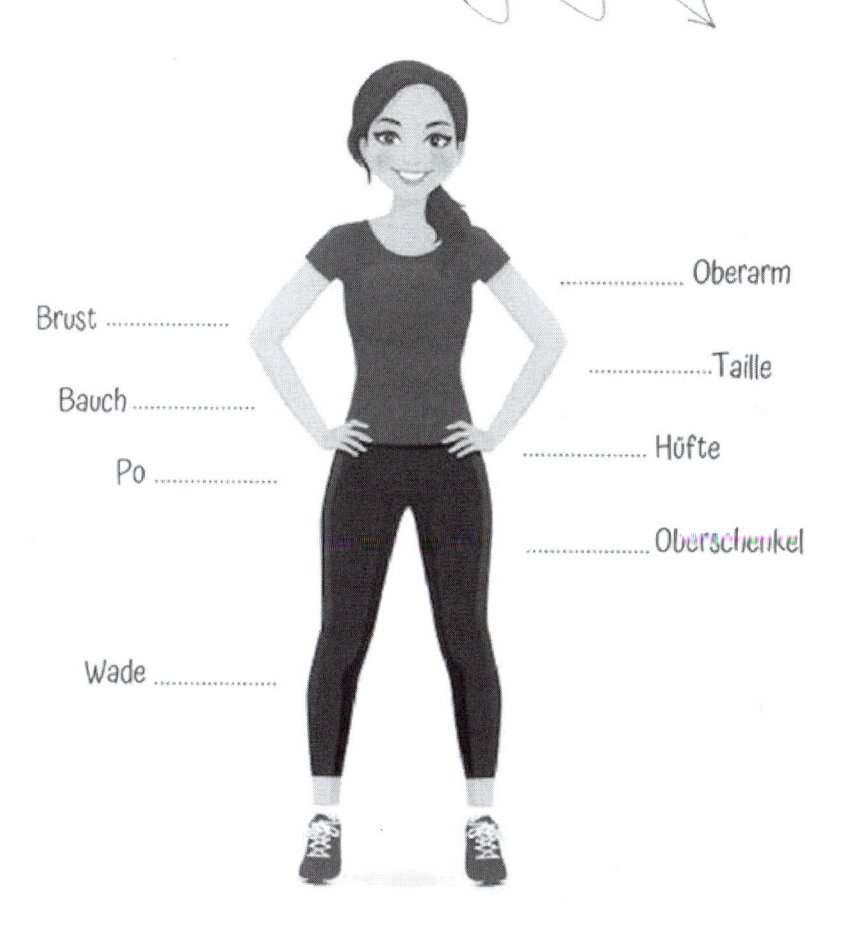

Brust ....

Bauch ....

Po ....

Wade ....

.... Oberarm

.... Taille

.... Hüfte

.... Oberschenkel

Körperwerte

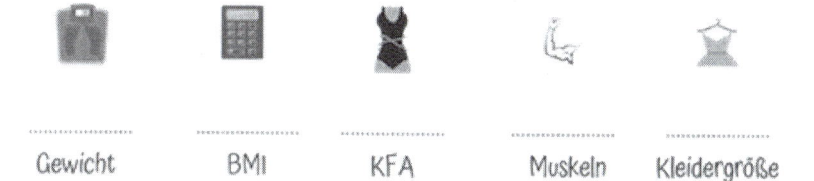

.... Gewicht

.... BMI

.... KFA

.... Muskeln

.... Kleidergröße

Wochenbilanz
So war meine Woche

Körperteil	altes Maß	neues Maß	+	−
Oberarm	....	....	....	
Brust	....	....	....	
Taille	....	....	....	
Bauch	....	....	....	
Hüfte	....	....	....	
Po	....	....	....	
Oberschenkel	....	....	....	
Wade	....	....	....	

Kaloriendefizit/Überschuss diese Woche .... kcal

		+	−	
Gewicht	....	●	●	....
BMI	....	●	●	....
KFA	....	●	●	....
Muskeln	....	●	●	....
Kleidergr.	....	●	●	....

Positives/Negatives/Veränderungen/Ziele

_____
_____
_____
_____
_____
_____

Tag

Datum ....

Gewicht 🏋 .... Kalorienziel 🎯 ....

Frühstück 🥣   Menge   kcal

_____
_____
_____
_____

kcal: ____ Fett: ____ KH: ____ EW: ____

Mittagessen 🍽   Menge   kcal

_____
_____
_____
_____

kcal: ____ Fett: ____ KH: ____ EW: ____

Abendessen 🍲   Menge   kcal

_____
_____
_____
_____

kcal: ____ Fett: ____ KH: ____ EW: ____

Snacks 🧁   Menge   kcal

_____
_____
_____
_____

kcal: ____ Fett: ____ KH: ____ EW: ____

Tagesbilanz kcal: ____ Fett: ____ KH: ____ EW: ____ 🏁 ○ ✓ ○ ✗

Defizit ○   Erhalt ○   Überschuss ○

Sport/Aktivitäten 🏋 kcal

_____
_____
_____

Kalorienverbrauch gesamt: ____

Schritte 👣 ____

Wasser/Trinken

🥛 🥛 🥛 🥛 🥛 🥛

Ziele/Positives/Negatives

_____
_____
_____
_____

Mein Schlaf 🛏 ____ Std.

Notizen ✏

_____
_____

Tagesform 😎 😐 😠

Tag

Datum ....

Gewicht .... **Kalorienziel** ....

Frühstück	Menge	kcal	Mittagessen	Menge	kcal
_____			_____		
_____			_____		
_____			_____		
_____			_____		

kcal: _____ Fett: _____ KH: _____ EW: _____   kcal: _____ Fett: _____ KH: _____ EW: _____

Abendessen	Menge	kcal	Snacks	Menge	kcal
_____			_____		
_____			_____		
_____			_____		
_____			_____		

kcal: _____ Fett: _____ KH: _____ EW: _____   kcal: _____ Fett: _____ KH: _____ EW: _____

Tagesbilanz kcal: _____ Fett: _____ KH: _____ EW: _____ ✓ ✗

Defizit ○   Erhalt ○   Überschuss ○

Sport/Aktivitäten _____ kcal   **Ziele/Positives/Negatives**
_____   _____
_____   _____
_____   _____

Kalorienverbrauch gesamt: _____   Mein Schlaf _____ Std.

Schritte _____   Notizen
                                         _____
Wasser/Trinken   _____

                                         Tagesform 😎 😐 😠

Tag

Datum ....

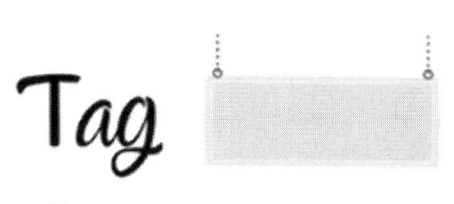

Gewicht .... Kalorienziel ....

Frühstück — Menge — kcal

_____
_____
_____
_____

kcal: ____ Fett: ____ KH: ____ EW: ____

Mittagessen — Menge — kcal

_____
_____
_____
_____

kcal: ____ Fett: ____ KH: ____ EW: ____

Abendessen — Menge — kcal

_____
_____
_____
_____

kcal: ____ Fett: ____ KH: ____ EW: ____

Snacks — Menge — kcal

_____
_____
_____
_____

kcal: ____ Fett: ____ KH: ____ EW: ____

Tagesbilanz kcal: ____ Fett: ____ KH: ____ EW: ____

Defizit ◯   Erhalt ◯   Überschuss ◯   ◯ ✓ ◯ ✗

Sport/Aktivitäten — kcal

_____
_____
_____

Kalorienverbrauch gesamt: _____

Schritte _____

Wasser/Trinken

▢ ▢ ▢ ▢ ▢ ▢

Ziele/Positives/Negatives

_____
_____
_____
_____

Mein Schlaf ____ Std.

Notizen
_____
_____

Tagesform 😀 😐 😟

Tag

Datum ....

Gewicht .... Kalorienziel ....

Frühstück — Menge — kcal

_____
_____
_____
_____

kcal: ____ Fett: ____ KH: ____ EW: ____

Mittagessen — Menge — kcal

_____
_____
_____
_____

kcal: ____ Fett: ____ KH: ____ EW: ____

Abendessen — Menge — kcal

_____
_____
_____
_____

kcal: ____ Fett: ____ KH: ____ EW: ____

Snacks — Menge — kcal

_____
_____
_____
_____

kcal: ____ Fett: ____ KH: ____ EW: ____

Tagesbilanz

kcal: ____ Fett: ____ KH: ____ EW: ____ ✓ / ✗

Defizit ○   Erhalt ○   Überschuss ○

Sport/Aktivitäten — kcal

_____
_____
_____

Kalorienverbrauch gesamt: ____

Schritte 👣 ____

Wasser/Trinken

🥛 🥛 🥛 🥛 🥛

Ziele/Positives/Negatives

_____
_____
_____
_____

Mein Schlaf ____ Std.

Notizen ✏️

_____

Tagesform 😎 😐 😠

Tag

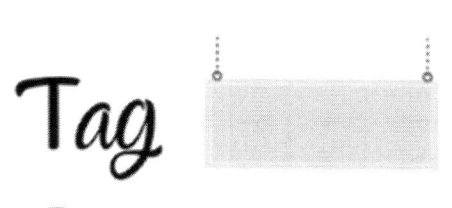

Datum ....

Gewicht .... Kalorienziel ....

Frühstück — Menge — kcal

_____
_____
_____
_____
_____

kcal: ____ Fett: ____ KH: ____ EW: ____

Mittagessen — Menge — kcal

_____
_____
_____
_____
_____

kcal: ____ Fett: ____ KH: ____ EW: ____

Abendessen — Menge — kcal

_____
_____
_____
_____
_____

kcal: ____ Fett: ____ KH: ____ EW: ____

Snacks — Menge — kcal

_____
_____
_____
_____
_____

kcal: ____ Fett: ____ KH: ____ EW: ____

Tagesbilanz kcal: ____ Fett: ____ KH: ____ EW: ____ ✓ ✗

Defizit ○ Erhalt ○ Überschuss ○

Sport/Aktivitäten — kcal

_____
_____
_____

Kalorienverbrauch gesamt: _____

Schritte _____

Wasser/Trinken

Ziele/Positives/Negatives

_____
_____
_____
_____

Mein Schlaf ____ Std.

Notizen

_____
_____

Tagesform 😀 😐 😟

Tag

Datum ....

Gewicht .... Kalorienziel ....

Frühstück — Menge — kcal

_____
_____
_____
_____

kcal: ____ Fett: ____ KH: ____ EW: ____

Mittagessen — Menge — kcal

_____
_____
_____
_____

kcal: ____ Fett: ____ KH: ____ EW: ____

Abendessen — Menge — kcal

_____
_____
_____
_____

kcal: ____ Fett: ____ KH: ____ EW: ____

Snacks — Menge — kcal

_____
_____
_____
_____

kcal: ____ Fett: ____ KH: ____ EW: ____

Tagesbilanz

kcal: ____ Fett: ____ KH: ____ EW: ____

Defizit ○   Erhalt ○   Überschuss ○

Sport/Aktivitäten — kcal

_____
_____
_____

Kalorienverbrauch gesamt: ____

Schritte ____

Wasser/Trinken

Ziele/Positives/Negatives

_____
_____
_____

Mein Schlaf ____ Std.

Notizen ____

Tagesform 😀 😐 😠

Tag

Datum ....

Gewicht .... Kalorienziel ....

Frühstück — Menge — kcal

_____
_____
_____
_____

kcal: ____ Fett: ____ KH: ____ EW: ____

Mittagessen — Menge — kcal

_____
_____
_____
_____

kcal: ____ Fett: ____ KH: ____ EW: ____

Abendessen — Menge — kcal

_____
_____
_____
_____

kcal: ____ Fett: ____ KH: ____ EW: ____

Snacks — Menge — kcal

_____
_____
_____
_____

kcal: ____ Fett: ____ KH: ____ EW: ____

Tagesbilanz kcal: ____ Fett: ____ KH: ____ EW: ____

Defizit ○   Erhalt ○   Überschuss ○

Sport/Aktivitäten — kcal

_____
_____
_____

Kalorienverbrauch gesamt: ____

Schritte ____

Wasser/Trinken

Ziele/Positives/Negatives

_____
_____
_____
_____

Mein Schlaf ____ Std.

Notizen
_____
_____

Tagesform 😀 😐 😠

Wochenbilanz

Datum ....

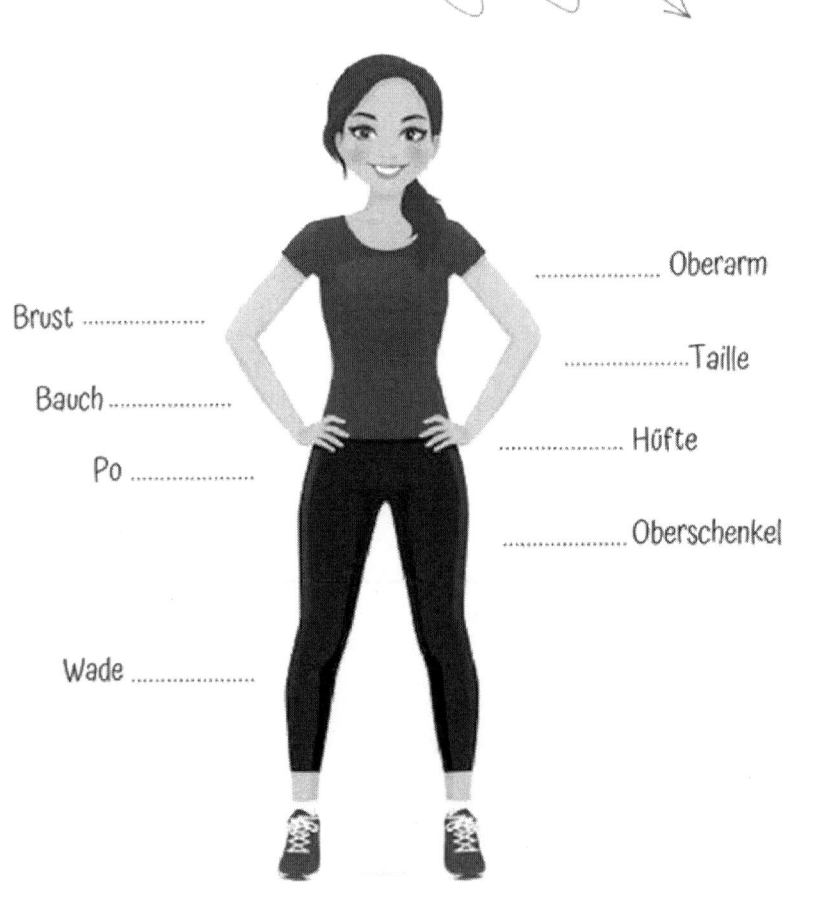

Oberarm ....

Taille ....

Hüfte ....

Oberschenkel ....

Brust ....

Bauch ....

Po ....

Wade ....

Körperwerte

Gewicht	BMI	KFA	Muskeln	Kleidergröße
....	....	....	....	....

Wochenbilanz
So war meine Woche

Körperteil	altes Maß	neues Maß	+	−
Oberarm	....	....	....	
Brust	....	....	....	
Taille	....	....	....	
Bauch	....	....	....	
Hüfte	....	....	....	
Po	....	....	....	
Oberschenkel	....	....	....	
Wade	....	....	....	

Kaloriendefizit/Überschuss diese Woche .... kcal

		+	−
Gewicht	....	....	
BMI	....	....	
KFA	....	....	
Muskeln	....	....	
Kleidergr.	....	....	

Positives/Negatives/Veränderungen/Ziele

_____
_____
_____
_____
_____

Tag

Datum ....

Gewicht .... **Kalorienziel** ....

Frühstück | Menge | kcal
_____
_____
_____
_____

kcal: _____ Fett: _____ KH: _____ EW: _____

Mittagessen | Menge | kcal
_____
_____
_____
_____

kcal: _____ Fett: _____ KH: _____ EW: _____

Abendessen | Menge | kcal
_____
_____
_____
_____

kcal: _____ Fett: _____ KH: _____ EW: _____

Snacks | Menge | kcal
_____
_____
_____
_____

kcal: _____ Fett: _____ KH: _____ EW: _____

Tagesbilanz kcal: _____ Fett: _____ KH: _____ EW: _____ ✓ ✗

Defizit ○   Erhalt ○   Überschuss ○

Sport/Aktivitäten _____ kcal
_____
_____
_____

Kalorienverbrauch gesamt: _____

Schritte ....

Wasser/Trinken
🥛 🥛 🥛 🥛 🥛

Ziele/Positives/Negatives
_____
_____
_____

Mein Schlaf _____ Std.

Notizen
_____
_____

Tagesform 😊 😐 ☹️

Tag

Datum ....

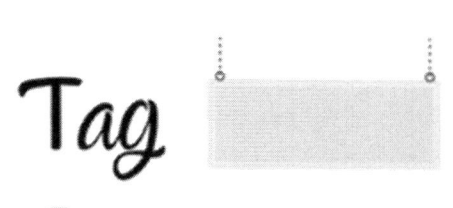

Gewicht .... **Kalorienziel** ....

Frühstück — Menge — kcal
_____
_____
_____
_____

kcal: _____ Fett: _____ KH: _____ EW: _____

Mittagessen — Menge — kcal
_____
_____
_____
_____

kcal: _____ Fett: _____ KH: _____ EW: _____

Abendessen — Menge — kcal
_____
_____
_____
_____

kcal: _____ Fett: _____ KH: _____ EW: _____

Snacks — Menge — kcal
_____
_____
_____
_____

kcal: _____ Fett: _____ KH: _____ EW: _____

Tagesbilanz
kcal: _____ Fett: _____ KH: _____ EW: _____ ✓ / ✗

Defizit ◯   Erhalt ◯   Überschuss ◯

Sport/Aktivitäten — kcal
_____
_____
_____

Kalorienverbrauch gesamt: _____

Schritte _____

Wasser/Trinken
🥛 🥛 🥛 🥛 🥛

Ziele/Positives/Negatives
_____
_____
_____
_____

Mein Schlaf _____ Std.

Notizen _____
_____

Tagesform 😊 😐 ☹

Tag

Datum ....

Gewicht .... Kalorienziel ....

Frühstück	Menge	kcal		Mittagessen	Menge	kcal
_____	____	____		_____	____	____
_____	____	____		_____	____	____
_____	____	____		_____	____	____
_____	____	____		_____	____	____

kcal: ____ Fett: ____ KH: ____ EW: ____   kcal: ____ Fett: ____ KH: ____ EW: ____

Abendessen	Menge	kcal		Snacks	Menge	kcal
_____	____	____		_____	____	____
_____	____	____		_____	____	____
_____	____	____		_____	____	____
_____	____	____		_____	____	____

kcal: ____ Fett: ____ KH: ____ EW: ____   kcal: ____ Fett: ____ KH: ____ EW: ____

Tagesbilanz kcal: ____ Fett: ____ KH: ____ EW: ____ ✓ ✗

Defizit ○   Erhalt ○   Überschuss ○

Sport/Aktivitäten kcal

_____
_____
_____

Kalorienverbrauch gesamt: _____

Schritte _____

Wasser/Trinken

Ziele/Positives/Negatives

_____
_____
_____

Mein Schlaf ____ Std.

Notizen _____
_____

Tagesform 😎 😐 😠

Tag

Datum ....

Gewicht .... Kalorienziel ....

Frühstück — Menge kcal

_____
_____
_____
_____

kcal: ____ Fett: ____ KH: ____ EW: ____

Mittagessen — Menge kcal

_____
_____
_____
_____

kcal: ____ Fett: ____ KH: ____ EW: ____

Abendessen — Menge kcal

_____
_____
_____
_____

kcal: ____ Fett: ____ KH: ____ EW: ____

Snacks — Menge kcal

_____
_____
_____
_____

kcal: ____ Fett: ____ KH: ____ EW: ____

Tagesbilanz kcal: ____ Fett: ____ KH: ____ EW: ____ ✓ / ✗

Defizit ○   Erhalt ○   Überschuss ○

Sport/Aktivitäten — kcal

_____
_____
_____

Kalorienverbrauch gesamt: ____

Schritte 👣 ____

Wasser/Trinken
🥛 🥛 🥛 🥛 🥛 🥛

Ziele/Positives/Negatives

_____
_____
_____
_____

Mein Schlaf 🛏 ____ Std.

Notizen ✎
_____
_____

Tagesform 😎 😐 😟

Tag

Datum ....

Gewicht .... **Kalorienziel** ....

Frühstück   Menge   kcal
_____
_____
_____
_____
_____

kcal: ____ Fett: ____ KH: ____ EW: ____

Mittagessen   Menge   kcal
_____
_____
_____
_____
_____

kcal: ____ Fett: ____ KH: ____ EW: ____

Abendessen   Menge   kcal
_____
_____
_____
_____
_____

kcal: ____ Fett: ____ KH: ____ EW: ____

Snacks   Menge   kcal
_____
_____
_____
_____
_____

kcal: ____ Fett: ____ KH: ____ EW: ____

Tagesbilanz kcal: ____ Fett: ____ KH: ____ EW: ____ ✓ / ✗

Defizit ○   Erhalt ○   Überschuss ○

Sport/Aktivitäten ____ kcal
_____
_____
_____

Kalorienverbrauch gesamt: _____

Schritte 👣 _____

Wasser/Trinken
🥛 🥛 🥛 🥛 🥛

Ziele/Positives/Negatives
_____
_____
_____
_____

Mein Schlaf 🛏 ____ Std.

Notizen ✎
_____

Tagesform 😀 😐 😠

Tag

Datum ....

Gewicht .... Kalorienziel ....

Frühstück — Menge — kcal

_____
_____
_____
_____
_____

kcal: ___ Fett: ___ KH: ___ EW: ___

Mittagessen — Menge — kcal

_____
_____
_____
_____
_____

kcal: ___ Fett: ___ KH: ___ EW: ___

Abendessen — Menge — kcal

_____
_____
_____
_____
_____

kcal: ___ Fett: ___ KH: ___ EW: ___

Snacks — Menge — kcal

_____
_____
_____
_____
_____

kcal: ___ Fett: ___ KH: ___ EW: ___

Tagesbilanz kcal: ___ Fett: ___ KH: ___ EW: ___ ○ ✓ / ○ ✗

Defizit ○ Erhalt ○ Überschuss ○

Sport/Aktivitäten — kcal

_____
_____
_____

Kalorienverbrauch gesamt: ___

Schritte 👣 ___

Wasser/Trinken

🥛 🥛 🥛 🥛 🥛 🥛

Ziele/Positives/Negatives

_____
_____
_____

Mein Schlaf 🛏 ___ Std.

Notizen ✎
_____
_____

Tagesform 😊 😐 😟

Tag

Datum ....

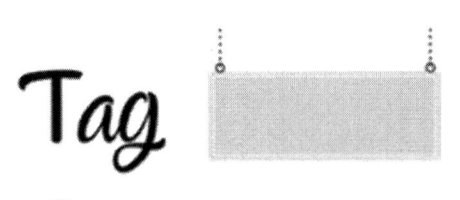

Gewicht .... **Kalorienziel** ....

Frühstück — Menge — kcal

_____
_____
_____
_____

kcal: _____ Fett: _____ KH: _____ EW: _____

Mittagessen — Menge — kcal

_____
_____
_____
_____

kcal: _____ Fett: _____ KH: _____ EW: _____

Abendessen — Menge — kcal

_____
_____
_____
_____

kcal: _____ Fett: _____ KH: _____ EW: _____

Snacks — Menge — kcal

_____
_____
_____
_____

kcal: _____ Fett: _____ KH: _____ EW: _____

Tagesbilanz kcal: _____ Fett: _____ KH: _____ EW: _____ ✓ ✗

Defizit ○   Erhalt ○   Überschuss ○

Sport/Aktivitäten — kcal

_____
_____
_____

Kalorienverbrauch gesamt: _____

Schritte _____

Wasser/Trinken
🥛 🥛 🥛 🥛 🥛

Ziele/Positives/Negatives

_____
_____

Mein Schlaf _____ Std.

Notizen
_____
_____

Tagesform 😎 😐 😕

Wochenbilanz

Datum ....

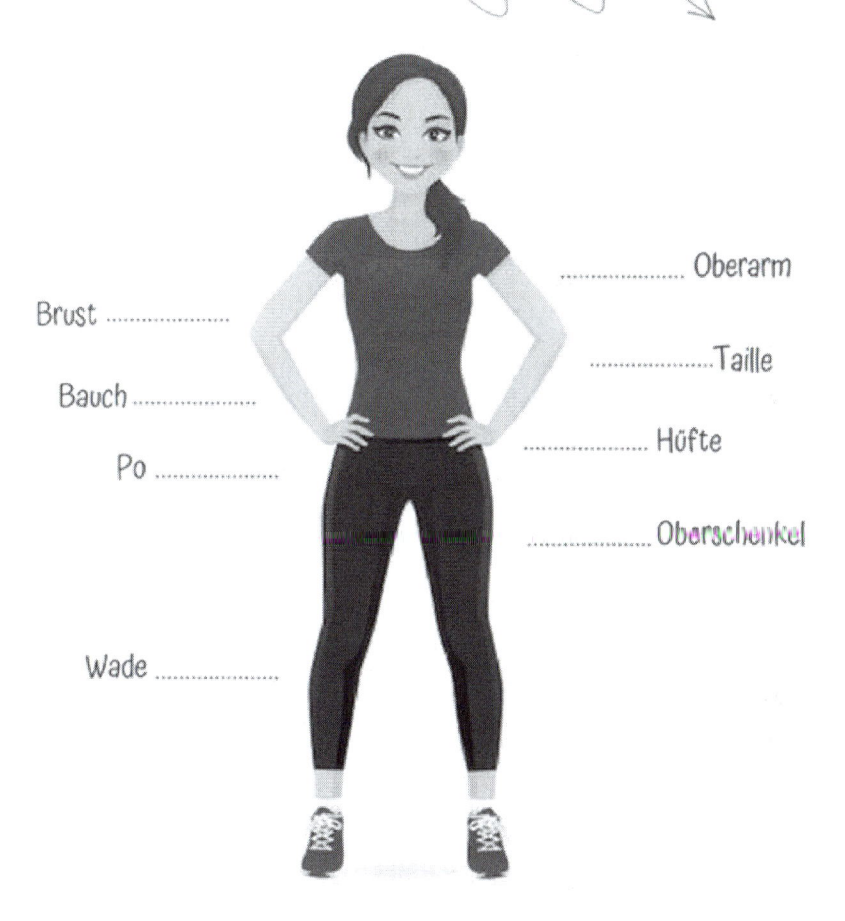

Brust ....

Bauch ....

Po ....

Wade ....

.... Oberarm

.... Taille

.... Hüfte

.... Oberschenkel

Körperwerte

| Gewicht | BMI | KFA | Muskeln | Kleidergröße |

Wochenbilanz
So war meine Woche

Körperteil	altes Maß	neues Maß	＋	−
Oberarm	....	....	....	
Brust	....	....	....	
Taille	....	....	....	
Bauch	....	....	....	
Hüfte	....	....	....	
Po	....	....	....	
Oberschenkel	....	....	....	
Wade	....	....	....	

Kaloriendefizit/Überschuss diese Woche .... kcal

		＋	−	
Gewicht	....	●	●	....
BMI	....	●	●	....
KFA	....	●	●	....
Muskeln	....	●	●	....
Kleidergr.	....	●	●	....

Positives/Negatives/Veränderungen/Ziele

_____
_____
_____
_____
_____

Monatsbilanz
So war mein Monat

Körperteil	Maß letzten Monat	neues Maß	➕ ➖
Oberarm	....	....	....
Brust	....	....	....
Taille	....	....	....
Bauch	....	....	....
Hüfte	....	....	....
Po	....	....	....
Oberschenkel	....	....	....
Wade	....	....	....

Körperwerte letzten Monat

Gewicht	....	➕ ➖	....
BMI	....	➕ ➖	....
KFA	....	➕ ➖	....
Muskeln	....	➕ ➖	....
Kleidergr.	....	➕ ➖	....

Positives/Negatives/Veränderungen/Ziele

_____
_____
_____
_____
_____
_____

Meine optische Veränderung

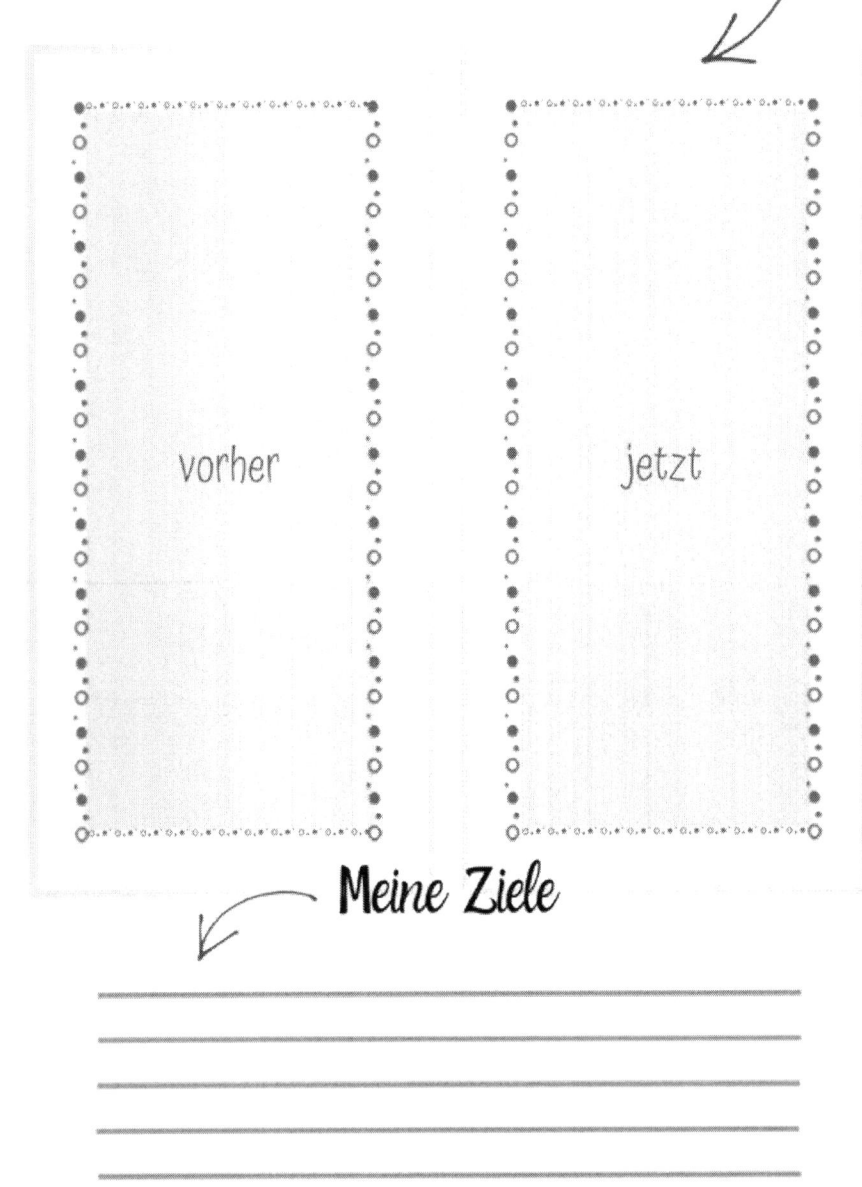

Datum ....

vorher

jetzt

Meine Ziele

_____
_____
_____
_____
_____

Tag

Datum ....

Gewicht .... Kalorienziel ....

Frühstück — Menge — kcal

_____
_____
_____
_____
_____

kcal: _____ Fett: _____ KH: _____ EW: _____

Mittagessen — Menge — kcal

_____
_____
_____
_____
_____

kcal: _____ Fett: _____ KH: _____ EW: _____

Abendessen — Menge — kcal

_____
_____
_____
_____
_____

kcal: _____ Fett: _____ KH: _____ EW: _____

Snacks — Menge — kcal

_____
_____
_____
_____
_____

kcal: _____ Fett: _____ KH: _____ EW: _____

Tagesbilanz kcal: _____ Fett: _____ KH: _____ EW: _____ ✓ ✗

Defizit ○   Erhalt ○   Überschuss ○

Sport/Aktivitäten _____ kcal

_____
_____
_____

Kalorienverbrauch gesamt: _____

Schritte 👣 _____

Wasser/Trinken

🥛 🥛 🥛 🥛 🥛

Ziele/Positives/Negatives

_____
_____
_____
_____

Mein Schlaf 🛏 _____ Std.

Notizen ✎

_____

Tagesform 😎 😐 😠

Tag

Datum ....

Gewicht .... **Kalorienziel** ....

Frühstück — Menge — kcal
_____
_____
_____
_____

kcal: _____ Fett: _____ KH: _____ EW: _____

Mittagessen — Menge — kcal
_____
_____
_____
_____

kcal: _____ Fett: _____ KH: _____ EW: _____

Abendessen — Menge — kcal
_____
_____
_____
_____

kcal: _____ Fett: _____ KH: _____ EW: _____

Snacks — Menge — kcal
_____
_____
_____
_____

kcal: _____ Fett: _____ KH: _____ EW: _____

Tagesbilanz kcal: _____ Fett: _____ KH: _____ EW: _____ ✓ ✗

Defizit ○ Erhalt ○ Überschuss ○

Sport/Aktivitäten — kcal
_____
_____
_____

Kalorienverbrauch gesamt: _____

Schritte _____

Wasser/Trinken
🥤 🥤 🥤 🥤 🥤

Ziele/Positives/Negatives
_____
_____
_____

Mein Schlaf _____ Std.

Notizen _____
_____

Tagesform 😎 😐 😞

Tag

Datum ....

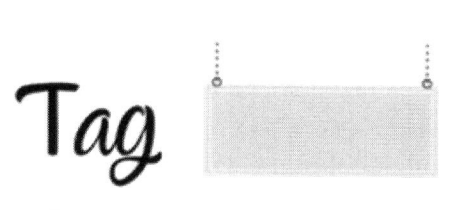

Gewicht .... Kalorienziel ....

Frühstück — Menge — kcal

_____
_____
_____
_____

kcal: _____ Fett: _____ KH: _____ EW: _____

Mittagessen — Menge — kcal

_____
_____
_____
_____

kcal: _____ Fett: _____ KH: _____ EW: _____

Abendessen — Menge — kcal

_____
_____
_____
_____

kcal: _____ Fett: _____ KH: _____ EW: _____

Snacks — Menge — kcal

_____
_____
_____
_____

kcal: _____ Fett: _____ KH: _____ EW: _____

Tagesbilanz kcal: _____ Fett: _____ KH: _____ EW: _____ ○ ✓ / ○ ✗

Defizit ○   Erhalt ○   Überschuss ○

Sport/Aktivitäten — kcal

_____
_____
_____

Kalorienverbrauch gesamt: _____

Schritte 👣 _____

Wasser/Trinken

🥤 🥤 🥤 🥤 🥤

Ziele/Positives/Negatives

_____
_____
_____
_____

Mein Schlaf _____ Std.

Notizen _____

Tagesform 😎 😐 😟

Tag _____   Datum _____

Gewicht _____   Kalorienziel _____

Frühstück	Menge	kcal		Mittagessen	Menge	kcal
_____	_____	_____		_____	_____	_____
_____	_____	_____		_____	_____	_____
_____	_____	_____		_____	_____	_____
_____	_____	_____		_____	_____	_____

kcal: ____ Fett: ____ KH: ____ EW: ____   kcal: ____ Fett: ____ KH: ____ EW: ____

Abendessen	Menge	kcal		Snacks	Menge	kcal
_____	_____	_____		_____	_____	_____
_____	_____	_____		_____	_____	_____
_____	_____	_____		_____	_____	_____
_____	_____	_____		_____	_____	_____

kcal: ____ Fett: ____ KH: ____ EW: ____   kcal: ____ Fett: ____ KH: ____ EW: ____

Tagesbilanz kcal: ____ Fett: ____ KH: ____ EW: ____   ✓ / ✗

Defizit ◯   Erhalt ◯   Überschuss ◯

Sport/Aktivitäten ____ kcal   **Ziele/Positives/Negatives**
_____   _____
_____   _____
_____   _____

Kalorienverbrauch gesamt: _____   Mein Schlaf ____ Std.

Schritte _____   Notizen _____
_____
Wasser/Trinken
🥛 🥛 🥛 🥛 🥛   Tagesform 😎 😐 🙂

Tag

Datum ....

Gewicht ....   Kalorienziel ....

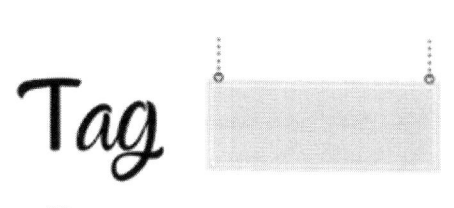

Frühstück	Menge	kcal
_____	_____	_____
_____	_____	_____
_____	_____	_____
_____	_____	_____

kcal: _____ Fett: _____ KH: _____ EW: _____

Mittagessen	Menge	kcal
_____	_____	_____
_____	_____	_____
_____	_____	_____
_____	_____	_____

kcal: _____ Fett: _____ KH: _____ EW: _____

Abendessen	Menge	kcal
_____	_____	_____
_____	_____	_____
_____	_____	_____
_____	_____	_____

kcal: _____ Fett: _____ KH: _____ EW: _____

Snacks	Menge	kcal
_____	_____	_____
_____	_____	_____
_____	_____	_____
_____	_____	_____

kcal: _____ Fett: _____ KH: _____ EW: _____

Tagesbilanz   kcal: _____   Fett: _____   KH: _____   EW: _____   ✓ ✗

Defizit ◯   Erhalt ◯   Überschuss ◯

Sport/Aktivitäten   kcal

_____
_____
_____

Kalorienverbrauch gesamt: _____

Schritte _____

Wasser/Trinken

▯ ▯ ▯ ▯ ▯

Ziele/Positives/Negatives

_____
_____
_____

Mein Schlaf _____ Std.

Notizen

_____
_____

Tagesform 😎 😐 😠

Tag

Datum ....

Gewicht .... **Kalorienziel** ....

Frühstück — Menge — kcal
_____
_____
_____
_____

kcal: _____ Fett: _____ KH: _____ EW: _____

Mittagessen — Menge — kcal
_____
_____
_____
_____

kcal: _____ Fett: _____ KH: _____ EW: _____

Abendessen — Menge — kcal
_____
_____
_____
_____

kcal: _____ Fett: _____ KH: _____ EW: _____

Snacks — Menge — kcal
_____
_____
_____
_____

kcal: _____ Fett: _____ KH: _____ EW: _____

Tagesbilanz
kcal: _____ Fett: _____ KH: _____ EW: _____ ✓ / ✗

Defizit ○   Erhalt ○   Überschuss ○

Sport/Aktivitäten — kcal
_____
_____

Kalorienverbrauch gesamt: _____

Schritte _____

Wasser/Trinken
🥤 🥤 🥤 🥤 🥤

Ziele/Positives/Negatives
_____
_____
_____

Mein Schlaf _____ Std.

Notizen _____

Tagesform 😎 😐 😟

Tag

Datum ....

Gewicht .... Kalorienziel ....

Frühstück — Menge — kcal

_____ _____ _____
_____ _____ _____
_____ _____ _____
_____ _____ _____

kcal: ____ Fett: ____ KH: ____ EW: ____

Mittagessen — Menge — kcal

_____ _____ _____
_____ _____ _____
_____ _____ _____
_____ _____ _____

kcal: ____ Fett: ____ KH: ____ EW: ____

Abendessen — Menge — kcal

_____ _____ _____
_____ _____ _____
_____ _____ _____
_____ _____ _____

kcal: ____ Fett: ____ KH: ____ EW: ____

Snacks — Menge — kcal

_____ _____ _____
_____ _____ _____
_____ _____ _____
_____ _____ _____

kcal: ____ Fett: ____ KH: ____ EW: ____

Tagesbilanz

kcal: ____ Fett: ____ KH: ____ EW: ____ ✓ / ✗

Defizit ◯   Erhalt ◯   Überschuss ◯

Sport/Aktivitäten — kcal

_____ _____
_____ _____

Kalorienverbrauch gesamt: _____

Schritte 👣 _____

Wasser/Trinken
🥛 🥛 🥛 🥛 🥛 🥛

Ziele/Positives/Negatives

_____
_____
_____
_____

Mein Schlaf 🛏 ____ Std.

Notizen ✎
_____
_____

Tagesform 😀 😐 😠

Wochenbilanz

Datum ....

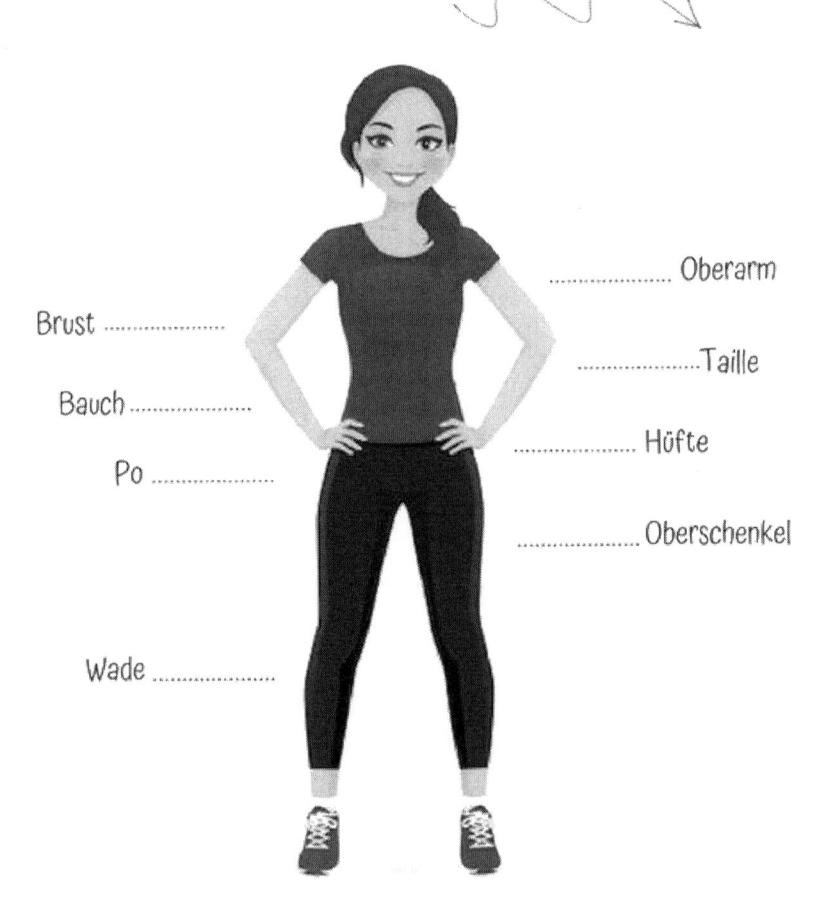

Brust ....
Bauch ....
Po ....
Wade ....

.... Oberarm
.... Taille
.... Hüfte
.... Oberschenkel

Körperwerte

| Gewicht | BMI | KFA | Muskeln | Kleidergröße |

Wochenbilanz
So war meine Woche

Körperteil	altes Maß	neues Maß	＋ ＿
Oberarm	....	....	....
Brust	....	....	....
Taille	....	....	....
Bauch	....	....	....
Hüfte	....	....	....
Po	....	....	....
Oberschenkel	....	....	....
Wade	....	....	....

Kaloriendefizit/Überschuss diese Woche .... kcal

Gewicht	....	＋ ＿	....
BMI	....	＋ ＿	....
KFA	....	＋ ＿	....
Muskeln	....	＋ ＿	....
Kleidergr.	....	＋ ＿	....

Positives/Negatives/Veränderungen/Ziele

_____
_____
_____
_____
_____
_____

Tag

Datum ....

Gewicht ....   Kalorienziel ....

Frühstück   Menge   kcal
_____
_____
_____
_____

kcal: ____ Fett: ____ KH: ____ EW: ____

Mittagessen   Menge   kcal
_____
_____
_____
_____

kcal: ____ Fett: ____ KH: ____ EW: ____

Abendessen   Menge   kcal
_____
_____
_____
_____

kcal: ____ Fett: ____ KH: ____ EW: ____

Snacks   Menge   kcal
_____
_____
_____
_____

kcal: ____ Fett: ____ KH: ____ EW: ____

Tagesbilanz   kcal: ____ Fett: ____ KH: ____ EW: ____   ✓ / ✗

Defizit ○   Erhalt ○   Überschuss ○

Sport/Aktivitäten   kcal
_____
_____
_____

Kalorienverbrauch gesamt: ____

Schritte _____

Wasser/Trinken

Ziele/Positives/Negatives
_____
_____
_____
_____

Mein Schlaf ____ Std.

Notizen _____
_____

Tagesform 😎 😐 😠

Tag

Datum ....

Gewicht .... Kalorienziel ....

Frühstück — Menge — kcal

_____
_____
_____
_____

kcal: ____ Fett: ____ KH: ____ EW: ____

Mittagessen — Menge — kcal

_____
_____
_____
_____

kcal: ____ Fett: ____ KH: ____ EW: ____

Abendessen — Menge — kcal

_____
_____
_____
_____

kcal: ____ Fett: ____ KH: ____ EW: ____

Snacks — Menge — kcal

_____
_____
_____
_____

kcal: ____ Fett: ____ KH: ____ EW: ____

Tagesbilanz

kcal: ____ Fett: ____ KH: ____ EW: ____ ✓ / ✗

Defizit ○   Erhalt ○   Überschuss ○

Sport/Aktivitäten — kcal

_____
_____
_____

Kalorienverbrauch gesamt: _____

Schritte 👣 _____

Wasser/Trinken

🥛 🥛 🥛 🥛 🥛

Ziele/Positives/Negatives

_____
_____
_____

Mein Schlaf 🛏 ____ Std.

Notizen ✎
_____
_____

Tagesform 🙂 😐 😠

Tag

Datum ....

Gewicht .... **Kalorienziel** ....

Frühstück — Menge — kcal

_____
_____
_____
_____
_____

kcal: ____ Fett: ____ KH: ____ EW: ____

Mittagessen — Menge — kcal

_____
_____
_____
_____
_____

kcal: ____ Fett: ____ KH: ____ EW: ____

Abendessen — Menge — kcal

_____
_____
_____
_____
_____

kcal: ____ Fett: ____ KH: ____ EW: ____

Snacks — Menge — kcal

_____
_____
_____
_____
_____

kcal: ____ Fett: ____ KH: ____ EW: ____

Tagesbilanz
kcal: ____ Fett: ____ KH: ____ EW: ____

Defizit ◯   Erhalt ◯   Überschuss ◯   ◯ ✓   ◯ ✗

Sport/Aktivitäten — kcal

_____
_____
_____

Kalorienverbrauch gesamt: ____

Schritte ____

Wasser/Trinken

Ziele/Positives/Negatives

_____
_____
_____

Mein Schlaf ____ Std.

Notizen ____
_____

Tagesform 😎 😐 😠

Tag

Datum ....

Gewicht .... Kalorienziel ....

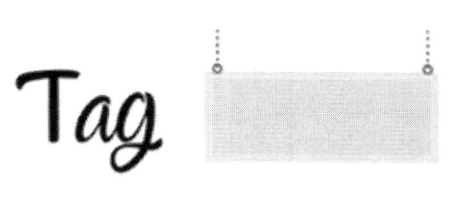

Frühstück — Menge kcal

_____
_____
_____
_____

kcal: ____ Fett: ____ KH: ____ EW: ____

Mittagessen — Menge kcal

_____
_____
_____
_____

kcal: ____ Fett: ____ KH: ____ EW: ____

Abendessen — Menge kcal

_____
_____
_____
_____

kcal: ____ Fett: ____ KH: ____ EW: ____

Snacks — Menge kcal

_____
_____
_____
_____

kcal: ____ Fett: ____ KH: ____ EW: ____

Tagesbilanz kcal: ____ Fett: ____ KH: ____ EW: ____ ✓ / ✗

Defizit ○   Erhalt ○   Überschuss ○

Sport/Aktivitäten — kcal

_____
_____
_____

Kalorienverbrauch gesamt: ____

Schritte ____

Wasser/Trinken
▯ ▯ ▯ ▯ ▯

Ziele/Positives/Negatives

_____
_____
_____

Mein Schlaf ____ Std.

Notizen
_____
_____

Tagesform 😎 😐 😠

Tag

Datum ....

Gewicht .... **Kalorienziel** ....

Frühstück   Menge   kcal
_____ _____ _____
_____ _____ _____
_____ _____ _____
_____ _____ _____

kcal: _____ Fett: _____ KH: _____ EW: _____

Mittagessen   Menge   kcal
_____ _____ _____
_____ _____ _____
_____ _____ _____
_____ _____ _____

kcal: _____ Fett: _____ KH: _____ EW: _____

Abendessen   Menge   kcal
_____ _____ _____
_____ _____ _____
_____ _____ _____
_____ _____ _____

kcal: _____ Fett: _____ KH: _____ EW: _____

Snacks   Menge   kcal
_____ _____ _____
_____ _____ _____
_____ _____ _____
_____ _____ _____

kcal: _____ Fett: _____ KH: _____ EW: _____

Tagesbilanz kcal: _____ Fett: _____ KH: _____ EW: _____ ✓ ✗

Defizit ○   Erhalt ○   Überschuss ○

Sport/Aktivitäten   kcal
_____ _____
_____ _____
_____ _____

Kalorienverbrauch gesamt: _____

Schritte _____

Wasser/Trinken

🥛 🥛 🥛 🥛 🥛

Ziele/Positives/Negatives
_____
_____
_____
_____

Mein Schlaf _____ Std.

Notizen
_____
_____

Tagesform 😎 😐 😵

Tag

Datum _____

Gewicht 🏋 _____   Kalorienziel 🎯 _____

Frühstück 🥣   Menge   kcal
_____
_____
_____
_____
kcal: ____ Fett: ____ KH: ____ EW: ____

Mittagessen 🍽   Menge   kcal
_____
_____
_____
_____
kcal: ____ Fett: ____ KH: ____ EW: ____

Abendessen 🍩   Menge   kcal
_____
_____
_____
_____
kcal: ____ Fett: ____ KH: ____ EW: ____

Snacks 🧁   Menge   kcal
_____
_____
_____
_____
kcal: ____ Fett: ____ KH: ____ EW: ____

Tagesbilanz kcal: ____ Fett: ____ KH: ____ EW: ____ 🏁 ✓ / ✗

Defizit ◯   Erhalt ◯   Überschuss ◯

Sport/Aktivitäten 🏋 kcal
_____
_____
_____

Kalorienverbrauch gesamt: ____

Schritte 👣 ____

Wasser/Trinken
🥛 🥛 🥛 🥛 🥛

Ziele/Positives/Negatives
_____
_____
_____

Mein Schlaf 🛏 ____ Std.
Notizen ✎
_____
_____

Tagesform 😎 😐 😟

Tag

Datum ....

Gewicht .... **Kalorienziel** ....

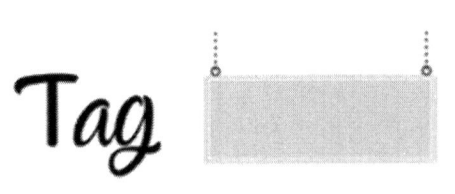

Frühstück   Menge   kcal

_____
_____
_____
_____
_____

kcal: _____ Fett: _____ KH: _____ EW: _____

Mittagessen   Menge   kcal

_____
_____
_____
_____
_____

kcal: _____ Fett: _____ KH: _____ EW: _____

Abendessen   Menge   kcal

_____
_____
_____
_____
_____

kcal: _____ Fett: _____ KH: _____ EW: _____

Snacks   Menge   kcal

_____
_____
_____
_____
_____

kcal: _____ Fett: _____ KH: _____ EW: _____

Tagesbilanz kcal: _____ Fett: _____ KH: _____ EW: _____ ✓ ✗

Defizit ○   Erhalt ○   Überschuss ○

Sport/Aktivitäten   kcal

_____
_____
_____

Kalorienverbrauch gesamt: _____

Schritte _____

Wasser/Trinken

Ziele/Positives/Negatives

_____
_____
_____
_____

Mein Schlaf _____ Std.
Notizen
_____
_____

Tagesform 😎 😐 😊

Wochenbilanz

Datum ....

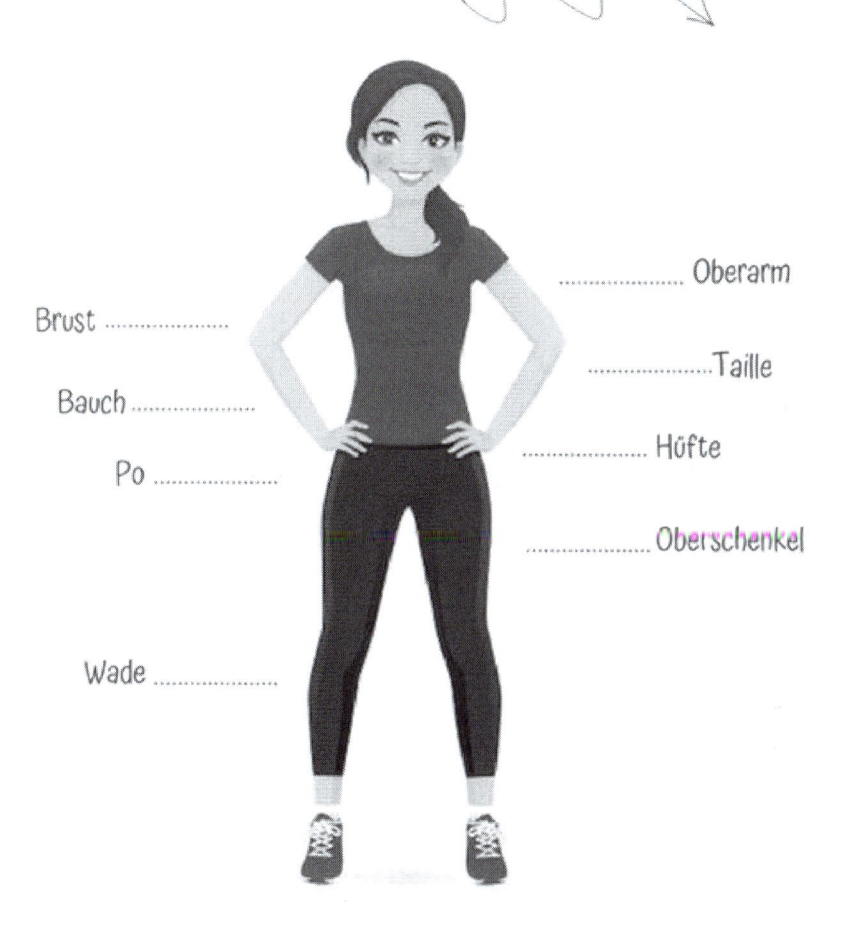

Brust ....

Bauch ....

Po ....

Wade ....

.... Oberarm

.... Taille

.... Hüfte

.... Oberschenkel

Körperwerte

.... Gewicht

.... BMI

.... KFA

.... Muskeln

.... Kleidergröße

Wochenbilanz
So war meine Woche

Körperteil	altes Maß	neues Maß	➕ ➖
Oberarm			
Brust			
Taille			
Bauch			
Hüfte			
Po			
Oberschenkel			
Wade			

Kaloriendefizit/Überschuss diese Woche .... kcal

			➕ ➖	
Gewicht				
BMI				
KFA				
Muskeln				
Kleidergr.				

Positives/Negatives/Veränderungen/Ziele

_____
_____
_____
_____
_____
_____

Tag

Datum ....

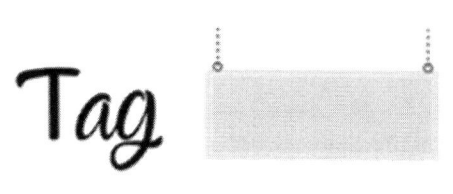

Gewicht 🗒 ....   Kalorienziel 🎯 ....

Frühstück 🥣   Menge   kcal

_____
_____
_____
_____
_____

kcal: _____ Fett: _____ KH: _____ EW: _____

Mittagessen 🍽   Menge   kcal

_____
_____
_____
_____
_____

kcal: _____ Fett: _____ KH: _____ EW: _____

Abendessen 🍲   Menge   kcal

_____
_____
_____
_____
_____

kcal: _____ Fett: _____ KH: _____ EW: _____

Snacks 🍓   Menge   kcal

_____
_____
_____
_____
_____

kcal: _____ Fett: _____ KH: _____ EW: _____

Tagesbilanz   kcal: _____ Fett: _____ KH: _____ EW: _____   🏁 ○ ✓
Defizit ○   Erhalt ○   Überschuss ○   ○ ✗

Sport/Aktivitäten 🏋 kcal

_____
_____
_____
_____

Kalorienverbrauch gesamt: _____

Schritte 👣 _____

Wasser/Trinken

🥛 🥛 🥛 🥛 🥛 🥛

Ziele/Positives/Negatives

_____
_____
_____
_____
_____

Mein Schlaf 🛏 _____ Std.

Notizen ✏ _____
_____
_____

Tagesform 😎 😐 😠

Tag

Datum ....

Gewicht .... **Kalorienziel** ....

Frühstück — Menge — kcal
_____
_____
_____
_____
_____

kcal: _____ Fett: _____ KH: _____ EW: _____

Mittagessen — Menge — kcal
_____
_____
_____
_____
_____

kcal: _____ Fett: _____ KH: _____ EW: _____

Abendessen — Menge — kcal
_____
_____
_____
_____
_____

kcal: _____ Fett: _____ KH: _____ EW: _____

Snacks — Menge — kcal
_____
_____
_____
_____
_____

kcal: _____ Fett: _____ KH: _____ EW: _____

Tagesbilanz kcal: _____ Fett: _____ KH: _____ EW: _____ ✓ ✗

Defizit ◯ Erhalt ◯ Überschuss ◯

Sport/Aktivitäten — kcal
_____
_____
_____

Kalorienverbrauch gesamt: _____

Schritte _____

Wasser/Trinken

Ziele/Positives/Negatives
_____
_____
_____
_____

Mein Schlaf _____ Std.

Notizen
_____
_____

Tagesform 😎 😐 😠

Tag

Datum ....

Gewicht .... Kalorienziel ....

Frühstück — Menge — kcal

_____
_____
_____
_____

kcal: _____ Fett: _____ KH: _____ EW: _____

Mittagessen — Menge — kcal

_____
_____
_____
_____

kcal: _____ Fett: _____ KH: _____ EW: _____

Abendessen — Menge — kcal

_____
_____
_____
_____

kcal: _____ Fett: _____ KH: _____ EW: _____

Snacks — Menge — kcal

_____
_____
_____
_____

kcal: _____ Fett: _____ KH: _____ EW: _____

Tagesbilanz kcal: _____ Fett: _____ KH: _____ EW: _____

Defizit ○   Erhalt ○   Überschuss ○   ✓ / ✗

Sport/Aktivitäten — kcal

_____
_____
_____

Kalorienverbrauch gesamt: _____

Schritte 👣 _____

Wasser/Trinken
🥛 🥛 🥛 🥛 🥛

Ziele/Positives/Negatives

_____
_____
_____

Mein Schlaf 🛏 _____ Std.
Notizen ✎
_____
_____

Tagesform 😊 😐 😟

Tag _____   Datum _____

Gewicht _____   **Kalorienziel** _____

Frühstück   Menge   kcal
_____
_____
_____
_____
kcal: _____ Fett: _____ KH: _____ EW: _____

Mittagessen   Menge   kcal
_____
_____
_____
_____
kcal: _____ Fett: _____ KH: _____ EW: _____

Abendessen   Menge   kcal
_____
_____
_____
_____
kcal: _____ Fett: _____ KH: _____ EW: _____

Snacks   Menge   kcal
_____
_____
_____
_____
kcal: _____ Fett: _____ KH: _____ EW: _____

Tagesbilanz kcal: _____ Fett: _____ KH: _____ EW: _____   ✓ ✗

Defizit ○   Erhalt ○   Überschuss ○

Sport/Aktivitäten   kcal
_____
_____
_____
_____

Kalorienverbrauch gesamt: _____

Schritte _____

Wasser/Trinken
🥛 🥛 🥛 🥛 🥛

Ziele/Positives/Negatives
_____
_____
_____
_____

Mein Schlaf _____ Std.

Notizen _____
_____
_____

Tagesform 😎 😐 🙁

Tag

Datum ....

Gewicht .... Kalorienziel ....

Frühstück — Menge kcal
_____
_____
_____
_____

kcal: _____ Fett: _____ KH: _____ EW: _____

Mittagessen — Menge kcal
_____
_____
_____
_____

kcal: _____ Fett: _____ KH: _____ EW: _____

Abendessen — Menge kcal
_____
_____
_____
_____

kcal: _____ Fett: _____ KH: _____ EW: _____

Snacks — Menge kcal
_____
_____
_____
_____

kcal: _____ Fett: _____ KH: _____ EW: _____

Tagesbilanz
kcal: _____ Fett: _____ KH: _____ EW: _____ ✓ / ✗

Defizit ○   Erhalt ○   Überschuss ○

Sport/Aktivitäten — kcal
_____
_____
_____

Kalorienverbrauch gesamt: _____

Schritte 👣 _____

Wasser/Trinken
🥛 🥛 🥛 🥛 🥛

Ziele/Positives/Negatives
_____
_____
_____
_____

Mein Schlaf 🛏 _____ Std.

Notizen ✎ _____
_____

Tagesform 😎 😐 😟

Tag

Datum ....

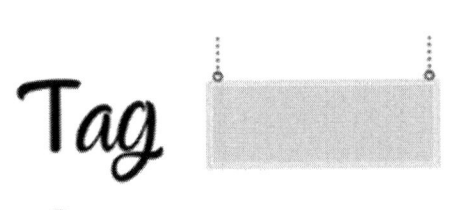

Gewicht .... Kalorienziel ....

Frühstück | Menge | kcal
_____
_____
_____
_____
_____

kcal: _____ Fett: _____ KH: _____ EW: _____

Mittagessen | Menge | kcal
_____
_____
_____
_____
_____

kcal: _____ Fett: _____ KH: _____ EW: _____

Abendessen | Menge | kcal
_____
_____
_____
_____
_____

kcal: _____ Fett: _____ KH: _____ EW: _____

Snacks | Menge | kcal
_____
_____
_____
_____
_____

kcal: _____ Fett: _____ KH: _____ EW: _____

Tagesbilanz kcal: _____ Fett: _____ KH: _____ EW: _____

Defizit ○   Erhalt ○   Überschuss ○

Sport/Aktivitäten _____ kcal
_____
_____
_____

Kalorienverbrauch gesamt: _____

Schritte _____

Wasser/Trinken

Ziele/Positives/Negatives
_____
_____
_____
_____

Mein Schlaf _____ Std.

Notizen

Tagesform

Tag

Datum ....

Gewicht .... **Kalorienziel** ....

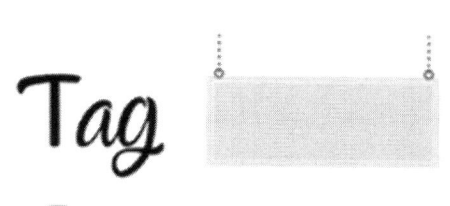

Frühstück — Menge kcal
_____ ____ ____
_____ ____ ____
_____ ____ ____
_____ ____ ____
_____ ____ ____

kcal: ____ Fett: ____ KH: ____ EW: ____

Mittagessen — Menge kcal
_____ ____ ____
_____ ____ ____
_____ ____ ____
_____ ____ ____
_____ ____ ____

kcal: ____ Fett: ____ KH: ____ EW: ____

Abendessen — Menge kcal
_____ ____ ____
_____ ____ ____
_____ ____ ____
_____ ____ ____
_____ ____ ____

kcal: ____ Fett: ____ KH: ____ EW: ____

Snacks — Menge kcal
_____ ____ ____
_____ ____ ____
_____ ____ ____
_____ ____ ____
_____ ____ ____

kcal: ____ Fett: ____ KH: ____ EW: ____

Tagesbilanz kcal: ____ Fett: ____ KH: ____ EW: ____   ✓ / ✗

Defizit ○   Erhalt ○   Überschuss ○

Sport/Aktivitäten — kcal
_____ ____
_____ ____
_____ ____

Kalorienverbrauch gesamt: ____

Schritte ____

Wasser/Trinken ▯ ▯ ▯ ▯ ▯

Ziele/Positives/Negatives
_____
_____
_____

Mein Schlaf ____ Std.

Notizen _____
_____

Tagesform 😎 😐 😠

Wochenbilanz

Datum ....

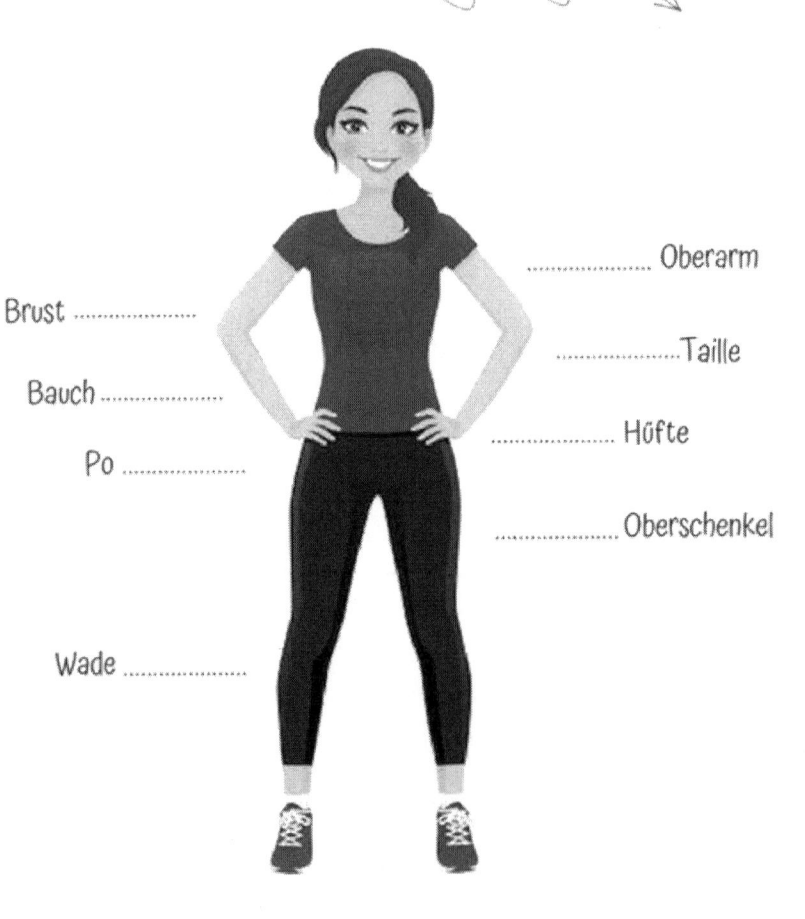

.... Oberarm

Brust ....

.... Taille

Bauch ....

.... Hüfte

Po ....

.... Oberschenkel

Wade ....

Körperwerte

....
Gewicht   BMI   KFA   Muskeln   Kleidergröße

Wochenbilanz
So war meine Woche

Körperteil	altes Maß	neues Maß	+	−
Oberarm	....	....	....	
Brust	....	....	....	
Taille	....	....		
Bauch	....	....		
Hüfte	....	....	....	
Po	....	....		
Oberschenkel	....	....		
Wade	....	....		

Kaloriendefizit/Überschuss diese Woche .... kcal

		+	−	
Gewicht	....			....
BMI	....			....
KFA	....			....
Muskeln	....			....
Kleidergr.	....			....

Positives/Negatives/Veränderungen/Ziele

_____
_____
_____
_____
_____
_____

Tag

Datum ....

Gewicht .... Kalorienziel ....

Frühstück | Menge | kcal

_____
_____
_____
_____

kcal: ____ Fett: ____ KH: ____ EW: ____

Mittagessen | Menge | kcal

_____
_____
_____
_____

kcal: ____ Fett: ____ KH: ____ EW: ____

Abendessen | Menge | kcal

_____
_____
_____
_____

kcal: ____ Fett: ____ KH: ____ EW: ____

Snacks | Menge | kcal

_____
_____
_____
_____

kcal: ____ Fett: ____ KH: ____ EW: ____

Tagesbilanz

kcal: ____ Fett: ____ KH: ____ EW: ____

Defizit ○   Erhalt ○   Überschuss ○

Sport/Aktivitäten — kcal

_____
_____
_____

Kalorienverbrauch gesamt: ____

Schritte ____

Wasser/Trinken

Ziele/Positives/Negatives

_____
_____
_____

Mein Schlaf ____ Std.

Notizen ____
_____

Tagesform 😀 😐 😞

Tag

Datum ....

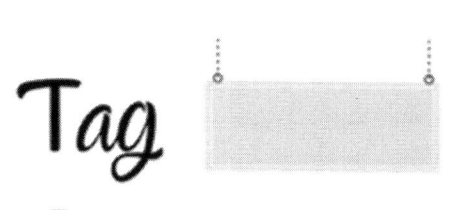

Gewicht 🏋 .... Kalorienziel 🎯 ....

Frühstück 🥣   Menge   kcal
_____
_____
_____
_____

kcal: ____ Fett: ____ KH: ____ EW: ____

Mittagessen 🍽   Menge   kcal
_____
_____
_____
_____

kcal: ____ Fett: ____ KH: ____ EW: ____

Abendessen 🍲   Menge   kcal
_____
_____
_____
_____

kcal: ____ Fett: ____ KH: ____ EW: ____

Snacks 🧁   Menge   kcal
_____
_____
_____
_____

kcal: ____ Fett: ____ KH: ____ EW: ____

Tagesbilanz   kcal: ____ Fett: ____ KH: ____ EW: ____   🏁 ✓ / ✗

Defizit ○   Erhalt ○   Überschuss ○

Sport/Aktivitäten 🏋 kcal
_____
_____
_____

Kalorienverbrauch gesamt: _____

Schritte 👣 _____

Wasser/Trinken

🥤 🥤 🥤 🥤 🥤 🥤

Ziele/Positives/Negatives
_____
_____
_____
_____

Mein Schlaf 🛏 ____ Std.

Notizen ✏
_____
_____

Tagesform 😎 😐 😟

Tag

Datum ....

Gewicht .... Kalorienziel ....

Frühstück | Menge | kcal
_____
_____
_____
_____

kcal: _____ Fett: _____ KH: _____ EW: _____

Mittagessen | Menge | kcal
_____
_____
_____
_____

kcal: _____ Fett: _____ KH: _____ EW: _____

Abendessen | Menge | kcal
_____
_____
_____
_____

kcal: _____ Fett: _____ KH: _____ EW: _____

Snacks | Menge | kcal
_____
_____
_____
_____

kcal: _____ Fett: _____ KH: _____ EW: _____

Tagesbilanz kcal: _____ Fett: _____ KH: _____ EW: _____ ✓ ✗

Defizit ○   Erhalt ○   Überschuss ○

Sport/Aktivitäten — kcal
_____
_____
_____

Kalorienverbrauch gesamt: _____

Schritte _____

Wasser/Trinken

Ziele/Positives/Negatives
_____
_____
_____
_____

Mein Schlaf _____ Std.

Notizen _____
_____
_____

Tagesform 😎 😐 ☹

Tag

Datum ....

Gewicht .... Kalorienziel ....

Frühstück — Menge kcal

_____
_____
_____
_____

kcal: ____ Fett: ____ KH: ____ EW: ____

Mittagessen — Menge kcal

_____
_____
_____
_____

kcal: ____ Fett: ____ KH: ____ EW: ____

Abendessen — Menge kcal

_____
_____
_____
_____

kcal: ____ Fett: ____ KH: ____ EW: ____

Snacks — Menge kcal

_____
_____
_____
_____

kcal: ____ Fett: ____ KH: ____ EW: ____

Tagesbilanz

kcal: ____ Fett: ____ KH: ____ EW: ____

Defizit ○ Erhalt ○ Überschuss ○   ○ ✓ ○ ✗

Sport/Aktivitäten — kcal

_____
_____
_____

Kalorienverbrauch gesamt: ____

Schritte 👣 ____

Wasser/Trinken
🥛 🥛 🥛 🥛 🥛

Ziele/Positives/Negatives

_____
_____
_____

Mein Schlaf ____ Std.

Notizen
_____

Tagesform 😀 😐 😟

Tag

Datum ....

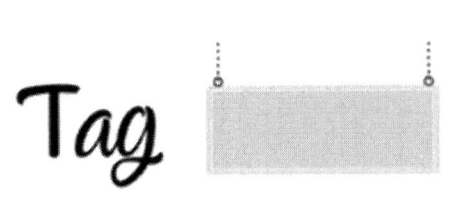

Gewicht .... Kalorienziel ....

Frühstück   Menge   kcal
_____ _____ _____
_____ _____ _____
_____ _____ _____
_____ _____ _____

kcal: _____ Fett: _____ KH: _____ EW: _____

Mittagessen   Menge   kcal
_____ _____ _____
_____ _____ _____
_____ _____ _____
_____ _____ _____

kcal: _____ Fett: _____ KH: _____ EW: _____

Abendessen   Menge   kcal
_____ _____ _____
_____ _____ _____
_____ _____ _____
_____ _____ _____

kcal: _____ Fett: _____ KH: _____ EW: _____

Snacks   Menge   kcal
_____ _____ _____
_____ _____ _____
_____ _____ _____
_____ _____ _____

kcal: _____ Fett: _____ KH: _____ EW: _____

Tagesbilanz   kcal: _____ Fett: _____ KH: _____ EW: _____

Defizit ○   Erhalt ○   Überschuss ○   ✓ ○ ✗ ○

Sport/Aktivitäten   kcal
_____
_____
_____

Kalorienverbrauch gesamt: _____

Schritte _____

Wasser/Trinken

Ziele/Positives/Negatives
_____
_____
_____
_____

Mein Schlaf _____ Std.

Notizen _____

Tagesform 🙂 😐 🙁

Tag _____   Datum _____

Gewicht 🏋 _____   Kalorienziel 🎯 _____

Frühstück 🥣   Menge   kcal
_____ _____ _____
_____ _____ _____
_____ _____ _____
_____ _____ _____

kcal: ____ Fett: ____ KH: ____ EW: ____

Mittagessen 🍽   Menge   kcal
_____ _____ _____
_____ _____ _____
_____ _____ _____
_____ _____ _____

kcal: ____ Fett: ____ KH: ____ EW: ____

Abendessen 🍲   Menge   kcal
_____ _____ _____
_____ _____ _____
_____ _____ _____
_____ _____ _____

kcal: ____ Fett: ____ KH: ____ EW: ____

Snacks 🍰🍓   Menge   kcal
_____ _____ _____
_____ _____ _____
_____ _____ _____
_____ _____ _____

kcal: ____ Fett: ____ KH: ____ EW: ____

Tagesbilanz   kcal: ____ Fett: ____ KH: ____ EW: ____   🏁 ○ ✓
                                                              ○ ✗
Defizit ○   Erhalt ○   Überschuss ○

Sport/Aktivitäten 🏋 kcal
_____ _____
_____ _____
_____ _____

Kalorienverbrauch gesamt: _____

Schritte 👣 _____

Wasser/Trinken
🥛 🥛 🥛 🥛 🥛

Ziele/Positives/Negatives
_____
_____
_____
_____

Mein Schlaf 🛏 ____ Std.
Notizen ✏
_____
_____

Tagesform 😎 😐 😶

Tag

Datum ....

Gewicht .... **Kalorienziel** ....

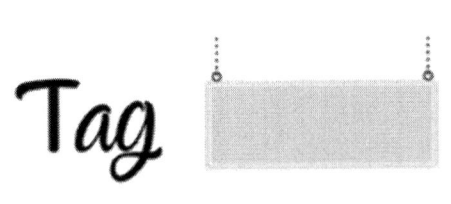

Frühstück   Menge   kcal
_____
_____
_____
_____
_____

kcal: ____ Fett: ____ KH: ____ EW: ____

Mittagessen   Menge   kcal
_____
_____
_____
_____
_____

kcal: ____ Fett: ____ KH: ____ EW: ____

Abendessen   Menge   kcal
_____
_____
_____
_____
_____

kcal: ____ Fett: ____ KH: ____ EW: ____

Snacks   Menge   kcal
_____
_____
_____
_____
_____

kcal: ____ Fett: ____ KH: ____ EW: ____

Tagesbilanz kcal: ____ Fett: ____ KH: ____ EW: ____ ✓ / ✗

Defizit ○   Erhalt ○   Überschuss ○

Sport/Aktivitäten   kcal
_____
_____
_____

Kalorienverbrauch gesamt: ____

Schritte ____

Wasser/Trinken

Ziele/Positives/Negatives
_____
_____
_____
_____

Mein Schlaf ____ Std.

Notizen _____
_____

Tagesform 😎 😐 😞

Wochenbilanz

Datum ....

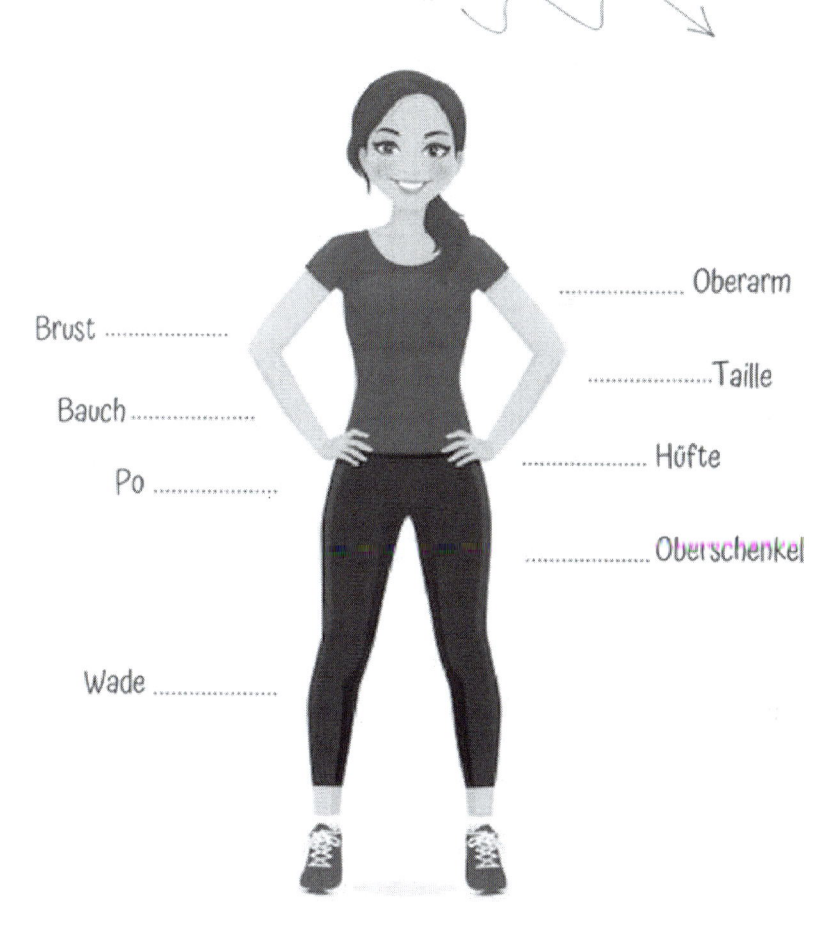

Brust ....

Bauch ....

Po ....

Wade ....

.... Oberarm

.... Taille

.... Hüfte

.... Oberschenkel

Körperwerte

| Gewicht | BMI | KFA | Muskeln | Kleidergröße |

Wochenbilanz
So war meine Woche

Körperteil	altes Maß	neues Maß	➕ ➖
Oberarm			
Brust			
Taille			
Bauch			
Hüfte			
Po			
Oberschenkel			
Wade			

Kaloriendefizit/Überschuss diese Woche .... kcal

Gewicht 📋	....	➕ ➖	....
BMI 🖩	....	➕ ➖	....
KFA 👗	....	➕ ➖	....
Muskeln 💪	....	➕ ➖	....
Kleidergr. 👗	....	➕ ➖	....

Positives/Negatives/Veränderungen/Ziele

_____
_____
_____
_____
_____

Monatsbilanz
So war mein Monat

Körperteil	Maß letzten Monat	neues Maß	⊕ ⊖
Oberarm			
Brust			
Taille			
Bauch			
Hüfte			
Po			
Oberschenkel			
Wade			

Körperwerte letzten Monat

		⊕ ⊖	
Gewicht			
BMI			
KFA			
Muskeln			
Kleidergr.			

Positives/Negatives/Veränderungen/Ziele

_____
_____
_____
_____
_____

Meine optische Veränderung

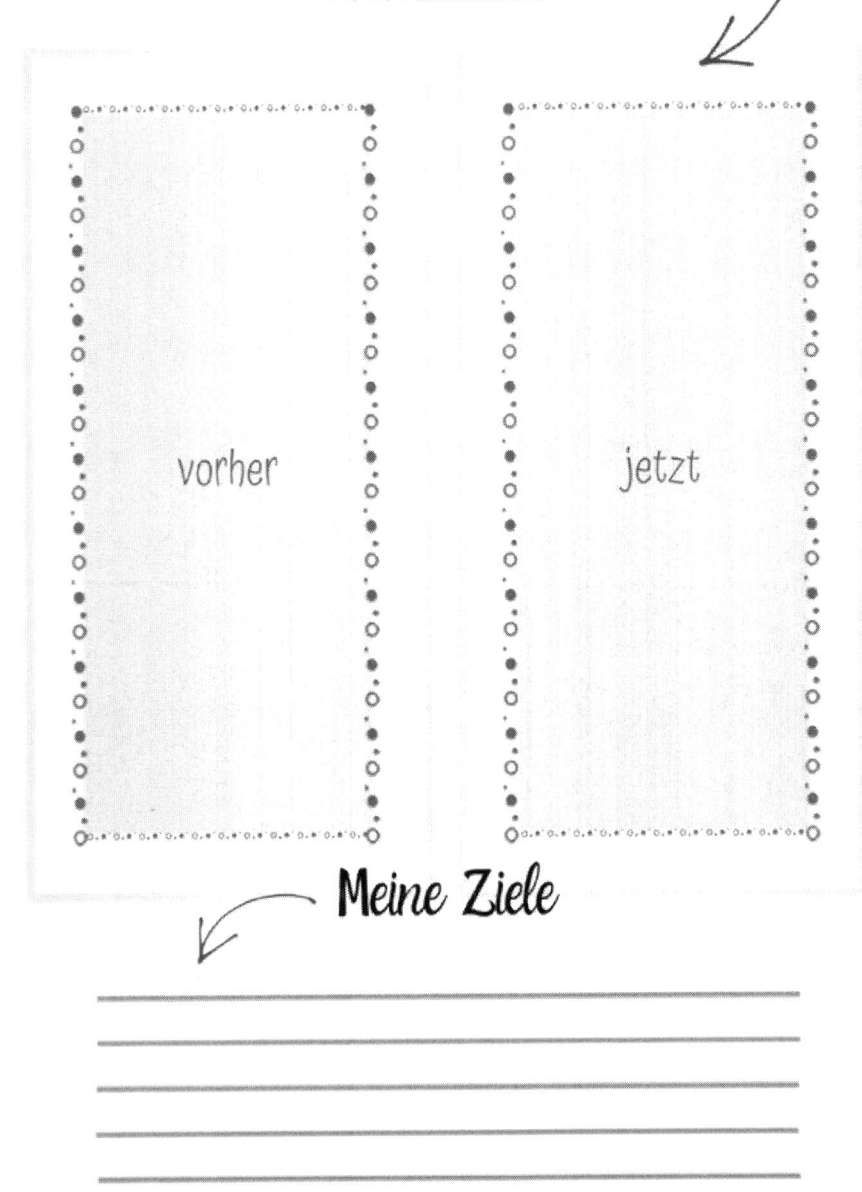

Datum ....

vorher

jetzt

Meine Ziele

Tag

Datum ....

Gewicht .... Kalorienziel ....

Frühstück — Menge — kcal

_____
_____
_____
_____

kcal: ____ Fett: ____ KH: ____ EW: ____

Mittagessen — Menge — kcal

_____
_____
_____
_____

kcal: ____ Fett: ____ KH: ____ EW: ____

Abendessen — Menge — kcal

_____
_____
_____
_____

kcal: ____ Fett: ____ KH: ____ EW: ____

Snacks — Menge — kcal

_____
_____
_____
_____

kcal: ____ Fett: ____ KH: ____ EW: ____

Tagesbilanz kcal: ____ Fett: ____ KH: ____ EW: ____ ✓ / ✗

Defizit ◯   Erhalt ◯   Überschuss ◯

Sport/Aktivitäten — kcal

_____
_____
_____

Kalorienverbrauch gesamt: ____

Schritte 👣 ____

Wasser/Trinken

Ziele/Positives/Negatives

_____
_____
_____

Mein Schlaf ____ Std.

Notizen _____
_____

Tagesform 😎 😐 😟

Tag

Datum ....

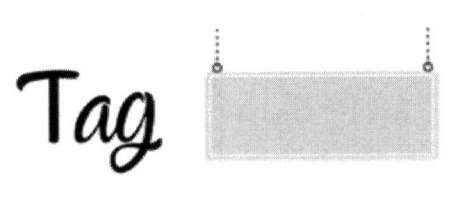

Gewicht .... Kalorienziel ....

Frühstück — Menge | kcal

_____

_____

_____

_____

kcal: ____ Fett: ____ KH: ____ EW: ____

Mittagessen — Menge | kcal

_____

_____

_____

_____

kcal: ____ Fett: ____ KH: ____ EW: ____

Abendessen — Menge | kcal

_____

_____

_____

_____

kcal: ____ Fett: ____ KH: ____ EW: ____

Snacks — Menge | kcal

_____

_____

_____

_____

kcal: ____ Fett: ____ KH: ____ EW: ____

Tagesbilanz kcal: ____ Fett: ____ KH: ____ EW: ____ ✓ ✗

Defizit ◯   Erhalt ◯   Überschuss ◯

Sport/Aktivitäten — kcal

_____

_____

_____

Kalorienverbrauch gesamt: ____

Schritte ____

Wasser/Trinken

Ziele/Positives/Negatives

_____

_____

_____

Mein Schlaf ____ Std.

Notizen _____

Tagesform 😎 😳 😟

Tag

Datum ....

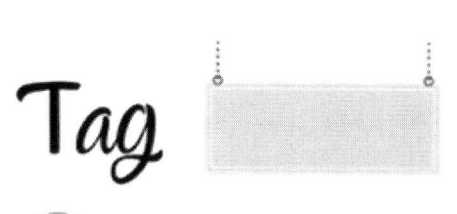

Gewicht .... Kalorienziel ....

Frühstück — Menge — kcal

_____
_____
_____
_____

kcal: ____ Fett: ____ KH: ____ EW: ____

Mittagessen — Menge — kcal

_____
_____
_____
_____

kcal: ____ Fett: ____ KH: ____ EW: ____

Abendessen — Menge — kcal

_____
_____
_____
_____

kcal: ____ Fett: ____ KH: ____ EW: ____

Snacks — Menge — kcal

_____
_____
_____
_____

kcal: ____ Fett: ____ KH: ____ EW: ____

Tagesbilanz

kcal: ____ Fett: ____ KH: ____ EW: ____ ✓ ✗

Defizit ○   Erhalt ○   Überschuss ○

Sport/Aktivitäten — kcal

_____
_____
_____

Kalorienverbrauch gesamt: ____

Schritte ____

Wasser/Trinken

Ziele/Positives/Negatives

_____
_____
_____
_____

Mein Schlaf ____ Std.

Notizen _____

Tagesform 😃 😐 😠

Tag

Datum ....

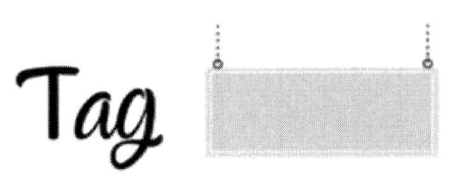

Gewicht .... **Kalorienziel** ....

Frühstück — Menge — kcal
_____
_____
_____
_____

kcal: _____ Fett: _____ KH: _____ EW: _____

Mittagessen — Menge — kcal
_____
_____
_____
_____

kcal: _____ Fett: _____ KH: _____ EW: _____

Abendessen — Menge — kcal
_____
_____
_____
_____

kcal: _____ Fett: _____ KH: _____ EW: _____

Snacks — Menge — kcal
_____
_____
_____
_____

kcal: _____ Fett: _____ KH: _____ EW: _____

Tagesbilanz
kcal: _____ Fett: _____ KH: _____ EW: _____

Defizit ◯ Erhalt ◯ Überschuss ◯

Sport/Aktivitäten — kcal
_____
_____
_____

Kalorienverbrauch gesamt: _____

Schritte _____

Wasser/Trinken

Ziele/Positives/Negatives
_____
_____
_____
_____

Mein Schlaf _____ Std.

Notizen _____
_____
_____

Tagesform

Tag

Datum ....

Gewicht .... Kalorienziel ....

Frühstück — Menge | kcal
_____ _____ _____
_____ _____ _____
_____ _____ _____
_____ _____ _____

kcal: _____ Fett: _____ KH: _____ EW: _____

Mittagessen — Menge | kcal
_____ _____ _____
_____ _____ _____
_____ _____ _____
_____ _____ _____

kcal: _____ Fett: _____ KH: _____ EW: _____

Abendessen — Menge | kcal
_____ _____ _____
_____ _____ _____
_____ _____ _____
_____ _____ _____

kcal: _____ Fett: _____ KH: _____ EW: _____

Snacks — Menge | kcal
_____ _____ _____
_____ _____ _____
_____ _____ _____
_____ _____ _____

kcal: _____ Fett: _____ KH: _____ EW: _____

Tagesbilanz
kcal: _____ Fett: _____ KH: _____ EW: _____ ✓ ✗

Defizit ○   Erhalt ○   Überschuss ○

Sport/Aktivitäten — kcal
_____ _____
_____ _____
_____ _____

Kalorienverbrauch gesamt: _____

Schritte 👣 _____

Wasser/Trinken
🥛 🥛 🥛 🥛 🥛

Ziele/Positives/Negatives
_____
_____
_____
_____

Mein Schlaf 💤 _____ Std.

Notizen ✏️
_____
_____

Tagesform 😀 😐 😟

Tag _____   Datum _____

Gewicht _____   **Kalorienziel** _____

Frühstück   Menge   kcal
_____
_____
_____
_____

kcal: ____ Fett: ____ KH: ____ EW: ____

Mittagessen   Menge   kcal
_____
_____
_____
_____

kcal: ____ Fett: ____ KH: ____ EW: ____

Abendessen   Menge   kcal
_____
_____
_____
_____

kcal: ____ Fett: ____ KH: ____ EW: ____

Snacks   Menge   kcal
_____
_____
_____
_____

kcal: ____ Fett: ____ KH: ____ EW: ____

Tagesbilanz kcal: ____ Fett: ____ KH: ____ EW: ____   ○ ✓   ○ ✗

Defizit ○   Erhalt ○   Überschuss ○

Sport/Aktivitäten   kcal
_____
_____
_____

Kalorienverbrauch gesamt: _____

Schritte _____

Wasser/Trinken

▢ ▢ ▢ ▢ ▢

Ziele/Positives/Negatives
_____
_____
_____

Mein Schlaf ____ Std.

Notizen _____

Tagesform   😎 😐 😠

Tag

Datum ....

Gewicht .... Kalorienziel ....

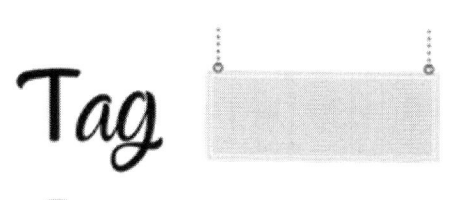

Frühstück — Menge — kcal

_____
_____
_____
_____

kcal: ____ Fett: ____ KH: ____ EW: ____

Mittagessen — Menge — kcal

_____
_____
_____
_____

kcal: ____ Fett: ____ KH: ____ EW: ____

Abendessen — Menge — kcal

_____
_____
_____
_____

kcal: ____ Fett: ____ KH: ____ EW: ____

Snacks — Menge — kcal

_____
_____
_____
_____

kcal: ____ Fett: ____ KH: ____ EW: ____

Tagesbilanz kcal: ____ Fett: ____ KH: ____ EW: ____ ✓ / ✗

Defizit ○   Erhalt ○   Überschuss ○

Sport/Aktivitäten — kcal

_____
_____
_____

Kalorienverbrauch gesamt: ____

Schritte 👣 ____

Wasser/Trinken
🥛 🥛 🥛 🥛 🥛

Ziele/Positives/Negatives

_____
_____
_____

Mein Schlaf 🛏️ ____ Std.

Notizen ✎
_____

Tagesform 😎 😐 😶

Wochenbilanz

Datum ....

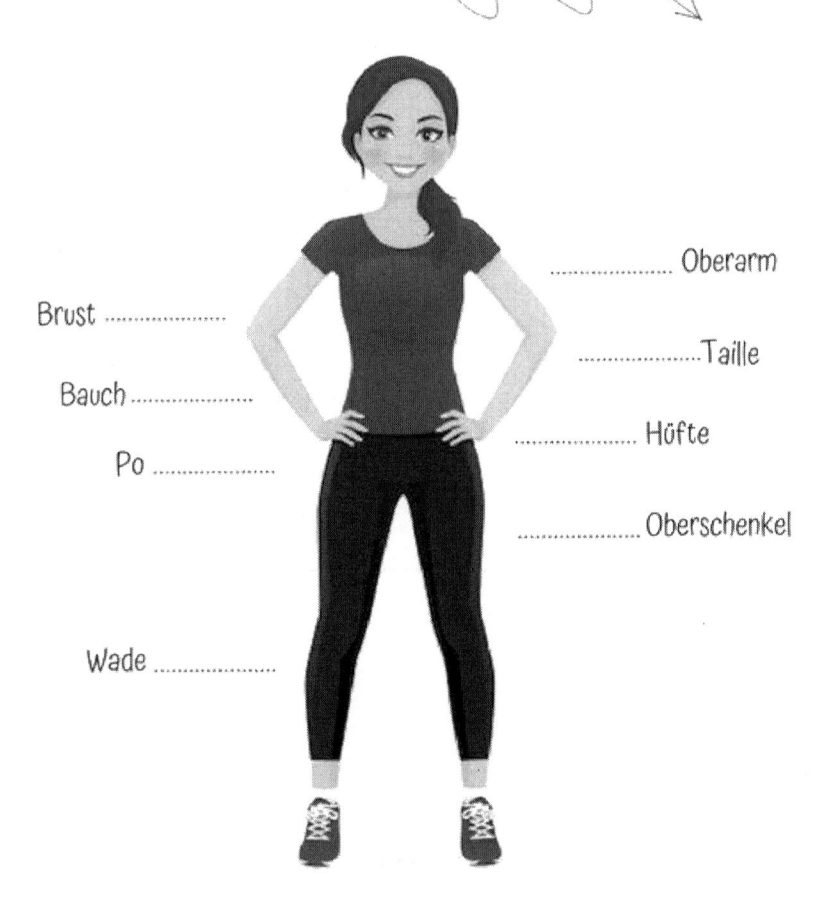

Brust ....

Bauch ....

Po ....

Wade ....

.... Oberarm

.... Taille

.... Hüfte

.... Oberschenkel

Körperwerte

| Gewicht | BMI | KFA | Muskeln | Kleidergröße |

Wochenbilanz
So war meine Woche

Körperteil	altes Maß	neues Maß	+ −
Oberarm			
Brust			
Taille			
Bauch			
Hüfte			
Po			
Oberschenkel			
Wade			

Kaloriendefizit/Überschuss diese Woche .... kcal

		+ −	
Gewicht			
BMI			
KFA			
Muskeln			
Kleidergr.			

Positives/Negatives/Veränderungen/Ziele

_____
_____
_____
_____
_____
_____

Tag

Datum ....

Gewicht ....   **Kalorienziel** ....

Frühstück   Menge   kcal

_____
_____
_____
_____

kcal: ____ Fett: ____ KH: ____ EW: ____

Mittagessen   Menge   kcal

_____
_____
_____
_____

kcal: ____ Fett: ____ KH: ____ EW: ____

Abendessen   Menge   kcal

_____
_____
_____
_____

kcal: ____ Fett: ____ KH: ____ EW: ____

Snacks   Menge   kcal

_____
_____
_____
_____

kcal: ____ Fett: ____ KH: ____ EW: ____

Tagesbilanz

kcal: ____ Fett: ____ KH: ____ EW: ____ ✓ ✗

Defizit ○   Erhalt ○   Überschuss ○

Sport/Aktivitäten   kcal

_____
_____
_____

Kalorienverbrauch gesamt: ____

Schritte ____

Wasser/Trinken

▯ ▯ ▯ ▯ ▯ ▯

Ziele/Positives/Negatives

_____
_____
_____

Mein Schlaf ____ Std.

Notizen
_____
_____

Tagesform 😀 😐 😟

Tag

Datum ....

Gewicht .... Kalorienziel ....

Frühstück — Menge — kcal

_____
_____
_____
_____

kcal: ____ Fett: ____ KH: ____ EW: ____

Mittagessen — Menge — kcal

_____
_____
_____
_____

kcal: ____ Fett: ____ KH: ____ EW: ____

Abendessen — Menge — kcal

_____
_____
_____
_____

kcal: ____ Fett: ____ KH: ____ EW: ____

Snacks — Menge — kcal

_____
_____
_____
_____

kcal: ____ Fett: ____ KH: ____ EW: ____

Tagesbilanz kcal: ____ Fett: ____ KH: ____ EW: ____ ✓ / ✗

Defizit ○   Erhalt ○   Überschuss ○

Sport/Aktivitäten — kcal

_____
_____
_____

Kalorienverbrauch gesamt: ____

Schritte ____

Wasser/Trinken
☐ ☐ ☐ ☐ ☐ ☐

Ziele/Positives/Negatives

_____
_____
_____
_____

Mein Schlaf ____ Std.
Notizen
_____
_____

Tagesform 😎 😐 😟

Tag

Datum ....

Gewicht .... **Kalorienziel** ....

Frühstück | Menge | kcal
_____
_____
_____
_____
_____

kcal: ____ Fett: ____ KH: ____ EW: ____

Mittagessen | Menge | kcal
_____
_____
_____
_____
_____

kcal: ____ Fett: ____ KH: ____ EW: ____

Abendessen | Menge | kcal
_____
_____
_____
_____
_____

kcal: ____ Fett: ____ KH: ____ EW: ____

Snacks | Menge | kcal
_____
_____
_____
_____
_____

kcal: ____ Fett: ____ KH: ____ EW: ____

Tagesbilanz kcal: ____ Fett: ____ KH: ____ EW: ____ ✓ ✗

Defizit ○ Erhalt ○ Überschuss ○

Sport/Aktivitäten ____ kcal
_____
_____
_____

Kalorienverbrauch gesamt: ____

Schritte ____

Wasser/Trinken

Ziele/Positives/Negatives
_____
_____
_____
_____

Mein Schlaf ____ Std.

Notizen
_____
_____

Tagesform 😀 😐 😠

Tag

Datum ....

Gewicht .... Kalorienziel ....

Frühstück   Menge   kcal
_____
_____
_____
_____

kcal: ____ Fett: ____ KH: ____ EW: ____

Mittagessen   Menge   kcal
_____
_____
_____
_____

kcal: ____ Fett: ____ KH: ____ EW: ____

Abendessen   Menge   kcal
_____
_____
_____
_____

kcal: ____ Fett: ____ KH: ____ EW: ____

Snacks   Menge   kcal
_____
_____
_____
_____

kcal: ____ Fett: ____ KH: ____ EW: ____

Tagesbilanz kcal: ____ Fett: ____ KH: ____ EW: ____ ○ ✓ ○ ✗

Defizit ○   Erhalt ○   Überschuss ○

Sport/Aktivitäten   kcal
_____
_____
_____

Kalorienverbrauch gesamt: ____

Schritte ____

Wasser/Trinken

Ziele/Positives/Negatives
_____
_____
_____

Mein Schlaf ____ Std.

Notizen
_____
_____

Tagesform 😎 😐 😠

Tag

Datum ....

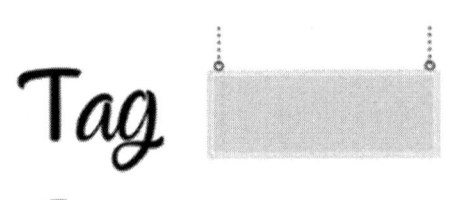

Gewicht .... Kalorienziel ....

Frühstück   Menge   kcal

_____
_____
_____
_____
_____

kcal: _____ Fett: _____ KH: _____ EW: _____

Mittagessen   Menge   kcal

_____
_____
_____
_____
_____

kcal: _____ Fett: _____ KH: _____ EW: _____

Abendessen   Menge   kcal

_____
_____
_____
_____
_____

kcal: _____ Fett: _____ KH: _____ EW: _____

Snacks   Menge   kcal

_____
_____
_____
_____
_____

kcal: _____ Fett: _____ KH: _____ EW: _____

Tagesbilanz

kcal: _____ Fett: _____ KH: _____ EW: _____ ✓ / ✗

Defizit ◯   Erhalt ◯   Überschuss ◯

Sport/Aktivitäten   kcal

_____
_____
_____

Kalorienverbrauch gesamt: _____

Schritte _____

Wasser/Trinken

🥤 🥤 🥤 🥤 🥤

Ziele/Positives/Negatives

_____
_____
_____

Mein Schlaf _____ Std.

Notizen

_____
_____

Tagesform 😎 😐 😠

Tag

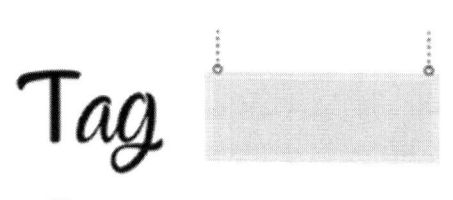

Datum ....

Gewicht .... Kalorienziel ....

Frühstück — Menge — kcal

_____
_____
_____
_____

kcal: ____ Fett: ____ KH: ____ EW: ____

Mittagessen — Menge — kcal

_____
_____
_____
_____

kcal: ____ Fett: ____ KH: ____ EW: ____

Abendessen — Menge — kcal

_____
_____
_____
_____

kcal: ____ Fett: ____ KH: ____ EW: ____

Snacks — Menge — kcal

_____
_____
_____
_____

kcal: ____ Fett: ____ KH: ____ EW: ____

Tagesbilanz

kcal: ____ Fett: ____ KH: ____ EW: ____ ✓ / ✗

Defizit ○ Erhalt ○ Überschuss ○

Sport/Aktivitäten — kcal

_____
_____
_____

Kalorienverbrauch gesamt: ____

Schritte 👣 ____

Wasser/Trinken
🥛 🥛 🥛 🥛 🥛

Ziele/Positives/Negatives

_____
_____
_____
_____

Mein Schlaf ____ Std.

Notizen ✏️
_____
_____

Tagesform 😀 😐 ☹️

Tag

Datum ....

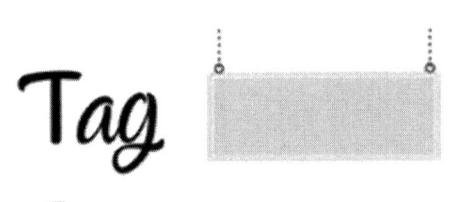

Gewicht .... Kalorienziel ....

Frühstück — Menge — kcal
_____
_____
_____
_____

kcal: ____ Fett: ____ KH: ____ EW: ____

Mittagessen — Menge — kcal
_____
_____
_____
_____

kcal: ____ Fett: ____ KH: ____ EW: ____

Abendessen — Menge — kcal
_____
_____
_____
_____

kcal: ____ Fett: ____ KH: ____ EW: ____

Snacks — Menge — kcal
_____
_____
_____
_____

kcal: ____ Fett: ____ KH: ____ EW: ____

Tagesbilanz
kcal: ____ Fett: ____ KH: ____ EW: ____

Defizit ○   Erhalt ○   Überschuss ○

Sport/Aktivitäten — kcal
_____
_____
_____

Kalorienverbrauch gesamt: ____

Schritte 👣 ____

Wasser/Trinken

Ziele/Positives/Negatives
_____
_____
_____
_____

Mein Schlaf ____ Std.

Notizen
_____
_____

Tagesform 😎 😐 😠

Wochenbilanz

Datum ....

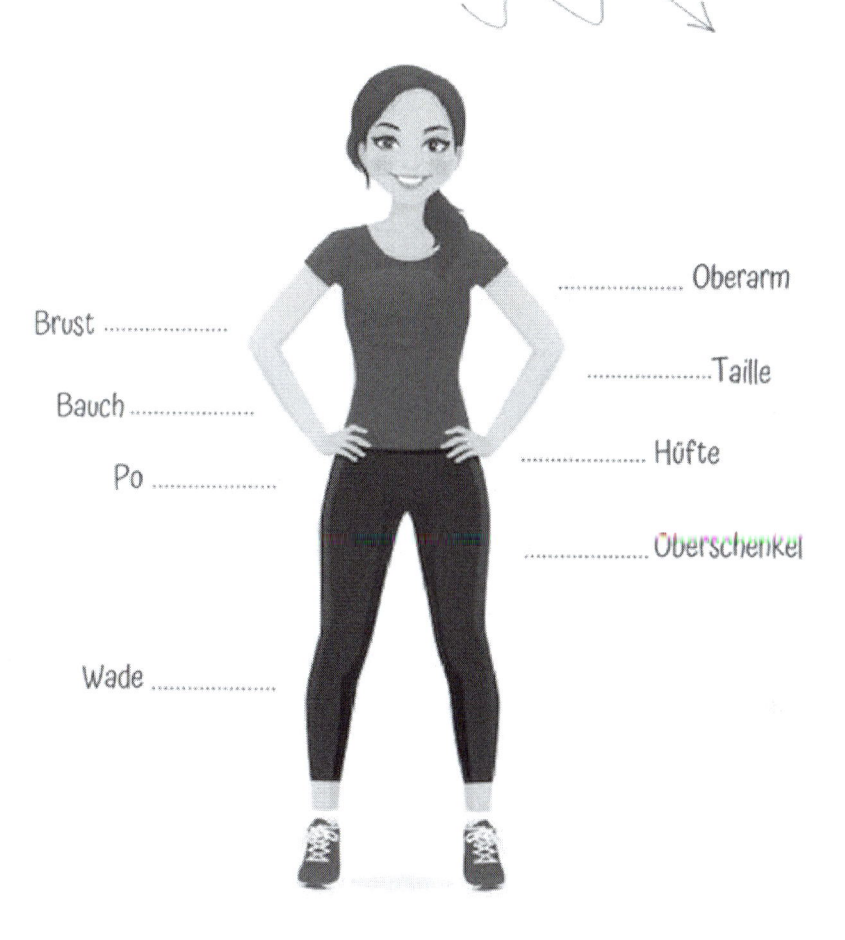

Brust ....

Bauch ....

Po ....

Wade ....

.... Oberarm

.... Taille

.... Hüfte

.... Oberschenkel

Körperwerte

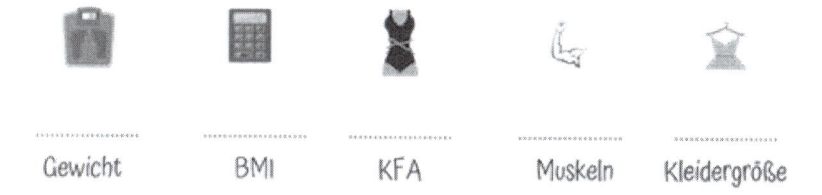

.... Gewicht

.... BMI

.... KFA

.... Muskeln

.... Kleidergröße

Wochenbilanz
So war meine Woche

Körperteil	altes Maß	neues Maß	+	−
Oberarm	....	....	....	
Brust	....	....	....	
Taille	....	....	....	
Bauch	....	....	....	
Hüfte	....	....	....	
Po	....	....	....	
Oberschenkel	....	....	....	
Wade	....	....	....	

Kaloriendefizit/Überschuss diese Woche .... kcal

		+	−	
Gewicht	....			....
BMI	....			....
KFA	....			....
Muskeln	....			....
Kleidergr.	....			....

Positives/Negatives/Veränderungen/Ziele

_____
_____
_____
_____
_____
_____

Tag

Datum ....

Gewicht .... Kalorienziel ....

Frühstück — Menge | kcal

_____
_____
_____
_____

kcal: ____ Fett: ____ KH: ____ EW: ____

Mittagessen — Menge | kcal

_____
_____
_____
_____

kcal: ____ Fett: ____ KH: ____ EW: ____

Abendessen — Menge | kcal

_____
_____
_____
_____

kcal: ____ Fett: ____ KH: ____ EW: ____

Snacks — Menge | kcal

_____
_____
_____
_____

kcal: ____ Fett: ____ KH: ____ EW: ____

Tagesbilanz

kcal: ____ Fett: ____ KH: ____ EW: ____ ✓ / ✗

Defizit ○   Erhalt ○   Überschuss ○

Sport/Aktivitäten — kcal

_____
_____
_____

Kalorienverbrauch gesamt: ____

Schritte 👣 ____

Wasser/Trinken

▯ ▯ ▯ ▯ ▯

Ziele/Positives/Negatives

_____
_____
_____

Mein Schlaf ____ Std.

Notizen
_____
_____

Tagesform 😎 😐 😟

Tag

Datum ....

Gewicht .... **Kalorienziel** ....

Frühstück   Menge   kcal

_____
_____
_____
_____
_____

kcal: _____ Fett: _____ KH: _____ EW: _____

Mittagessen   Menge   kcal

_____
_____
_____
_____
_____

kcal: _____ Fett: _____ KH: _____ EW: _____

Abendessen   Menge   kcal

_____
_____
_____
_____
_____

kcal: _____ Fett: _____ KH: _____ EW: _____

Snacks   Menge   kcal

_____
_____
_____
_____
_____

kcal: _____ Fett: _____ KH: _____ EW: _____

Tagesbilanz kcal: _____ Fett: _____ KH: _____ EW: _____

Defizit ◯   Erhalt ◯   Überschuss ◯

Sport/Aktivitäten   kcal

_____
_____
_____

Kalorienverbrauch gesamt: _____

Schritte _____

Wasser/Trinken

Ziele/Positives/Negatives

_____
_____
_____
_____

Mein Schlaf _____ Std.

Notizen
_____
_____

Tagesform

Tag

Datum ....

Gewicht .... Kalorienziel ....

Frühstück — Menge kcal
_____
_____
_____
_____
_____

kcal: _____ Fett: _____ KH: _____ EW: _____

Mittagessen — Menge kcal
_____
_____
_____
_____
_____

kcal: _____ Fett: _____ KH: _____ EW: _____

Abendessen — Menge kcal
_____
_____
_____
_____
_____

kcal: _____ Fett: _____ KH: _____ EW: _____

Snacks — Menge kcal
_____
_____
_____
_____
_____

kcal: _____ Fett: _____ KH: _____ EW: _____

Tagesbilanz
kcal: _____ Fett: _____ KH: _____ EW: _____ ✓ ✗

Defizit ○   Erhalt ○   Überschuss ○

Sport/Aktivitäten — kcal
_____
_____
_____

Kalorienverbrauch gesamt: _____

Schritte 👣 _____

Wasser/Trinken
🥤 🥤 🥤 🥤 🥤 🥤

Ziele/Positives/Negatives
_____
_____
_____

Mein Schlaf _____ Std.

Notizen
_____
_____

Tagesform 😊 😐 😟

Tag

Datum ....

Gewicht .... Kalorienziel ....

Frühstück — Menge — kcal

_____
_____
_____
_____

kcal: _____ Fett: _____ KH: _____ EW: _____

Mittagessen — Menge — kcal

_____
_____
_____
_____

kcal: _____ Fett: _____ KH: _____ EW: _____

Abendessen — Menge — kcal

_____
_____
_____
_____

kcal: _____ Fett: _____ KH: _____ EW: _____

Snacks — Menge — kcal

_____
_____
_____
_____

kcal: _____ Fett: _____ KH: _____ EW: _____

Tagesbilanz kcal: _____ Fett: _____ KH: _____ EW: _____ ○ ✓ ○ ✗

Defizit ○   Erhalt ○   Überschuss ○

Sport/Aktivitäten — kcal

_____
_____
_____

Kalorienverbrauch gesamt: _____

Schritte _____

Wasser/Trinken

Ziele/Positives/Negatives

_____
_____
_____
_____

Mein Schlaf _____ Std.

Notizen _____
_____
_____

Tagesform 😎 😐 ☹

Tag

Datum ....

Gewicht .... **Kalorienziel** ....

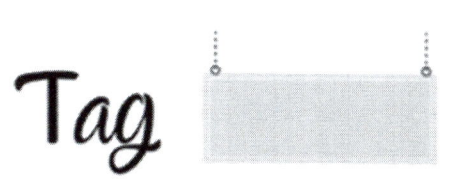

Frühstück | Menge | kcal
_____
_____
_____
_____
_____

kcal: ____ Fett: ____ KH: ____ EW: ____

Mittagessen | Menge | kcal
_____
_____
_____
_____
_____

kcal: ____ Fett: ____ KH: ____ EW: ____

Abendessen | Menge | kcal
_____
_____
_____
_____
_____

kcal: ____ Fett: ____ KH: ____ EW: ____

Snacks | Menge | kcal
_____
_____
_____
_____
_____

kcal: ____ Fett: ____ KH: ____ EW: ____

Tagesbilanz kcal: ____ Fett: ____ KH: ____ EW: ____ ○ ✓ ○ ✗

Defizit ○ Erhalt ○ Überschuss ○

Sport/Aktivitäten ____ kcal
_____
_____
_____

Kalorienverbrauch gesamt: ____

Schritte ____

Wasser/Trinken
🥛 🥛 🥛 🥛 🥛 🥛

Ziele/Positives/Negatives
_____
_____
_____

Mein Schlaf ____ Std.

Notizen
_____
_____

Tagesform 😊 😐 😠

Tag

Datum _____

Gewicht _____ **Kalorienziel** _____

Frühstück Menge kcal
_____
_____
_____
_____
kcal: ____ Fett: ____ KH: ____ EW: ____

Mittagessen Menge kcal
_____
_____
_____
_____
kcal: ____ Fett: ____ KH: ____ EW: ____

Abendessen Menge kcal
_____
_____
_____
_____
kcal: ____ Fett: ____ KH: ____ EW: ____

Snacks Menge kcal
_____
_____
_____
_____
kcal: ____ Fett: ____ KH: ____ EW: ____

Tagesbilanz kcal: ____ Fett: ____ KH: ____ EW: ____ ✓ / ✗

Defizit ○   Erhalt ○   Überschuss ○

Sport/Aktivitäten kcal
_____
_____
_____

Kalorienverbrauch gesamt: ____

Schritte _____

Wasser/Trinken
▭ ▭ ▭ ▭ ▭ ▭

Ziele/Positives/Negatives
_____
_____
_____
_____

Mein Schlaf ____ Std.
Notizen
_____
_____

Tagesform 😎 😐 😟

Tag

Datum _____

Gewicht _____   Kalorienziel _____

Frühstück   Menge   kcal
_____ _____ _____
_____ _____ _____
_____ _____ _____
_____ _____ _____
kcal: ____ Fett: ____ KH: ____ EW: ____

Mittagessen   Menge   kcal
_____ _____ _____
_____ _____ _____
_____ _____ _____
_____ _____ _____
kcal: ____ Fett: ____ KH: ____ EW: ____

Abendessen   Menge   kcal
_____ _____ _____
_____ _____ _____
_____ _____ _____
_____ _____ _____
kcal: ____ Fett: ____ KH: ____ EW: ____

Snacks   Menge   kcal
_____ _____ _____
_____ _____ _____
_____ _____ _____
_____ _____ _____
kcal: ____ Fett: ____ KH: ____ EW: ____

Tagesbilanz   kcal: ____ Fett: ____ KH: ____ EW: ____   ✓ ✗

Defizit ◯   Erhalt ◯   Überschuss ◯

Sport/Aktivitäten   kcal
_____
_____
_____

Kalorienverbrauch gesamt: _____

Schritte 👣 _____

Wasser/Trinken
🥛 🥛 🥛 🥛 🥛 🥛

Ziele/Positives/Negatives
_____
_____
_____
_____

Mein Schlaf 🛏️ ____ Std.

Notizen ✏️
_____
_____

Tagesform 😎 😐 😨

Wochenbilanz

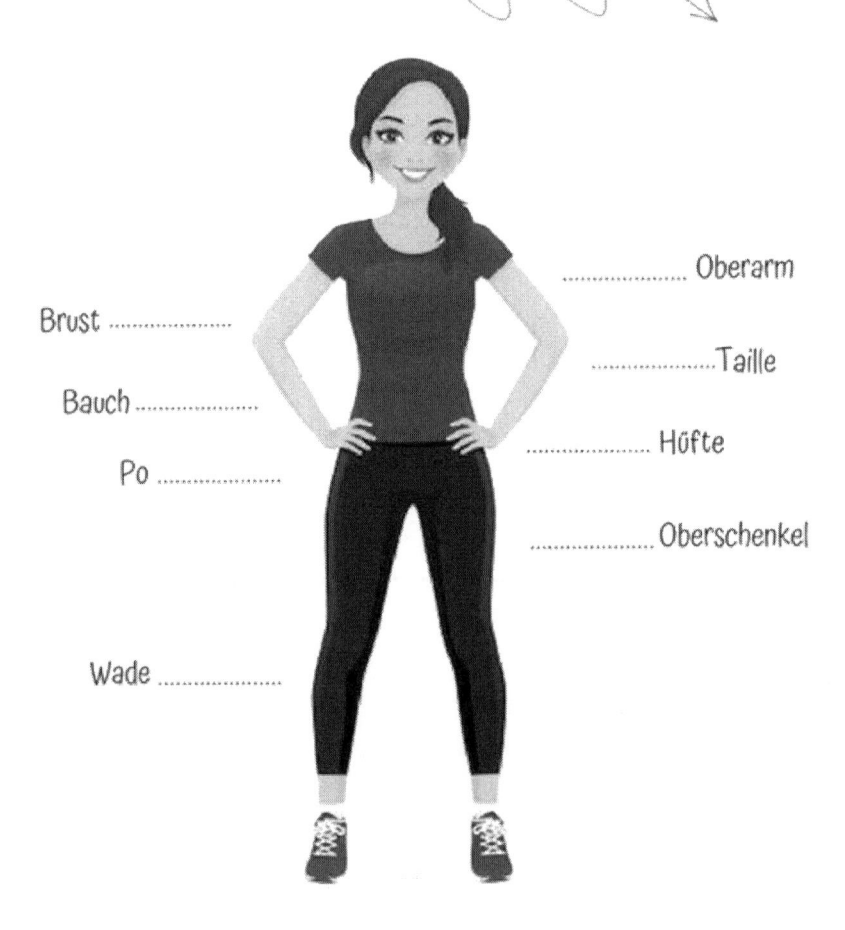

Datum ....

.... Oberarm

Brust ....

.... Taille

Bauch ....

.... Hüfte

Po ....

.... Oberschenkel

Wade ....

Körperwerte

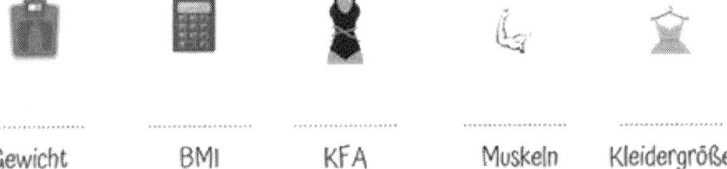

.... Gewicht

.... BMI

.... KFA

.... Muskeln

.... Kleidergröße

Wochenbilanz
So war meine Woche

Körperteil	altes Maß	neues Maß	+ −
Oberarm	....	....	....
Brust	....	....	....
Taille	....	....	....
Bauch	....	....	....
Hüfte	....	....	....
Po	....	....	....
Oberschenkel	....	....	....
Wade	....	....	....

Kaloriendefizit/Überschuss diese Woche .... kcal

		+ −	
Gewicht	....	⊕ ⊖	....
BMI	....	⊕ ⊖	....
KFA	....	⊕ ⊖	....
Muskeln	....	⊕ ⊖	....
Kleidergr.	....	⊕ ⊖	....

Positives/Negatives/Veränderungen/Ziele

_____
_____
_____
_____
_____
_____

Tag

Datum ....

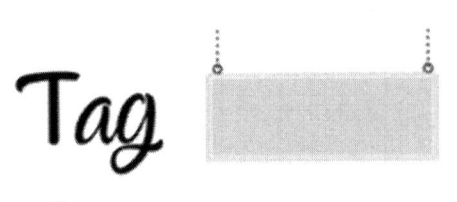

Gewicht .... **Kalorienziel** ....

Frühstück — Menge — kcal

_____
_____
_____
_____
_____

kcal: _____ Fett: _____ KH: _____ EW: _____

Mittagessen — Menge — kcal

_____
_____
_____
_____
_____

kcal: _____ Fett: _____ KH: _____ EW: _____

Abendessen — Menge — kcal

_____
_____
_____
_____
_____

kcal: _____ Fett: _____ KH: _____ EW: _____

Snacks — Menge — kcal

_____
_____
_____
_____
_____

kcal: _____ Fett: _____ KH: _____ EW: _____

Tagesbilanz

kcal: _____ Fett: _____ KH: _____ EW: _____ ✓ / ✗

Defizit ◯   Erhalt ◯   Überschuss ◯

Sport/Aktivitäten — kcal

_____
_____
_____

Kalorienverbrauch gesamt: _____

Schritte _____

Wasser/Trinken

Ziele/Positives/Negatives

_____
_____
_____

Mein Schlaf _____ Std.

Notizen _____
_____

Tagesform 😎 😐 😠

Tag

Datum ....

Gewicht .... **Kalorienziel** ....

Frühstück Menge kcal
_____
_____
_____
_____

kcal: ____ Fett: ____ KH: ____ EW: ____

Mittagessen Menge kcal
_____
_____
_____
_____

kcal: ____ Fett: ____ KH: ____ EW: ____

Abendessen Menge kcal
_____
_____
_____
_____

kcal: ____ Fett: ____ KH: ____ EW: ____

Snacks Menge kcal
_____
_____
_____
_____

kcal: ____ Fett: ____ KH: ____ EW: ____

Tagesbilanz kcal: ____ Fett: ____ KH: ____ EW: ____ ✓ ✗

Defizit ○ Erhalt ○ Überschuss ○

Sport/Aktivitäten kcal
_____
_____
_____

Kalorienverbrauch gesamt: _____

Schritte _____

Wasser/Trinken

Ziele/Positives/Negatives
_____
_____
_____
_____

Mein Schlaf ____ Std.

Notizen
_____
_____

Tagesform 😎 😐 😟

Tag

Datum ....

Gewicht .... Kalorienziel ....

Frühstück — Menge — kcal

_____
_____
_____
_____

kcal: _____ Fett: _____ KH: _____ EW: _____

Mittagessen — Menge — kcal

_____
_____
_____
_____

kcal: _____ Fett: _____ KH: _____ EW: _____

Abendessen — Menge — kcal

_____
_____
_____
_____

kcal: _____ Fett: _____ KH: _____ EW: _____

Snacks — Menge — kcal

_____
_____
_____
_____

kcal: _____ Fett: _____ KH: _____ EW: _____

Tagesbilanz

kcal: _____ Fett: _____ KH: _____ EW: _____

Defizit ○   Erhalt ○   Überschuss ○

Sport/Aktivitäten — kcal

_____
_____
_____

Kalorienverbrauch gesamt: _____

Schritte 👣 _____

Wasser/Trinken

🥛 🥛 🥛 🥛 🥛

Ziele/Positives/Negatives

_____
_____
_____

Mein Schlaf _____ Std.

Notizen
_____

Tagesform 😊 😐 😠

Tag

Datum ....

Gewicht 🏋 .... Kalorienziel 🎯 ....

Frühstück 🍎 Menge kcal

_____
_____
_____
_____

kcal: ____ Fett: ____ KH: ____ EW: ____

Mittagessen 🍽 Menge kcal

_____
_____
_____
_____

kcal: ____ Fett: ____ KH: ____ EW: ____

Abendessen 🍲 Menge kcal

_____
_____
_____
_____

kcal: ____ Fett: ____ KH: ____ EW: ____

Snacks 🍰 Menge kcal

_____
_____
_____
_____

kcal: ____ Fett: ____ KH: ____ EW: ____

Tagesbilanz kcal: ____ Fett: ____ KH: ____ EW: ____ 🏁 ○ ✓
Defizit ○   Erhalt ○   Überschuss ○   ○ ✗

Sport/Aktivitäten 🏋 kcal

_____
_____
_____

Kalorienverbrauch gesamt: _____

Schritte 👣 _____

Wasser/Trinken
🥛 🥛 🥛 🥛 🥛

Ziele/Positives/Negatives

_____
_____
_____

Mein Schlaf 🛏 ____ Std.
Notizen ✎
_____

Tagesform 😎 😐 😠

Tag

Datum ....

Gewicht .... **Kalorienziel** ....

Frühstück — Menge — kcal

_____
_____
_____
_____

kcal: ____ Fett: ____ KH: ____ EW: ____

Mittagessen — Menge — kcal

_____
_____
_____
_____

kcal: ____ Fett: ____ KH: ____ EW: ____

Abendessen — Menge — kcal

_____
_____
_____
_____

kcal: ____ Fett: ____ KH: ____ EW: ____

Snacks — Menge — kcal

_____
_____
_____
_____

kcal: ____ Fett: ____ KH: ____ EW: ____

Tagesbilanz

kcal: ____ Fett: ____ KH: ____ EW: ____   ✓ ✗

Defizit ◯   Erhalt ◯   Überschuss ◯

Sport/Aktivitäten — kcal

_____
_____
_____

Kalorienverbrauch gesamt: ____

Schritte ____

Wasser/Trinken

Ziele/Positives/Negatives

_____
_____
_____

Mein Schlaf ____ Std.

Notizen _____
_____

Tagesform 😎 😐 😠

Tag

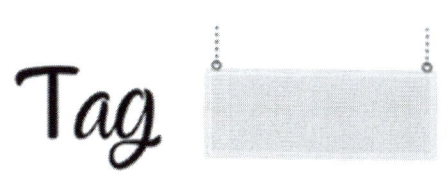

Datum ....

Gewicht .... Kalorienziel ....

Frühstück — Menge — kcal

_____
_____
_____
_____
_____

kcal: ____ Fett: ____ KH: ____ EW: ____

Mittagessen — Menge — kcal

_____
_____
_____
_____
_____

kcal: ____ Fett: ____ KH: ____ EW: ____

Abendessen — Menge — kcal

_____
_____
_____
_____
_____

kcal: ____ Fett: ____ KH: ____ EW: ____

Snacks — Menge — kcal

_____
_____
_____
_____
_____

kcal: ____ Fett: ____ KH: ____ EW: ____

Tagesbilanz kcal: ____ Fett: ____ KH: ____ EW: ____

Defizit ○   Erhalt ○   Überschuss ○   ✓ / ✗

Sport/Aktivitäten — kcal

_____
_____
_____

Kalorienverbrauch gesamt: ____

Schritte 👣 ____

Wasser/Trinken
🥛 🥛 🥛 🥛 🥛 🥛

Ziele/Positives/Negatives

_____
_____
_____
_____

Mein Schlaf 🛏 ____ Std.

Notizen ✎
_____

Tagesform 😊 😐 😟

Tag

Datum ....

Gewicht .... Kalorienziel ....

Frühstück | Menge | kcal
_____
_____
_____
_____

kcal: _____ Fett: _____ KH: _____ EW: _____

Mittagessen | Menge | kcal
_____
_____
_____
_____

kcal: _____ Fett: _____ KH: _____ EW: _____

Abendessen | Menge | kcal
_____
_____
_____
_____

kcal: _____ Fett: _____ KH: _____ EW: _____

Snacks | Menge | kcal
_____
_____
_____
_____

kcal: _____ Fett: _____ KH: _____ EW: _____

Tagesbilanz kcal: _____ Fett: _____ KH: _____ EW: _____ ✓ / ✗

Defizit ○   Erhalt ○   Überschuss ○

Sport/Aktivitäten kcal
_____
_____
_____

Kalorienverbrauch gesamt: _____

Schritte _____

Wasser/Trinken

Ziele/Positives/Negatives
_____
_____
_____

Mein Schlaf _____ Std.

Notizen _____
_____

Tagesform 😎 😐 😠

Wochenbilanz

Datum ....

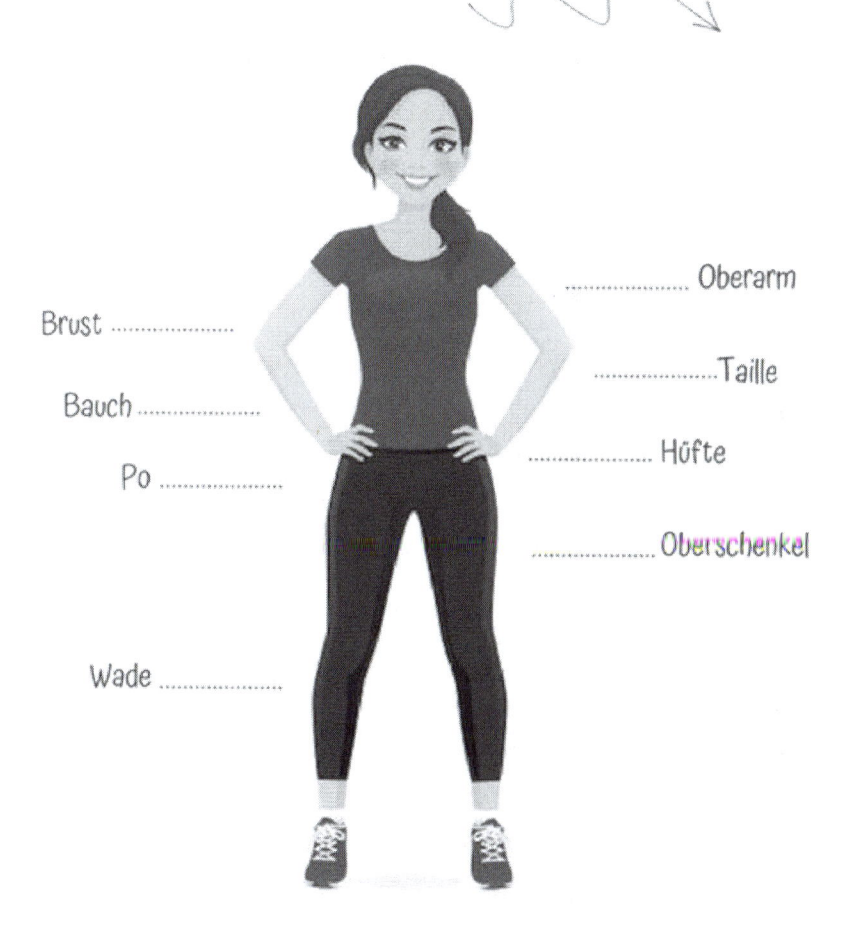

Brust ....

Bauch ....

Po ....

Wade ....

.... Oberarm

.... Taille

.... Hüfte

.... Oberschenkel

Körperwerte

.... Gewicht

.... BMI

.... KFA

.... Muskeln

.... Kleidergröße

Wochenbilanz
So war meine Woche

Körperteil	altes Maß	neues Maß	➕ ➖
Oberarm	....	....	....
Brust	....	....	....
Taille	....	....	....
Bauch	....	....	....
Hüfte	....	....	....
Po	....	....	....
Oberschenkel	....	....	....
Wade	....	....	....

Kaloriendefizit/Überschuss diese Woche .... kcal

		➕ ➖	
Gewicht	....		....
BMI	....		....
KFA	....		....
Muskeln	....		....
Kleidergr.	....		....

Positives/Negatives/Veränderungen/Ziele

_____
_____
_____
_____
_____

Monatsbilanz
So war mein Monat

Körperteil	Maß letzten Monat	neues Maß	➕ ➖
Oberarm			
Brust			
Taille			
Bauch			
Hüfte			
Po			
Oberschenkel			
Wade			

Körperwerte letzten Monat

Gewicht	....	➕ ➖	....
BMI	....	➕ ➖	....
KFA	....	➕ ➖	....
Muskeln	....	➕ ➖	....
Kleidergr.	....	➕ ➖	....

Positives/Negatives/Veränderungen/Ziele

_____
_____
_____
_____
_____

Meine optische Veränderung

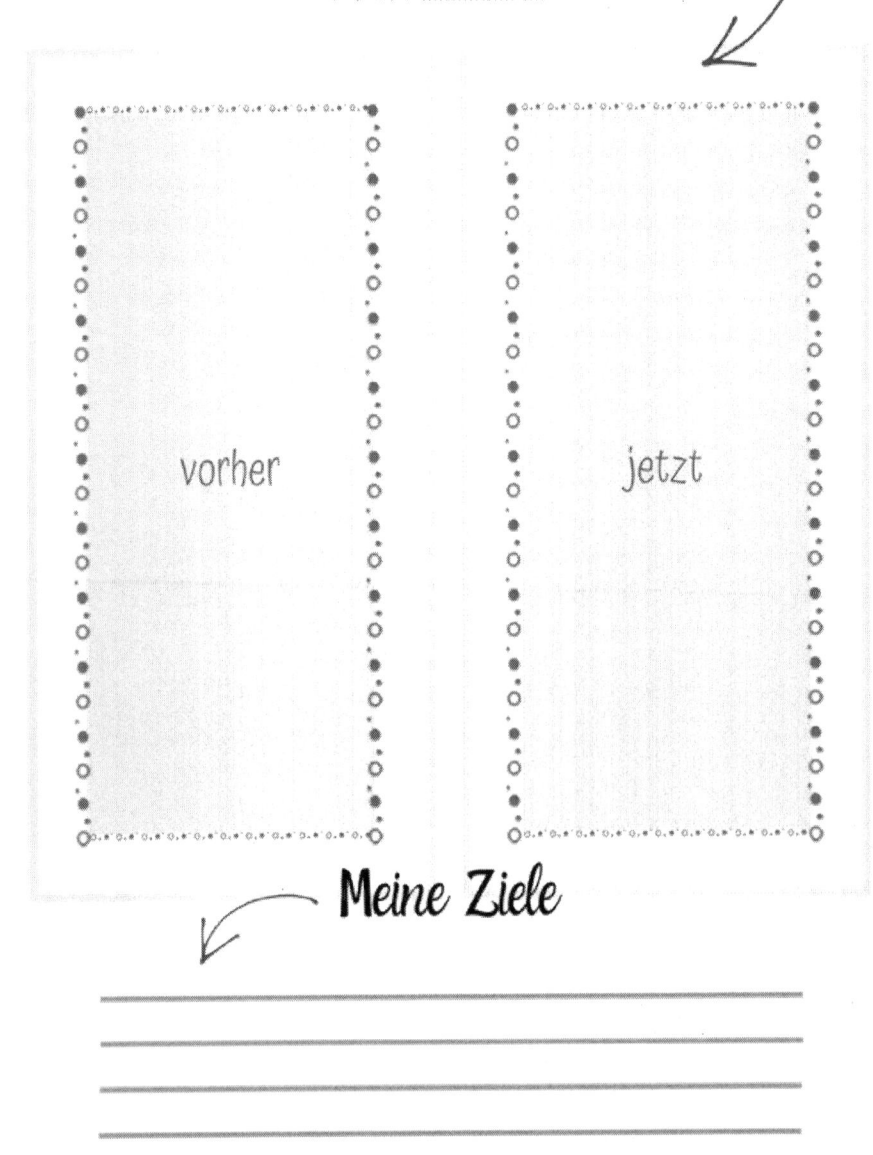

Datum ....

vorher

jetzt

Meine Ziele

_____
_____
_____
_____
_____

Tag

Datum ....

Gewicht .... Kalorienziel ....

Frühstück — Menge kcal

_____
_____
_____
_____
_____

kcal: ____ Fett: ____ KH: ____ EW: ____

Mittagessen — Menge kcal

_____
_____
_____
_____
_____

kcal: ____ Fett: ____ KH: ____ EW: ____

Abendessen — Menge kcal

_____
_____
_____
_____
_____

kcal: ____ Fett: ____ KH: ____ EW: ____

Snacks — Menge kcal

_____
_____
_____
_____
_____

kcal: ____ Fett: ____ KH: ____ EW: ____

Tagesbilanz kcal: ____ Fett: ____ KH: ____ EW: ____ ✓ ✗

Defizit ○   Erhalt ○   Überschuss ○

Sport/Aktivitäten — kcal

_____
_____
_____

Kalorienverbrauch gesamt: ____

Schritte 👣 ____

Ziele/Positives/Negatives

_____
_____
_____
_____

Mein Schlaf 🛏 ____ Std.
Notizen ✎
_____
_____

Tagesform 😎 😐 😠

Wasser/Trinken
🥛 🥛 🥛 🥛 🥛 🥛

Tag

Datum ....

Gewicht .... **Kalorienziel** ....

Frühstück | Menge | kcal
_____
_____
_____
_____

kcal: _____ Fett: _____ KH: _____ EW: _____

Mittagessen | Menge | kcal
_____
_____
_____
_____

kcal: _____ Fett: _____ KH: _____ EW: _____

Abendessen | Menge | kcal
_____
_____
_____
_____

kcal: _____ Fett: _____ KH: _____ EW: _____

Snacks | Menge | kcal
_____
_____
_____
_____

kcal: _____ Fett: _____ KH: _____ EW: _____

Tagesbilanz kcal: _____ Fett: _____ KH: _____ EW: _____ ✓ / ✗

Defizit ◯   Erhalt ◯   Überschuss ◯

Sport/Aktivitäten .... kcal
_____
_____
_____

Kalorienverbrauch gesamt: _____

Schritte 👣 _____

Wasser/Trinken

Ziele/Positives/Negatives
_____
_____
_____
_____

Mein Schlaf _____ Std.

Notizen _____
_____

Tagesform 😎 😐 😠

Tag

Datum ....

Gewicht .... Kalorienziel ....

Frühstück — Menge — kcal

_____
_____
_____
_____

kcal: _____ Fett: _____ KH: _____ EW: _____

Mittagessen — Menge — kcal

_____
_____
_____
_____

kcal: _____ Fett: _____ KH: _____ EW: _____

Abendessen — Menge — kcal

_____
_____
_____
_____

kcal: _____ Fett: _____ KH: _____ EW: _____

Snacks — Menge — kcal

_____
_____
_____
_____

kcal: _____ Fett: _____ KH: _____ EW: _____

Tagesbilanz kcal: _____ Fett: _____ KH: _____ EW: _____ ✓ ✗

Defizit ○   Erhalt ○   Überschuss ○

Sport/Aktivitäten — kcal

_____
_____
_____

Kalorienverbrauch gesamt: _____

Schritte _____

Wasser/Trinken

Ziele/Positives/Negatives

_____
_____
_____
_____

Mein Schlaf _____ Std.
Notizen _____
_____

Tagesform 😎 😐 😨

Tag

Datum ....

Gewicht ....   Kalorienziel ....

Frühstück   Menge   kcal

_____
_____
_____
_____

kcal: _____ Fett: _____ KH: _____ EW: _____

Mittagessen   Menge   kcal

_____
_____
_____
_____

kcal: _____ Fett: _____ KH: _____ EW: _____

Abendessen   Menge   kcal

_____
_____
_____
_____

kcal: _____ Fett: _____ KH: _____ EW: _____

Snacks   Menge   kcal

_____
_____
_____
_____

kcal: _____ Fett: _____ KH: _____ EW: _____

Tagesbilanz   kcal: _____ Fett: _____ KH: _____ EW: _____

Defizit ○   Erhalt ○   Überschuss ○

Sport/Aktivitäten   kcal

_____
_____
_____

Kalorienverbrauch gesamt: _____

Schritte _____

Wasser/Trinken

Ziele/Positives/Negatives

_____
_____
_____

Mein Schlaf _____ Std.

Notizen
_____

Tagesform 😎 😐 😟

Tag

Datum ....

Gewicht .... Kalorienziel ....

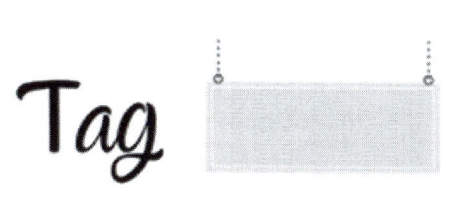

Frühstück — Menge — kcal

_____
_____
_____
_____

kcal: ...... Fett: ...... KH: ...... EW: ......

Mittagessen — Menge — kcal

_____
_____
_____
_____

kcal: ...... Fett: ...... KH: ...... EW: ......

Abendessen — Menge — kcal

_____
_____
_____
_____

kcal: ...... Fett: ...... KH: ...... EW: ......

Snacks — Menge — kcal

_____
_____
_____
_____

kcal: ...... Fett: ...... KH: ...... EW: ......

Tagesbilanz
kcal: ...... Fett: ...... KH: ...... EW: ......

Defizit ○   Erhalt ○   Überschuss ○

Sport/Aktivitäten — kcal

_____
_____
_____

Kalorienverbrauch gesamt: ....

Schritte ....

Wasser/Trinken

Ziele/Positives/Negatives

_____
_____
_____

Mein Schlaf .... Std.

Notizen
_____
_____

Tagesform 😎 😐 😠

Tag

Datum _____

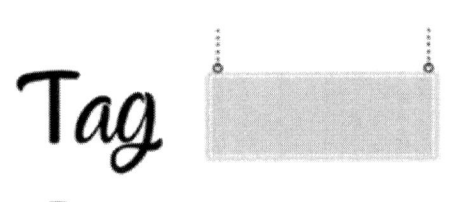

Gewicht _____   Kalorienziel _____

Frühstück   Menge   kcal
_____
_____
_____
_____
_____
kcal: ____ Fett: ____ KH: ____ EW: ____

Mittagessen   Menge   kcal
_____
_____
_____
_____
_____
kcal: ____ Fett: ____ KH: ____ EW: ____

Abendessen   Menge   kcal
_____
_____
_____
_____
_____
kcal: ____ Fett: ____ KH: ____ EW: ____

Snacks   Menge   kcal
_____
_____
_____
_____
_____
kcal: ____ Fett: ____ KH: ____ EW: ____

Tagesbilanz kcal: ____ Fett: ____ KH: ____ EW: ____ ✓ / ✗

Defizit ◯   Erhalt ◯   Überschuss ◯

Sport/Aktivitäten   kcal
_____
_____
_____

Kalorienverbrauch gesamt: _____

Schritte 👣 _____

Wasser/Trinken
🥛 🥛 🥛 🥛 🥛

Ziele/Positives/Negatives
_____
_____
_____

Mein Schlaf 🛏️ ____ Std.
Notizen ✏️
_____
_____

Tagesform 😎 😐 😣

Tag

Datum ....

Gewicht .... Kalorienziel ....

Frühstück — Menge — kcal
_____
_____
_____
_____

kcal: ____ Fett: ____ KH: ____ EW: ____

Mittagessen — Menge — kcal
_____
_____
_____
_____

kcal: ____ Fett: ____ KH: ____ EW: ____

Abendessen — Menge — kcal
_____
_____
_____
_____

kcal: ____ Fett: ____ KH: ____ EW: ____

Snacks — Menge — kcal
_____
_____
_____
_____

kcal: ____ Fett: ____ KH: ____ EW: ____

Tagesbilanz kcal: ____ Fett: ____ KH: ____ EW: ____ ✓ / ✗

Defizit ○   Erhalt ○   Überschuss ○

Sport/Aktivitäten — kcal
_____
_____
_____

Kalorienverbrauch gesamt: ____

Schritte 👣 ____

Wasser/Trinken
🥛 🥛 🥛 🥛 🥛

Ziele/Positives/Negatives
_____
_____
_____

Mein Schlaf 🛏 ____ Std.

Notizen ✎
_____
_____

Tagesform 😎 😐 😠

Wochenbilanz

Datum ....

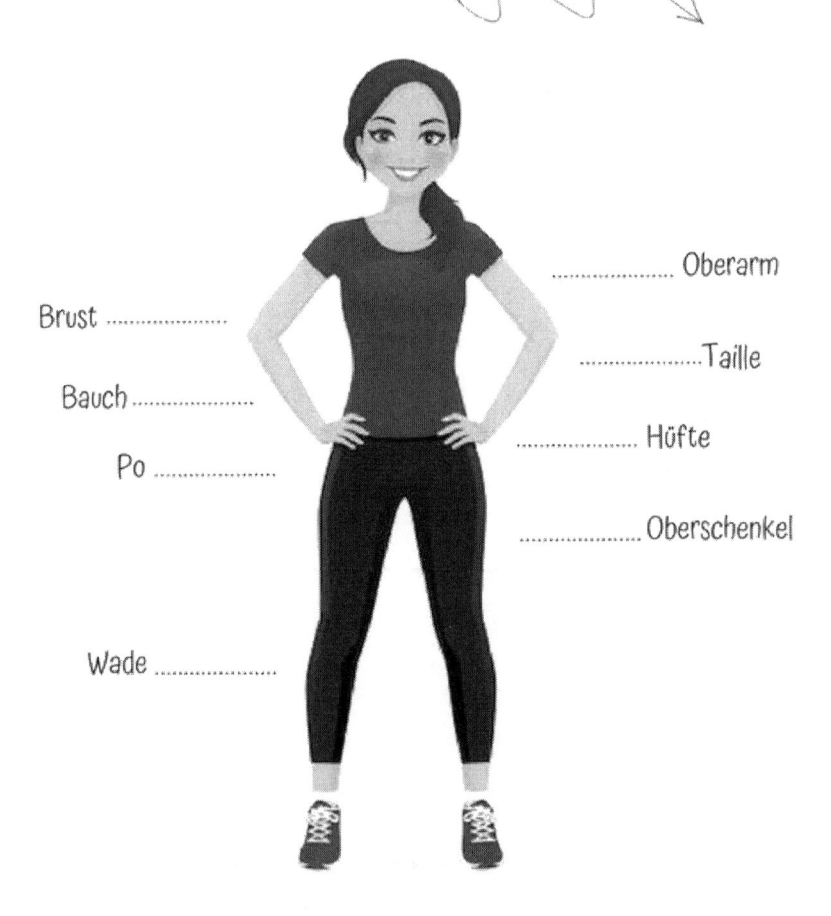

Brust ....

Bauch ....

Po ....

Wade ....

.... Oberarm

.... Taille

.... Hüfte

.... Oberschenkel

Körperwerte

.... Gewicht

.... BMI

.... KFA

.... Muskeln

.... Kleidergröße

Wochenbilanz
So war meine Woche

Körperteil	altes Maß	neues Maß	➕ ➖
Oberarm	....	....	....
Brust	....	....	....
Taille	....	....	....
Bauch	....	....	....
Hüfte	....	....	....
Po	....	....	....
Oberschenkel	....	....	....
Wade	....	....	....

Kaloriendefizit/Überschuss diese Woche .... kcal

Gewicht 🎒	....	➕ ➖	....
BMI 🖩	....	➕ ➖	....
KFA 👙	....	➕ ➖	....
Muskeln 💪	....	➕ ➖	....
Kleidergr. 👗	....	➕ ➖	....

Positives/Negatives/Veränderungen/Ziele

_____
_____
_____
_____
_____

Tag

Datum ....

Gewicht .... **Kalorienziel** ....

Frühstück	Menge	kcal
_____	_____	_____
_____	_____	_____
_____	_____	_____
_____	_____	_____

kcal: _____ Fett: _____ KH: _____ EW: _____

Mittagessen	Menge	kcal
_____	_____	_____
_____	_____	_____
_____	_____	_____
_____	_____	_____

kcal: _____ Fett: _____ KH: _____ EW: _____

Abendessen	Menge	kcal
_____	_____	_____
_____	_____	_____
_____	_____	_____
_____	_____	_____

kcal: _____ Fett: _____ KH: _____ EW: _____

Snacks	Menge	kcal
_____	_____	_____
_____	_____	_____
_____	_____	_____
_____	_____	_____

kcal: _____ Fett: _____ KH: _____ EW: _____

Tagesbilanz kcal: _____ Fett: _____ KH: _____ EW: _____ ✓ ✗

Defizit ○ Erhalt ○ Überschuss ○

Sport/Aktivitäten kcal
_____
_____
_____
_____

Kalorienverbrauch gesamt: _____

Schritte _____

Wasser/Trinken

Ziele/Positives/Negatives
_____
_____
_____
_____

Mein Schlaf _____ Std.

Notizen
_____
_____

Tagesform 😎 😐 😠

Tag

Datum ....

Gewicht 🧳 .... Kalorienziel 🎯 ....

Frühstück 🥣   Menge   kcal

_____
_____
_____
_____

kcal: _____ Fett: _____ KH: _____ EW: _____

Mittagessen 🍽   Menge   kcal

_____
_____
_____
_____

kcal: _____ Fett: _____ KH: _____ EW: _____

Abendessen 🥗   Menge   kcal

_____
_____
_____
_____

kcal: _____ Fett: _____ KH: _____ EW: _____

Snacks 🍰   Menge   kcal

_____
_____
_____
_____

kcal: _____ Fett: _____ KH: _____ EW: _____

Tagesbilanz kcal: _____ Fett: _____ KH: _____ EW: _____ 🏁 ○ ✓ ○ ✗

Defizit ○   Erhalt ○   Überschuss ○

Sport/Aktivitäten 🏋️ kcal

_____
_____
_____

Kalorienverbrauch gesamt: _____

Schritte 👣 _____

Wasser/Trinken

🥤 🥤 🥤 🥤 🥤 🥤

Ziele/Positives/Negatives

_____
_____
_____

Mein Schlaf 🛏💤 _____ Std.

Notizen ✏️

_____

Tagesform 😎 😐 😠

Tag

Datum ....

Gewicht .... Kalorienziel ....

Frühstück — Menge / kcal

_____
_____
_____
_____

kcal: ____ Fett: ____ KH: ____ EW: ____

Mittagessen — Menge / kcal

_____
_____
_____
_____

kcal: ____ Fett: ____ KH: ____ EW: ____

Abendessen — Menge / kcal

_____
_____
_____
_____

kcal: ____ Fett: ____ KH: ____ EW: ____

Snacks — Menge / kcal

_____
_____
_____
_____

kcal: ____ Fett: ____ KH: ____ EW: ____

Tagesbilanz

kcal: ____ Fett: ____ KH: ____ EW: ____

Defizit ○   Erhalt ○   Überschuss ○

Sport/Aktivitäten — kcal

_____
_____
_____

Kalorienverbrauch gesamt: ____

Schritte _____

Wasser/Trinken

Ziele/Positives/Negatives

_____
_____
_____
_____

Mein Schlaf ____ Std.

Notizen _____

Tagesform

Tag

Datum ....

Gewicht .... **Kalorienziel** ....

Frühstück — Menge kcal
_____ _____ _____
_____ _____ _____
_____ _____ _____
_____ _____ _____

kcal: _____ Fett: _____ KH: _____ EW: _____

Mittagessen — Menge kcal
_____ _____ _____
_____ _____ _____
_____ _____ _____
_____ _____ _____

kcal: _____ Fett: _____ KH: _____ EW: _____

Abendessen — Menge kcal
_____ _____ _____
_____ _____ _____
_____ _____ _____
_____ _____ _____

kcal: _____ Fett: _____ KH: _____ EW: _____

Snacks — Menge kcal
_____ _____ _____
_____ _____ _____
_____ _____ _____
_____ _____ _____

kcal: _____ Fett: _____ KH: _____ EW: _____

Tagesbilanz
kcal: _____ Fett: _____ KH: _____ EW: _____

Defizit ○   Erhalt ○   Überschuss ○   ✓ / ✗

Sport/Aktivitäten — kcal
_____
_____
_____

Kalorienverbrauch gesamt: _____

Schritte _____

Wasser/Trinken
▢ ▢ ▢ ▢ ▢ ▢

Ziele/Positives/Negatives
_____
_____
_____
_____

Mein Schlaf _____ Std.

Notizen
_____
_____

Tagesform 😎 😐 😠

Tag

Datum ....

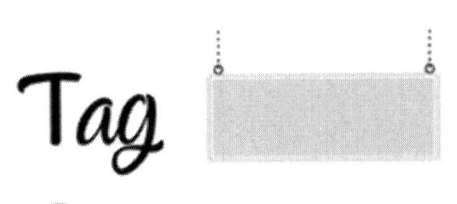

Gewicht .... Kalorienziel ....

Frühstück — Menge — kcal

_____
_____
_____
_____

kcal: ____ Fett: ____ KH: ____ EW: ____

Mittagessen — Menge — kcal

_____
_____
_____
_____

kcal: ____ Fett: ____ KH: ____ EW: ____

Abendessen — Menge — kcal

_____
_____
_____
_____

kcal: ____ Fett: ____ KH: ____ EW: ____

Snacks — Menge — kcal

_____
_____
_____
_____

kcal: ____ Fett: ____ KH: ____ EW: ____

Tagesbilanz

kcal: ____ Fett: ____ KH: ____ EW: ____ ✓ ✗

Defizit ○ Erhalt ○ Überschuss ○

Sport/Aktivitäten — kcal

_____
_____
_____

Kalorienverbrauch gesamt: ____

Schritte ____

Wasser/Trinken

Ziele/Positives/Negatives

_____
_____
_____

Mein Schlaf ____ Std.

Notizen ____
_____

Tagesform 😎 😐 😠

Tag

Datum ....

Gewicht .... Kalorienziel ....

Frühstück	Menge	kcal		Mittagessen	Menge	kcal
_____	_____	_____		_____	_____	_____
_____	_____	_____		_____	_____	_____
_____	_____	_____		_____	_____	_____
_____	_____	_____		_____	_____	_____

kcal: _____ Fett: _____ KH: _____ EW: _____   kcal: _____ Fett: _____ KH: _____ EW: _____

Abendessen	Menge	kcal		Snacks	Menge	kcal
_____	_____	_____		_____	_____	_____
_____	_____	_____		_____	_____	_____
_____	_____	_____		_____	_____	_____
_____	_____	_____		_____	_____	_____

kcal: _____ Fett: _____ KH: _____ EW: _____   kcal: _____ Fett: _____ KH: _____ EW: _____

Tagesbilanz kcal: _____ Fett: _____ KH: _____ EW: _____   ○ ✓
Defizit ○   Erhalt ○   Überschuss ○   ○ ✗

Sport/Aktivitäten _____ kcal

_____
_____
_____

Kalorienverbrauch gesamt: _____
Schritte _____
Wasser/Trinken
▯ ▯ ▯ ▯ ▯ ▯

Ziele/Positives/Negatives

_____
_____
_____

Mein Schlaf _____ Std.
Notizen
_____

Tagesform 😎 😐 😟

Tag

Datum ....

Gewicht .... Kalorienziel ....

Frühstück | Menge | kcal

_____
_____
_____
_____

kcal: ____ Fett: ____ KH: ____ EW: ____

Mittagessen | Menge | kcal

_____
_____
_____
_____

kcal: ____ Fett: ____ KH: ____ EW: ____

Abendessen | Menge | kcal

_____
_____
_____
_____

kcal: ____ Fett: ____ KH: ____ EW: ____

Snacks | Menge | kcal

_____
_____
_____
_____

kcal: ____ Fett: ____ KH: ____ EW: ____

Tagesbilanz kcal: ____ Fett: ____ KH: ____ EW: ____ ✓ / ✗

Defizit ○ Erhalt ○ Überschuss ○

Sport/Aktivitäten ____ kcal

_____
_____
_____

Kalorienverbrauch gesamt: ____

Schritte ____

Wasser/Trinken

Ziele/Positives/Negatives

_____
_____
_____
_____

Mein Schlaf ____ Std.

Notizen

_____

Tagesform 😎 😐 😞

Wochenbilanz

Datum ....

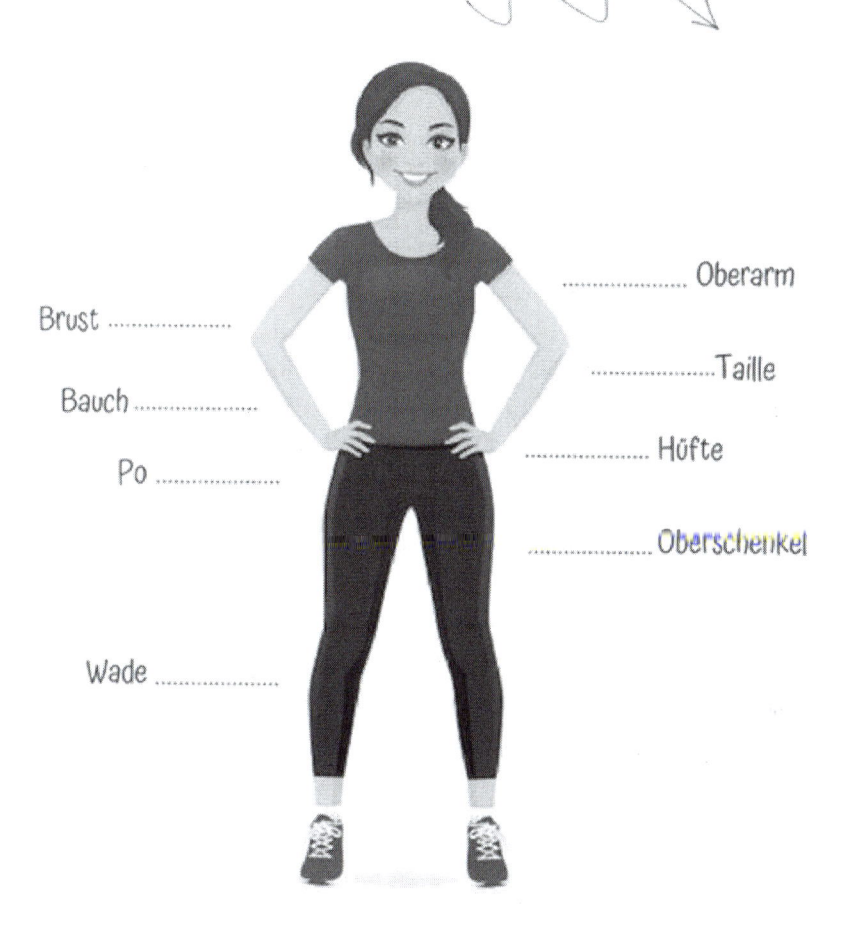

Brust ....

Bauch ....

Po ....

Wade ....

.... Oberarm

.... Taille

.... Hüfte

.... Oberschenkel

Körperwerte

.... Gewicht

.... BMI

.... KFA

.... Muskeln

.... Kleidergröße

Wochenbilanz
So war meine Woche

Körperteil	altes Maß	neues Maß	➕ ➖
Oberarm	....	....	....
Brust	....	....	....
Taille	....	....	....
Bauch	....	....	....
Hüfte	....	....	....
Po	....	....	....
Oberschenkel	....	....	....
Wade	....	....	....

Kaloriendefizit/Überschuss diese Woche .... kcal

Gewicht 📋	....	➕ ➖	....
BMI 🧮	....	➕ ➖	....
KFA 👗	....	➕ ➖	....
Muskeln 💪	....	➕ ➖	....
Kleidergr. 👚	....	➕ ➖	....

Positives/Negatives/Veränderungen/Ziele

_____
_____
_____
_____
_____
_____

Tag

Datum ....

Gewicht .... **Kalorienziel** ....

Frühstück　　Menge　kcal

_____
_____
_____
_____

kcal: _____ Fett: _____ KH: _____ EW: _____

Mittagessen　　Menge　kcal

_____
_____
_____
_____

kcal: _____ Fett: _____ KH: _____ EW: _____

Abendessen　　Menge　kcal

_____
_____
_____
_____

kcal: _____ Fett: _____ KH: _____ EW: _____

Snacks　　Menge　kcal

_____
_____
_____
_____

kcal: _____ Fett: _____ KH: _____ EW: _____

Tagesbilanz kcal: _____ Fett: _____ KH: _____ EW: _____　✓ / ✗

Defizit ◯　Erhalt ◯　Überschuss ◯

Sport/Aktivitäten _____ kcal

_____
_____
_____

Kalorienverbrauch gesamt: _____

Schritte 👣 _____

Wasser/Trinken

▯ ▯ ▯ ▯ ▯ ▯

Ziele/Positives/Negatives

_____
_____
_____
_____

Mein Schlaf 🛏 _____ Std.

Notizen ✎

_____

Tagesform 😎 😐 😒

Tag

Datum ....

Gewicht ....   Kalorienziel ....

Frühstück   Menge   kcal

_____
_____
_____
_____

kcal: _____ Fett: _____ KH: _____ EW: _____

Mittagessen   Menge   kcal

_____
_____
_____
_____

kcal: _____ Fett: _____ KH: _____ EW: _____

Abendessen   Menge   kcal

_____
_____
_____
_____

kcal: _____ Fett: _____ KH: _____ EW: _____

Snacks   Menge   kcal

_____
_____
_____
_____

kcal: _____ Fett: _____ KH: _____ EW: _____

Tagesbilanz

kcal: _____ Fett: _____ KH: _____ EW: _____   ✓ / ✗

Defizit ◯   Erhalt ◯   Überschuss ◯

Sport/Aktivitäten   kcal

_____
_____
_____

Kalorienverbrauch gesamt: _____

Schritte _____

Wasser/Trinken

🥤 🥤 🥤 🥤 🥤

Ziele/Positives/Negatives

_____
_____
_____
_____

Mein Schlaf _____ Std.

Notizen
_____
_____

Tagesform 😎 😐 😠

Tag

Datum ....

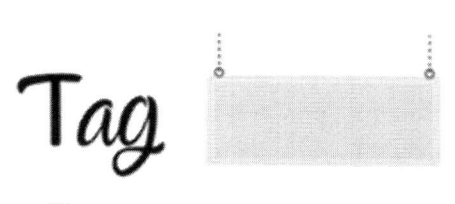

Gewicht .... **Kalorienziel** ....

Frühstück — Menge — kcal
_____
_____
_____
_____

kcal: ___ Fett: ___ KH: ___ EW: ___

Mittagessen — Menge — kcal
_____
_____
_____
_____

kcal: ___ Fett: ___ KH: ___ EW: ___

Abendessen — Menge — kcal
_____
_____
_____
_____

kcal: ___ Fett: ___ KH: ___ EW: ___

Snacks — Menge — kcal
_____
_____
_____
_____

kcal: ___ Fett: ___ KH: ___ EW: ___

Tagesbilanz
kcal: ___ Fett: ___ KH: ___ EW: ___ ✓ ✗

Defizit ○   Erhalt ○   Überschuss ○

Sport/Aktivitäten — kcal
_____
_____
_____

Kalorienverbrauch gesamt: ___

Schritte ___

Wasser/Trinken

Ziele/Positives/Negatives
_____
_____
_____
_____

Mein Schlaf ___ Std.

Notizen ___
_____

Tagesform 😎 😐 😬

Tag

Datum ....

Gewicht .... **Kalorienziel** ....

Frühstück — Menge — kcal

_____
_____
_____
_____

kcal: _____ Fett: _____ KH: _____ EW: _____

Mittagessen — Menge — kcal

_____
_____
_____
_____

kcal: _____ Fett: _____ KH: _____ EW: _____

Abendessen — Menge — kcal

_____
_____
_____
_____

kcal: _____ Fett: _____ KH: _____ EW: _____

Snacks — Menge — kcal

_____
_____
_____
_____

kcal: _____ Fett: _____ KH: _____ EW: _____

Tagesbilanz

kcal: _____ Fett: _____ KH: _____ EW: _____ ✓ ✗

Defizit ○   Erhalt ○   Überschuss ○

Sport/Aktivitäten — kcal

_____
_____
_____

Kalorienverbrauch gesamt: _____

Schritte _____

Wasser/Trinken

▯ ▯ ▯ ▯ ▯

Ziele/Positives/Negatives

_____
_____
_____
_____

Mein Schlaf _____ Std.

Notizen
_____
_____

Tagesform 😎 😐 😠

Tag

Datum ....

Gewicht .... Kalorienziel ....

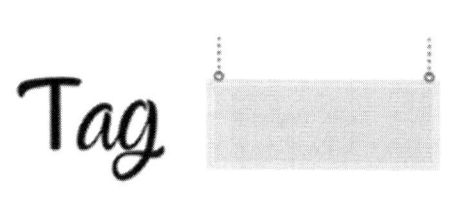

Frühstück — Menge — kcal

_____
_____
_____
_____
_____

kcal: _____ Fett: _____ KH: _____ EW: _____

Mittagessen — Menge — kcal

_____
_____
_____
_____
_____

kcal: _____ Fett: _____ KH: _____ EW: _____

Abendessen — Menge — kcal

_____
_____
_____
_____
_____

kcal: _____ Fett: _____ KH: _____ EW: _____

Snacks — Menge — kcal

_____
_____
_____
_____
_____

kcal: _____ Fett: _____ KH: _____ EW: _____

Tagesbilanz kcal: _____ Fett: _____ KH: _____ EW: _____ ○ ✓ ○ ✗

Defizit ○   Erhalt ○   Überschuss ○

Sport/Aktivitäten — kcal

_____
_____
_____

Kalorienverbrauch gesamt: _____

Schritte _____

Wasser/Trinken

Ziele/Positives/Negatives

_____
_____
_____
_____

Mein Schlaf _____ Std.

Notizen
_____
_____

Tagesform 😎 😐 😠

Tag

Datum _____

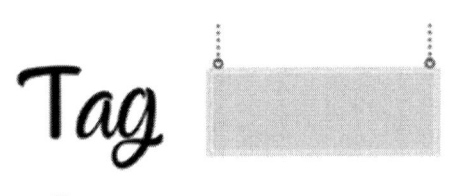

Gewicht _____ Kalorienziel _____

Frühstück — Menge — kcal
_____
_____
_____
_____
_____

kcal: ____ Fett: ____ KH: ____ EW: ____

Mittagessen — Menge — kcal
_____
_____
_____
_____
_____

kcal: ____ Fett: ____ KH: ____ EW: ____

Abendessen — Menge — kcal
_____
_____
_____
_____
_____

kcal: ____ Fett: ____ KH: ____ EW: ____

Snacks — Menge — kcal
_____
_____
_____
_____
_____

kcal: ____ Fett: ____ KH: ____ EW: ____

Tagesbilanz kcal: ____ Fett: ____ KH: ____ EW: ____ ○ ✓ / ○ ✗

Defizit ○ Erhalt ○ Überschuss ○

Sport/Aktivitäten — kcal
_____
_____
_____

Kalorienverbrauch gesamt: ____

Schritte ____

Wasser/Trinken 🥛🥛🥛🥛🥛

Ziele/Positives/Negatives
_____
_____
_____

Mein Schlaf ____ Std.

Notizen
_____
_____

Tagesform 😎 😐 😠

Tag

Datum _____

Gewicht _____   Kalorienziel _____

Frühstück — Menge   kcal
_____
_____
_____
_____

kcal: ____ Fett: ____ KH: ____ EW: ____

Mittagessen — Menge   kcal
_____
_____
_____
_____

kcal: ____ Fett: ____ KH: ____ EW: ____

Abendessen — Menge   kcal
_____
_____
_____
_____

kcal: ____ Fett: ____ KH: ____ EW: ____

Snacks — Menge   kcal
_____
_____
_____
_____

kcal: ____ Fett: ____ KH: ____ EW: ____

Tagesbilanz   kcal: ____ Fett: ____ KH: ____ EW: ____   ○ ✓ / ○ ✗

Defizit ○   Erhalt ○   Überschuss ○

Sport/Aktivitäten — kcal
_____
_____
_____

Kalorienverbrauch gesamt: _____

Schritte _____

Wasser/Trinken
▢ ▢ ▢ ▢ ▢ ▢

Ziele/Positives/Negatives
_____
_____
_____

Mein Schlaf ____ Std.
Notizen _____
_____

Tagesform 😎 😐 😠

Wochenbilanz

Datum ....

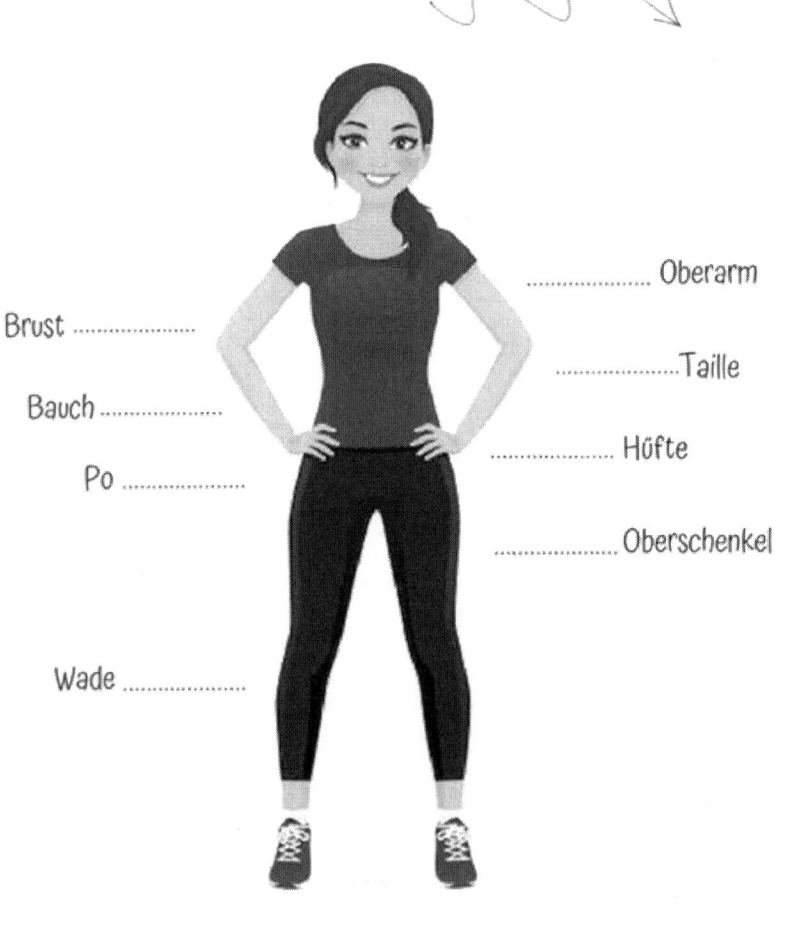

.... Oberarm

Brust ....

.... Taille

Bauch ....

.... Hüfte

Po ....

.... Oberschenkel

Wade ....

Körperwerte

....

Gewicht   BMI   KFA   Muskeln   Kleidergröße

Wochenbilanz
So war meine Woche

Körperteil	altes Maß	neues Maß	+	−
Oberarm	....	....	....	
Brust	....	....	....	
Taille	....	....	....	
Bauch	....	....	....	
Hüfte	....	....	....	
Po	....	....	....	
Oberschenkel	....	....	....	
Wade	....	....	....	

Kaloriendefizit/Überschuss diese Woche .... kcal

		+	−	
Gewicht	....			....
BMI	....			....
KFA	....			....
Muskeln	....			....
Kleidergr.	....			....

Positives/Negatives/Veränderungen/Ziele

_____
_____
_____
_____
_____

Tag _____   Datum _____

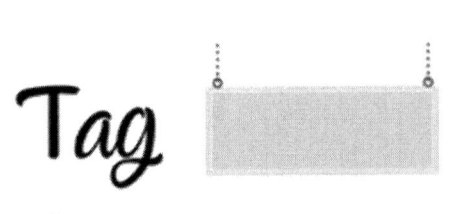

Gewicht _____   **Kalorienziel** _____

Frühstück   Menge   kcal
_____
_____
_____
_____
_____

kcal: ____ Fett: ____ KH: ____ EW: ____

Mittagessen   Menge   kcal
_____
_____
_____
_____
_____

kcal: ____ Fett: ____ KH: ____ EW: ____

Abendessen   Menge   kcal
_____
_____
_____
_____
_____

kcal: ____ Fett: ____ KH: ____ EW: ____

Snacks   Menge   kcal
_____
_____
_____
_____
_____

kcal: ____ Fett: ____ KH: ____ EW: ____

Tagesbilanz kcal: ____ Fett: ____ KH: ____ EW: ____   ✓ / ✗

Defizit ◯   Erhalt ◯   Überschuss ◯

Sport/Aktivitäten kcal
_____
_____
_____

Kalorienverbrauch gesamt: _____

Schritte _____

Wasser/Trinken
🥛 🥛 🥛 🥛 🥛

Ziele/Positives/Negatives
_____
_____
_____
_____

Mein Schlaf ____ Std.

Notizen
_____
_____

Tagesform 😊 😐 😠

Tag

Datum ....

Gewicht .... Kalorienziel ....

Frühstück — Menge — kcal

_____
_____
_____
_____
_____

kcal: ____ Fett: ____ KH: ____ EW: ____

Mittagessen — Menge — kcal

_____
_____
_____
_____
_____

kcal: ____ Fett: ____ KH: ____ EW: ____

Abendessen — Menge — kcal

_____
_____
_____
_____
_____

kcal: ____ Fett: ____ KH: ____ EW: ____

Snacks — Menge — kcal

_____
_____
_____
_____
_____

kcal: ____ Fett: ____ KH: ____ EW: ____

Tagesbilanz kcal: ____ Fett: ____ KH: ____ EW: ____ ✓ / ✗

Defizit ◯   Erhalt ◯   Überschuss ◯

Sport/Aktivitäten — kcal

_____
_____
_____

Kalorienverbrauch gesamt: _____

Schritte 👣 _____

Wasser/Trinken
🥛 🥛 🥛 🥛 🥛 🥛

Ziele/Positives/Negatives

_____
_____
_____
_____

Mein Schlaf 🛏️ ____ Std.

Notizen ✎
_____
_____

Tagesform 😎 😐 😠

Tag

Datum ....

Gewicht .... Kalorienziel ....

Frühstück Menge kcal
_____
_____
_____
_____

kcal: _____ Fett: _____ KH: _____ EW: _____

Mittagessen Menge kcal
_____
_____
_____
_____

kcal: _____ Fett: _____ KH: _____ EW: _____

Abendessen Menge kcal
_____
_____
_____
_____

kcal: _____ Fett: _____ KH: _____ EW: _____

Snacks Menge kcal
_____
_____
_____
_____

kcal: _____ Fett: _____ KH: _____ EW: _____

Tagesbilanz kcal: _____ Fett: _____ KH: _____ EW: _____ ✓ ✗

Defizit ○ Erhalt ○ Überschuss ○

Sport/Aktivitäten kcal
_____
_____
_____

Kalorienverbrauch gesamt: _____

Schritte _____

Wasser/Trinken

Ziele/Positives/Negatives
_____
_____
_____

Mein Schlaf _____ Std.

Notizen _____
_____

Tagesform 😎 😐 😠

Tag

Datum ....

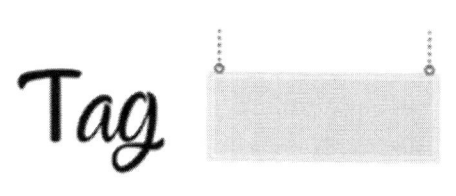

Gewicht .... Kalorienziel ....

Frühstück — Menge | kcal

_____
_____
_____
_____
_____

kcal: ____ Fett: ____ KH: ____ EW: ____

Mittagessen — Menge | kcal

_____
_____
_____
_____
_____

kcal: ____ Fett: ____ KH: ____ EW: ____

Abendessen — Menge | kcal

_____
_____
_____
_____
_____

kcal: ____ Fett: ____ KH: ____ EW: ____

Snacks — Menge | kcal

_____
_____
_____
_____
_____

kcal: ____ Fett: ____ KH: ____ EW: ____

Tagesbilanz kcal: ____ Fett: ____ KH: ____ EW: ____ ○ ✓ / ○ ✗

Defizit ○   Erhalt ○   Überschuss ○

Sport/Aktivitäten — kcal

_____
_____
_____

Kalorienverbrauch gesamt: _____

Schritte _____

Wasser/Trinken
🥛 🥛 🥛 🥛 🥛 🥛

Ziele/Positives/Negatives

_____
_____
_____
_____

Mein Schlaf ____ Std.

Notizen _____

Tagesform 😎 😐 😠

Tag

Datum ....

Gewicht .... **Kalorienziel** ....

Frühstück — Menge — kcal

_____
_____
_____
_____

kcal: _____ Fett: _____ KH: _____ EW: _____

Mittagessen — Menge — kcal

_____
_____
_____
_____

kcal: _____ Fett: _____ KH: _____ EW: _____

Abendessen — Menge — kcal

_____
_____
_____
_____

kcal: _____ Fett: _____ KH: _____ EW: _____

Snacks — Menge — kcal

_____
_____
_____
_____

kcal: _____ Fett: _____ KH: _____ EW: _____

Tagesbilanz kcal: _____ Fett: _____ KH: _____ EW: _____ ✓ / ✗

Defizit ○   Erhalt ○   Überschuss ○

Sport/Aktivitäten — kcal

_____
_____
_____

Kalorienverbrauch gesamt: _____

Schritte _____

Wasser/Trinken

Ziele/Positives/Negatives

_____
_____
_____

Mein Schlaf _____ Std.

Notizen _____

Tagesform 😎 😐 🙂

Tag

Datum ....

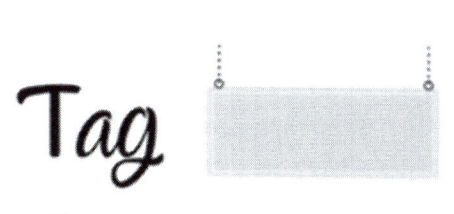

Gewicht .... Kalorienziel ....

Frühstück — Menge — kcal

_____
_____
_____
_____

kcal: ____ Fett: ____ KH: ____ EW: ____

Mittagessen — Menge — kcal

_____
_____
_____
_____

kcal: ____ Fett: ____ KH: ____ EW: ____

Abendessen — Menge — kcal

_____
_____
_____
_____

kcal: ____ Fett: ____ KH: ____ EW: ____

Snacks — Menge — kcal

_____
_____
_____
_____

kcal: ____ Fett: ____ KH: ____ EW: ____

Tagesbilanz kcal: ____ Fett: ____ KH: ____ EW: ____ ○ ✓
Defizit ○   Erhalt ○   Überschuss ○   ○ ✗

Sport/Aktivitäten — kcal

_____
_____
_____

Kalorienverbrauch gesamt: _____

Schritte 👣 _____

Wasser/Trinken

Ziele/Positives/Negatives

_____
_____
_____
_____

Mein Schlaf 🛏 ____ Std.
Notizen ✎
_____
_____

Tagesform 😎 😐 😨

Tag

Datum ....

Gewicht .... Kalorienziel ....

Frühstück — Menge — kcal

_____
_____
_____
_____

kcal: ____ Fett: ____ KH: ____ EW: ____

Mittagessen — Menge — kcal

_____
_____
_____
_____

kcal: ____ Fett: ____ KH: ____ EW: ____

Abendessen — Menge — kcal

_____
_____
_____
_____

kcal: ____ Fett: ____ KH: ____ EW: ____

Snacks — Menge — kcal

_____
_____
_____
_____

kcal: ____ Fett: ____ KH: ____ EW: ____

Tagesbilanz kcal: ____ Fett: ____ KH: ____ EW: ____ ○ ✓ / ○ ✗

Defizit ○   Erhalt ○   Überschuss ○

Sport/Aktivitäten — kcal

_____
_____
_____

Kalorienverbrauch gesamt: _____

Schritte _____

Wasser/Trinken

Ziele/Positives/Negatives

_____
_____
_____
_____

Mein Schlaf ____ Std.

Notizen

Tagesform 😎 😐 😠

Wochenbilanz

Datum ....

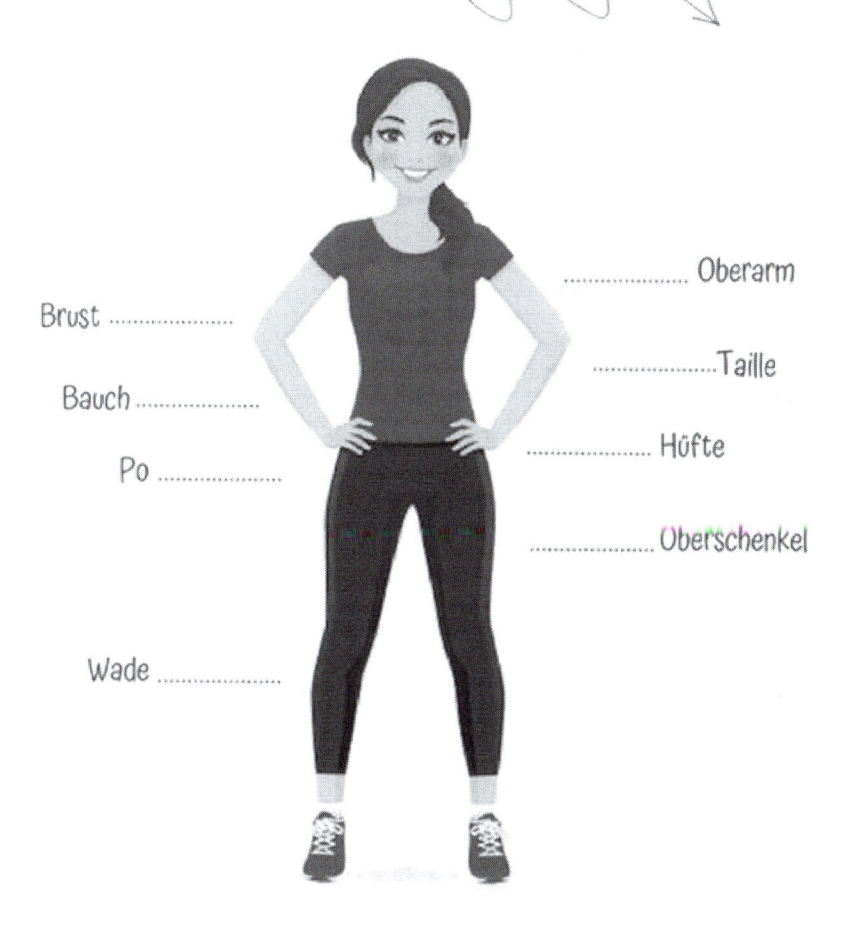

Brust ....
Bauch ....
Po ....

Wade ....

.... Oberarm
.... Taille
.... Hüfte
.... Oberschenkel

Körperwerte

.... Gewicht
.... BMI
.... KFA
.... Muskeln
.... Kleidergröße

Wochenbilanz
So war meine Woche

Körperteil	altes Maß	neues Maß	+	−
Oberarm				
Brust				
Taille				
Bauch				
Hüfte				
Po				
Oberschenkel				
Wade				

Kaloriendefizit/Überschuss diese Woche .... kcal

		+	−	
Gewicht				
BMI				
KFA				
Muskeln				
Kleidergr.				

Positives/Negatives/Veränderungen/Ziele

_____
_____
_____
_____
_____

Monatsbilanz
So war mein Monat

Körperteil	Maß letzten Monat	neues Maß	➕ ➖
Oberarm	....	....	....
Brust	....	....	....
Taille	....	....	....
Bauch	....	....	....
Hüfte	....	....	....
Po	....	....	....
Oberschenkel	....	....	....
Wade	....	....	....

Körperwerte letzten Monat

Gewicht	....	➕ ➖	....
BMI	....	➕ ➖	....
KFA	....	➕ ➖	....
Muskeln	....	➕ ➖	....
Kleidergr.	....	➕ ➖	....

Positives/Negatives/Veränderungen/Ziele

_____
_____
_____
_____
_____

Meine optische Veränderung

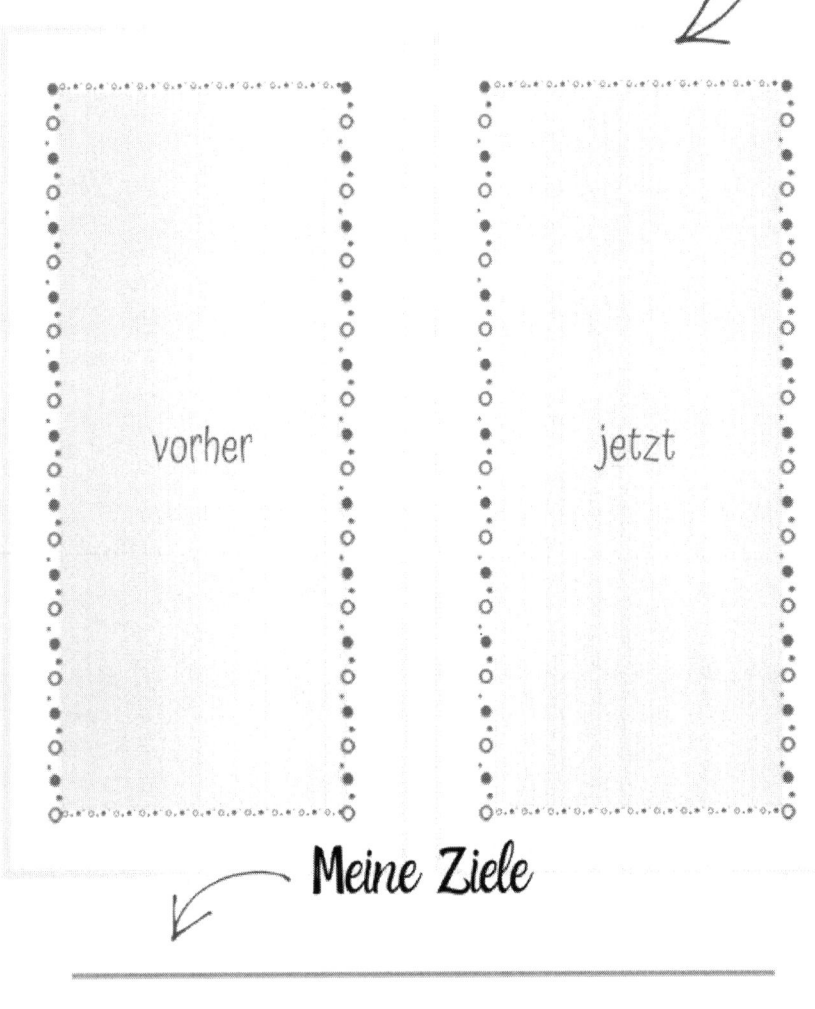

Datum ....

vorher	jetzt

Meine Ziele

_____
_____
_____
_____
_____

Tag

Datum ....

Gewicht 🏷 .... Kalorienziel 🎯 ....

Frühstück 🥣   Menge   kcal
_____ _____ _____
_____ _____ _____
_____ _____ _____
_____ _____ _____

kcal: ____ Fett: ____ KH: ____ EW: ____

Mittagessen 🍽   Menge   kcal
_____ _____ _____
_____ _____ _____
_____ _____ _____
_____ _____ _____

kcal: ____ Fett: ____ KH: ____ EW: ____

Abendessen 🍲   Menge   kcal
_____ _____ _____
_____ _____ _____
_____ _____ _____
_____ _____ _____

kcal: ____ Fett: ____ KH: ____ EW: ____

Snacks 🍪   Menge   kcal
_____ _____ _____
_____ _____ _____
_____ _____ _____
_____ _____ _____

kcal: ____ Fett: ____ KH: ____ EW: ____

Tagesbilanz kcal: ____ Fett: ____ KH: ____ EW: ____ 🏁 ○ ✓ ○ ✗

Defizit ○   Erhalt ○   Überschuss ○

Sport/Aktivitäten 🏋 kcal
_____ _____
_____ _____
_____ _____

Kalorienverbrauch gesamt: _____

Schritte 👣 _____

Wasser/Trinken

🥛 🥛 🥛 🥛 🥛

Ziele/Positives/Negatives
_____
_____
_____

Mein Schlaf 🛏 ____ Std.

Notizen ✏
_____
_____

Tagesform 😎 😐 😠

Tag

Datum ....

Gewicht .... **Kalorienziel** ....

Frühstück — Menge — kcal

_____
_____
_____
_____
_____

kcal: _____ Fett: _____ KH: _____ EW: _____

Mittagessen — Menge — kcal

_____
_____
_____
_____
_____

kcal: _____ Fett: _____ KH: _____ EW: _____

Abendessen — Menge — kcal

_____
_____
_____
_____
_____

kcal: _____ Fett: _____ KH: _____ EW: _____

Snacks — Menge — kcal

_____
_____
_____
_____
_____

kcal: _____ Fett: _____ KH: _____ EW: _____

Tagesbilanz kcal: _____ Fett: _____ KH: _____ EW: _____ ○ ✓ ○ ✗

Defizit ○   Erhalt ○   Überschuss ○

Sport/Aktivitäten — kcal

_____
_____
_____
_____

Kalorienverbrauch gesamt: _____

Schritte _____

Wasser/Trinken

Ziele/Positives/Negatives

_____
_____
_____
_____

Mein Schlaf _____ Std.

Notizen
_____
_____

Tagesform 😎 😐 😠

Tag

Datum ....

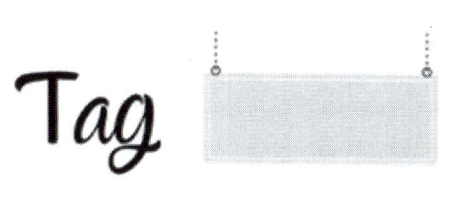

Gewicht 🧴 ....   Kalorienziel 🎯 ....

Frühstück 🥣   Menge   kcal
_____   _____   _____
_____   _____   _____
_____   _____   _____
_____   _____   _____

kcal: ____ Fett: ____ KH: ____ EW: ____

Mittagessen 🍽️   Menge   kcal
_____   _____   _____
_____   _____   _____
_____   _____   _____
_____   _____   _____

kcal: ____ Fett: ____ KH: ____ EW: ____

Abendessen 🥘   Menge   kcal
_____   _____   _____
_____   _____   _____
_____   _____   _____
_____   _____   _____

kcal: ____ Fett: ____ KH: ____ EW: ____

Snacks 🧁🍇   Menge   kcal
_____   _____   _____
_____   _____   _____
_____   _____   _____
_____   _____   _____

kcal: ____ Fett: ____ KH: ____ EW: ____

Tagesbilanz   kcal: ____ Fett: ____ KH: ____ EW: ____   🏁 ○ ✓
Defizit ○   Erhalt ○   Überschuss ○   ○ ✗

Sport/Aktivitäten 🏋️ kcal
_____ _____
_____ _____
_____ _____

Kalorienverbrauch gesamt: _____

Schritte 👣 _____

Wasser/Trinken
🥛 🥛 🥛 🥛 🥛 🥛

Ziele/Positives/Negatives
_____
_____
_____

Mein Schlaf 🛏️ ____ Std.

Notizen ✏️
_____
_____

Tagesform 😎 😐 😨

Tag

Datum ....

Gewicht .... Kalorienziel ....

Frühstück — Menge — kcal

_____
_____
_____
_____

kcal: ____ Fett: ____ KH: ____ EW: ____

Mittagessen — Menge — kcal

_____
_____
_____
_____

kcal: ____ Fett: ____ KH: ____ EW: ____

Abendessen — Menge — kcal

_____
_____
_____
_____

kcal: ____ Fett: ____ KH: ____ EW: ____

Snacks — Menge — kcal

_____
_____
_____
_____

kcal: ____ Fett: ____ KH: ____ EW: ____

Tagesbilanz
kcal: ____ Fett: ____ KH: ____ EW: ____ ✓ ✗

Defizit ○ Erhalt ○ Überschuss ○

Sport/Aktivitäten — kcal

_____
_____
_____

Kalorienverbrauch gesamt: _____

Schritte _____

Wasser/Trinken

Ziele/Positives/Negatives

_____
_____
_____
_____

Mein Schlaf ____ Std.

Notizen _____
_____

Tagesform 😎 😐 😟

Tag

Datum ....

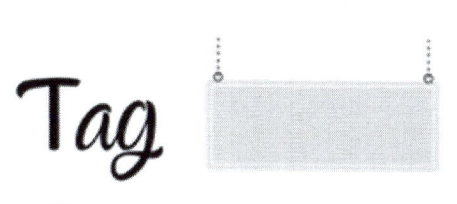

Gewicht ....   Kalorienziel ....

Frühstück   Menge   kcal

_____
_____
_____
_____
_____

kcal: _____ Fett: _____ KH: _____ EW: _____

Mittagessen   Menge   kcal

_____
_____
_____
_____
_____

kcal: _____ Fett: _____ KH: _____ EW: _____

Abendessen   Menge   kcal

_____
_____
_____
_____
_____

kcal: _____ Fett: _____ KH: _____ EW: _____

Snacks   Menge   kcal

_____
_____
_____
_____
_____

kcal: _____ Fett: _____ KH: _____ EW: _____

Tagesbilanz

kcal: _____ Fett: _____ KH: _____ EW: _____

Defizit ○   Erhalt ○   Überschuss ○   ✓ ○   ✗ ○

Sport/Aktivitäten   kcal

_____
_____
_____

Kalorienverbrauch gesamt: _____

Schritte 👣 _____

Wasser/Trinken

▢ ▢ ▢ ▢ ▢ ▢

Ziele/Positives/Negatives

_____
_____
_____

Mein Schlaf _____ Std.

Notizen _____
_____

Tagesform 😎 😐 😠

Tag   Datum ....

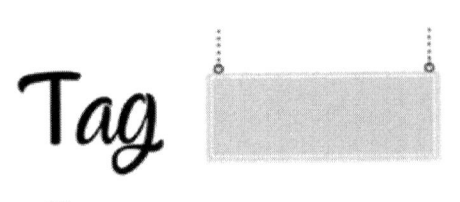

Gewicht ....   **Kalorienziel** ....

Frühstück   Menge   kcal
_____
_____
_____
_____

kcal: _____ Fett: _____ KH: _____ EW: _____

Mittagessen   Menge   kcal
_____
_____
_____
_____

kcal: _____ Fett: _____ KH: _____ EW: _____

Abendessen   Menge   kcal
_____
_____
_____
_____

kcal: _____ Fett: _____ KH: _____ EW: _____

Snacks   Menge   kcal
_____
_____
_____
_____

kcal: _____ Fett: _____ KH: _____ EW: _____

Tagesbilanz kcal: _____ Fett: _____ KH: _____ EW: _____ ○ ✓
Defizit ○   Erhalt ○   Überschuss ○   ○ ✗

Sport/Aktivitäten   kcal
_____
_____
_____

Kalorienverbrauch gesamt: _____

Schritte _____

Wasser/Trinken

Ziele/Positives/Negatives
_____
_____
_____

Mein Schlaf _____ Std.
Notizen
_____
_____

Tagesform

Tag

Datum ....

Gewicht .... Kalorienziel ....

Frühstück — Menge — kcal

_____
_____
_____
_____
_____

kcal: ____ Fett: ____ KH: ____ EW: ____

Mittagessen — Menge — kcal

_____
_____
_____
_____
_____

kcal: ____ Fett: ____ KH: ____ EW: ____

Abendessen — Menge — kcal

_____
_____
_____
_____
_____

kcal: ____ Fett: ____ KH: ____ EW: ____

Snacks — Menge — kcal

_____
_____
_____
_____
_____

kcal: ____ Fett: ____ KH: ____ EW: ____

Tagesbilanz kcal: ____ Fett: ____ KH: ____ EW: ____ ○ ✓
Defizit ○   Erhalt ○   Überschuss ○   ○ ✗

Sport/Aktivitäten — kcal

_____
_____
_____

Kalorienverbrauch gesamt: ____

Schritte 👣 ____

Wasser/Trinken

🥤 🥤 🥤 🥤 🥤

Ziele/Positives/Negatives

_____
_____
_____

Mein Schlaf 🛏 ____ Std.
Notizen ✎
_____
_____

Tagesform 😎 😐 😟

Wochenbilanz

Datum ....

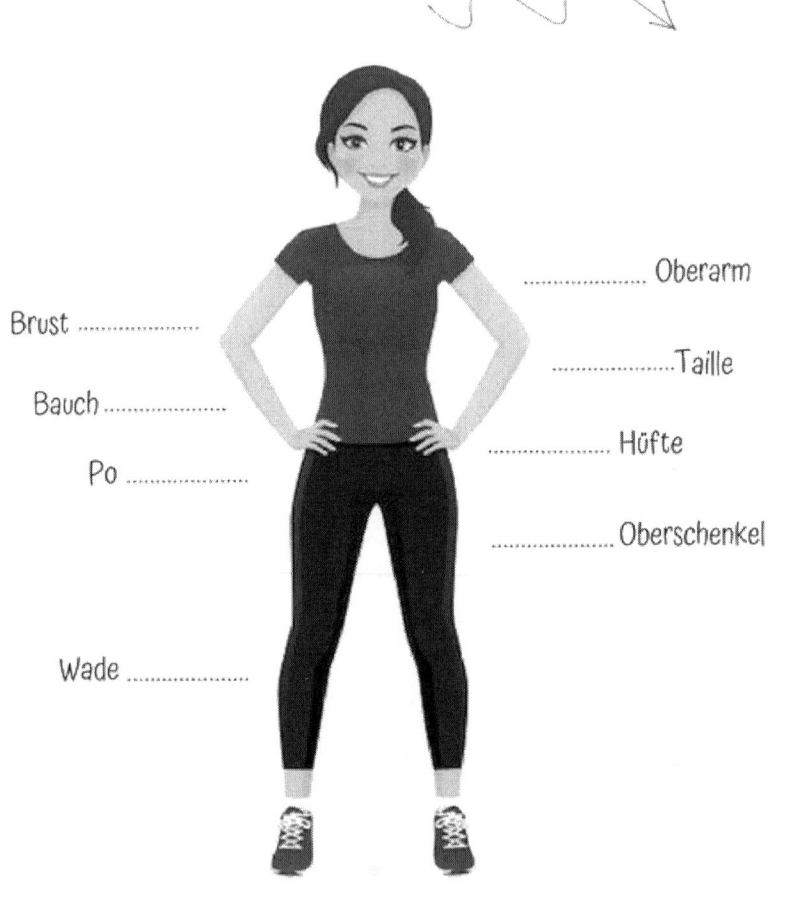

.... Oberarm

Brust ....

.... Taille

Bauch ....

.... Hüfte

Po ....

.... Oberschenkel

Wade ....

Körperwerte

| Gewicht | BMI | KFA | Muskeln | Kleidergröße |

Wochenbilanz
So war meine Woche

Körperteil	altes Maß	neues Maß	➕ ➖
Oberarm	....	....	....
Brust	....	....	....
Taille	....	....	....
Bauch	....	....	....
Hüfte	....	....	....
Po	....	....	....
Oberschenkel	....	....	....
Wade	....	....	....

Kaloriendefizit/Überschuss diese Woche .... kcal

Gewicht	....	➕ ➖	....
BMI	....	➕ ➖	....
KFA	....	➕ ➖	....
Muskeln	....	➕ ➖	....
Kleidergr.	....	➕ ➖	....

Positives/Negatives/Veränderungen/Ziele

_____
_____
_____
_____
_____

Tag

Datum ....

Gewicht .... **Kalorienziel** ....

Frühstück — Menge — kcal
_____
_____
_____
_____

kcal: _____ Fett: _____ KH: _____ EW: _____

Mittagessen — Menge — kcal
_____
_____
_____
_____

kcal: _____ Fett: _____ KH: _____ EW: _____

Abendessen — Menge — kcal
_____
_____
_____
_____

kcal: _____ Fett: _____ KH: _____ EW: _____

Snacks — Menge — kcal
_____
_____
_____
_____

kcal: _____ Fett: _____ KH: _____ EW: _____

Tagesbilanz kcal: _____ Fett: _____ KH: _____ EW: _____

Defizit ◯   Erhalt ◯   Überschuss ◯

Sport/Aktivitäten — kcal
_____
_____
_____

Kalorienverbrauch gesamt: _____

Schritte ....

Wasser/Trinken

Ziele/Positives/Negatives
_____
_____
_____

Mein Schlaf _____ Std.

Notizen
_____
_____

Tagesform 😎 😐 😞

Tag

Datum ....

Gewicht .... Kalorienziel ....

Frühstück — Menge | kcal

_____
_____
_____
_____

kcal: _____ Fett: _____ KH: _____ EW: _____

Mittagessen — Menge | kcal

_____
_____
_____
_____

kcal: _____ Fett: _____ KH: _____ EW: _____

Abendessen — Menge | kcal

_____
_____
_____
_____

kcal: _____ Fett: _____ KH: _____ EW: _____

Snacks — Menge | kcal

_____
_____
_____
_____

kcal: _____ Fett: _____ KH: _____ EW: _____

Tagesbilanz kcal: _____ Fett: _____ KH: _____ EW: _____ ✓ ✗

Defizit ◯   Erhalt ◯   Überschuss ◯

Sport/Aktivitäten — kcal

_____
_____
_____

Kalorienverbrauch gesamt: _____

Schritte 👣 _____

Wasser/Trinken

🥛 🥛 🥛 🥛 🥛

Ziele/Positives/Negatives

_____
_____
_____

Mein Schlaf 🛏️ _____ Std.

Notizen ✏️ _____
_____

Tagesform 😎 😐 😠

Tag

Datum ....

Gewicht .... Kalorienziel ....

Frühstück | Menge | kcal

_____
_____
_____
_____
_____

kcal: ____ Fett: ____ KH: ____ EW: ____

Mittagessen | Menge | kcal

_____
_____
_____
_____
_____

kcal: ____ Fett: ____ KH: ____ EW: ____

Abendessen | Menge | kcal

_____
_____
_____
_____
_____

kcal: ____ Fett: ____ KH: ____ EW: ____

Snacks | Menge | kcal

_____
_____
_____
_____
_____

kcal: ____ Fett: ____ KH: ____ EW: ____

Tagesbilanz kcal: ____ Fett: ____ KH: ____ EW: ____ ✓ / ✗

Defizit ○   Erhalt ○   Überschuss ○

Sport/Aktivitäten ____ kcal

_____
_____
_____
_____

Kalorienverbrauch gesamt: ____

Schritte ____

Wasser/Trinken

▯ ▯ ▯ ▯ ▯ ▯

Ziele/Positives/Negatives

_____
_____
_____
_____

Mein Schlaf ____ Std.

Notizen

_____
_____

Tagesform 😎 😐 😠

Tag

Datum ....

Gewicht .... **Kalorienziel** ....

Frühstück | Menge | kcal
_____
_____
_____
_____

kcal: ____ Fett: ____ KH: ____ EW: ____

Mittagessen | Menge | kcal
_____
_____
_____
_____

kcal: ____ Fett: ____ KH: ____ EW: ____

Abendessen | Menge | kcal
_____
_____
_____
_____

kcal: ____ Fett: ____ KH: ____ EW: ____

Snacks | Menge | kcal
_____
_____
_____
_____

kcal: ____ Fett: ____ KH: ____ EW: ____

Tagesbilanz kcal: ____ Fett: ____ KH: ____ EW: ____ ○ ✓ ○ ✗

Defizit ○ Erhalt ○ Überschuss ○

Sport/Aktivitäten | kcal
_____
_____
_____

Kalorienverbrauch gesamt: ____

Schritte ____

Wasser/Trinken
▯ ▯ ▯ ▯ ▯ ▯

Ziele/Positives/Negatives
_____
_____
_____

Mein Schlaf ____ Std.

Notizen
_____
_____

Tagesform 😎 😐 😟

Tag

Datum ....

Gewicht .... Kalorienziel ....

Frühstück	Menge	kcal	Mittagessen	Menge	kcal
_____	_____	_____	_____	_____	_____
_____	_____	_____	_____	_____	_____
_____	_____	_____	_____	_____	_____
_____	_____	_____	_____	_____	_____

kcal: _____ Fett: _____ KH: _____ EW: _____   kcal: _____ Fett: _____ KH: _____ EW: _____

Abendessen	Menge	kcal	Snacks	Menge	kcal
_____	_____	_____	_____	_____	_____
_____	_____	_____	_____	_____	_____
_____	_____	_____	_____	_____	_____
_____	_____	_____	_____	_____	_____

kcal: _____ Fett: _____ KH: _____ EW: _____   kcal: _____ Fett: _____ KH: _____ EW: _____

Tagesbilanz kcal: _____ Fett: _____ KH: _____ EW: _____ ○ ✓ / ○ ✗

Defizit ○   Erhalt ○   Überschuss ○

Sport/Aktivitäten _____ kcal

_____
_____
_____

Kalorienverbrauch gesamt: _____

Schritte _____

Wasser/Trinken

Ziele/Positives/Negatives

_____
_____
_____

Mein Schlaf _____ Std.

Notizen

_____
_____

Tagesform 😎 😐 😠

Tag

Datum ....

Gewicht .... **Kalorienziel** ....

Frühstück — Menge — kcal

_____
_____
_____
_____

kcal: ____ Fett: ____ KH: ____ EW: ____

Mittagessen — Menge — kcal

_____
_____
_____
_____

kcal: ____ Fett: ____ KH: ____ EW: ____

Abendessen — Menge — kcal

_____
_____
_____
_____

kcal: ____ Fett: ____ KH: ____ EW: ____

Snacks — Menge — kcal

_____
_____
_____
_____

kcal: ____ Fett: ____ KH: ____ EW: ____

Tagesbilanz kcal: ____ Fett: ____ KH: ____ EW: ____ ✓ / ✗

Defizit ○   Erhalt ○   Überschuss ○

Sport/Aktivitäten — kcal

_____
_____
_____

Kalorienverbrauch gesamt: ____

Schritte ____

Wasser/Trinken
🥤 🥤 🥤 🥤 🥤 🥤

Ziele/Positives/Negatives

_____
_____
_____

Mein Schlaf ____ Std.
Notizen _____
_____

Tagesform 😎 😐 😠

Tag _____   Datum _____

Gewicht _____   **Kalorienziel** _____

Frühstück   Menge   kcal
_____
_____
_____
_____
kcal: ____ Fett: ____ KH: ____ EW: ____

Mittagessen   Menge   kcal
_____
_____
_____
_____
kcal: ____ Fett: ____ KH: ____ EW: ____

Abendessen   Menge   kcal
_____
_____
_____
_____
kcal: ____ Fett: ____ KH: ____ EW: ____

Snacks   Menge   kcal
_____
_____
_____
_____
kcal: ____ Fett: ____ KH: ____ EW: ____

Tagesbilanz kcal: ____ Fett: ____ KH: ____ EW: ____   ○ ✓   ○ ✗

Defizit ○   Erhalt ○   Überschuss ○

Sport/Aktivitäten   kcal
_____
_____
_____

Kalorienverbrauch gesamt: _____

Schritte _____

Wasser/Trinken
▢ ▢ ▢ ▢ ▢

Ziele/Positives/Negatives
_____
_____
_____

Mein Schlaf ____ Std.
Notizen _____
_____

Tagesform   😎 😐 ☹

Wochenbilanz

Datum ....

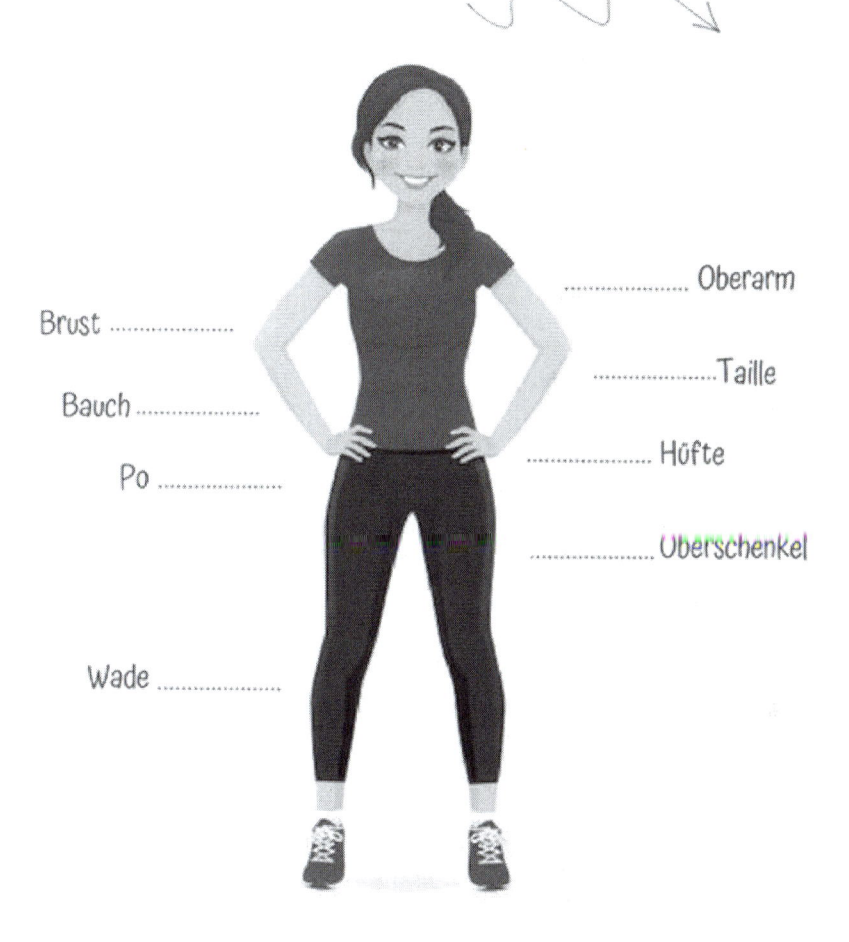

Brust ....
Bauch ....
Po ....
Wade ....

.... Oberarm
.... Taille
.... Hüfte
.... Oberschenkel

Körperwerte

Gewicht BMI KFA Muskeln Kleidergröße

Wochenbilanz
So war meine Woche

Körperteil	altes Maß	neues Maß	➕ ➖
Oberarm	....	....	....
Brust	....	....	....
Taille	....	....	....
Bauch	....	....	....
Hüfte	....	....	....
Po	....	....	....
Oberschenkel	....	....	....
Wade	....	....	....

Kaloriendefizit/Überschuss diese Woche .... kcal

Gewicht	....	➕ ➖	....
BMI	....	➕ ➖	....
KFA	....	➕ ➖	....
Muskeln	....	➕ ➖	....
Kleidergr.	....	➕ ➖	....

Positives/Negatives/Veränderungen/Ziele

_____
_____
_____
_____
_____

Tag _____   Datum _____

Gewicht 🏋 _____   **Kalorienziel** 🎯 _____

Frühstück 🥣   Menge   kcal
_____   _____   _____
_____   _____   _____
_____   _____   _____
_____   _____   _____
_____   _____   _____

kcal: ____ Fett: ____ KH: ____ EW: ____

Mittagessen 🍽   Menge   kcal
_____   _____   _____
_____   _____   _____
_____   _____   _____
_____   _____   _____
_____   _____   _____

kcal: ____ Fett: ____ KH: ____ EW: ____

Abendessen 🍩   Menge   kcal
_____   _____   _____
_____   _____   _____
_____   _____   _____
_____   _____   _____
_____   _____   _____

kcal: ____ Fett: ____ KH: ____ EW: ____

Snacks 🧁🍓   Menge   kcal
_____   _____   _____
_____   _____   _____
_____   _____   _____
_____   _____   _____
_____   _____   _____

kcal: ____ Fett: ____ KH: ____ EW: ____

Tagesbilanz kcal: ____ Fett: ____ KH: ____ EW: ____   🏁 ○ ✓   ○ ✗

Defizit ○   Erhalt ○   Überschuss ○

Sport/Aktivitäten 🏋 kcal
_____
_____
_____

Kalorienverbrauch gesamt: _____

Schritte 👣 _____

Wasser/Trinken
🥤 🥤 🥤 🥤 🥤 🥤

Ziele/Positives/Negatives
_____
_____
_____
_____

Mein Schlaf 🛏 ____ Std.

Notizen ✏
_____
_____

Tagesform   😎   😐   😠

Tag

Datum ....

Gewicht .... Kalorienziel ....

Frühstück — Menge — kcal

_____
_____
_____
_____

kcal: _____ Fett: _____ KH: _____ EW: _____

Mittagessen — Menge — kcal

_____
_____
_____
_____

kcal: _____ Fett: _____ KH: _____ EW: _____

Abendessen — Menge — kcal

_____
_____
_____
_____

kcal: _____ Fett: _____ KH: _____ EW: _____

Snacks — Menge — kcal

_____
_____
_____
_____

kcal: _____ Fett: _____ KH: _____ EW: _____

Tagesbilanz kcal: _____ Fett: _____ KH: _____ EW: _____

Defizit ○ Erhalt ○ Überschuss ○

Sport/Aktivitäten — kcal

_____
_____
_____
_____

Kalorienverbrauch gesamt: _____

Schritte _____

Wasser/Trinken

Ziele/Positives/Negatives

_____
_____
_____
_____

Mein Schlaf _____ Std.

Notizen
_____
_____

Tagesform 😎 😐 😡

Tag

Datum ....

Gewicht .... Kalorienziel ....

Frühstück — Menge — kcal

_____
_____
_____
_____

kcal: ____ Fett: ____ KH: ____ EW: ____

Mittagessen — Menge — kcal

_____
_____
_____
_____

kcal: ____ Fett: ____ KH: ____ EW: ____

Abendessen — Menge — kcal

_____
_____
_____
_____

kcal: ____ Fett: ____ KH: ____ EW: ____

Snacks — Menge — kcal

_____
_____
_____
_____

kcal: ____ Fett: ____ KH: ____ EW: ____

Tagesbilanz kcal: ____ Fett: ____ KH: ____ EW: ____ ✓ ✗

Defizit ○   Erhalt ○   Überschuss ○

Sport/Aktivitäten — kcal

_____
_____
_____

Kalorienverbrauch gesamt: ____

Schritte ____

Wasser/Trinken

Ziele/Positives/Negatives

_____
_____
_____
_____

Mein Schlaf ____ Std.
Notizen
_____
_____

Tagesform 😎 😐 😠

Tag

Datum ....

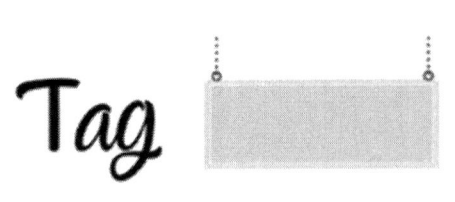

Gewicht .... **Kalorienziel** ....

Frühstück | Menge | kcal

_____
_____
_____
_____

kcal: ____ Fett: ____ KH: ____ EW: ____

Mittagessen | Menge | kcal

_____
_____
_____
_____

kcal: ____ Fett: ____ KH: ____ EW: ____

Abendessen | Menge | kcal

_____
_____
_____
_____

kcal: ____ Fett: ____ KH: ____ EW: ____

Snacks | Menge | kcal

_____
_____
_____
_____

kcal: ____ Fett: ____ KH: ____ EW: ____

Tagesbilanz kcal: ____ Fett: ____ KH: ____ EW: ____ ✓ ✗

Defizit ○ Erhalt ○ Überschuss ○

Sport/Aktivitäten — kcal

_____
_____
_____
_____

Kalorienverbrauch gesamt: ____

Schritte ____

Wasser/Trinken

▯ ▯ ▯ ▯ ▯

Ziele/Positives/Negatives

_____
_____
_____

Mein Schlaf ____ Std.

Notizen
_____
_____

Tagesform 😎 😐 😠

Tag

Datum ....

Gewicht .... **Kalorienziel** ....

Frühstück — Menge — kcal

_____
_____
_____
_____
_____

kcal: ____ Fett: ____ KH: ____ EW: ____

Mittagessen — Menge — kcal

_____
_____
_____
_____
_____

kcal: ____ Fett: ____ KH: ____ EW: ____

Abendessen — Menge — kcal

_____
_____
_____
_____
_____

kcal: ____ Fett: ____ KH: ____ EW: ____

Snacks — Menge — kcal

_____
_____
_____
_____
_____

kcal: ____ Fett: ____ KH: ____ EW: ____

Tagesbilanz kcal: ____ Fett: ____ KH: ____ EW: ____ ✓ ✗

Defizit ○   Erhalt ○   Überschuss ○

Sport/Aktivitäten — kcal

_____
_____
_____

Kalorienverbrauch gesamt: ____

Schritte ____

Wasser/Trinken

Ziele/Positives/Negatives

_____
_____
_____

Mein Schlaf ____ Std.

Notizen

_____
_____

Tagesform

Tag

Datum ....

Gewicht .... Kalorienziel ....

Frühstück — Menge — kcal
_____
_____
_____
_____

kcal: _____ Fett: _____ KH: _____ EW: _____

Mittagessen — Menge — kcal
_____
_____
_____
_____

kcal: _____ Fett: _____ KH: _____ EW: _____

Abendessen — Menge — kcal
_____
_____
_____
_____

kcal: _____ Fett: _____ KH: _____ EW: _____

Snacks — Menge — kcal
_____
_____
_____
_____

kcal: _____ Fett: _____ KH: _____ EW: _____

Tagesbilanz kcal: _____ Fett: _____ KH: _____ EW: _____

Defizit ○   Erhalt ○   Überschuss ○

Sport/Aktivitäten — kcal
_____
_____
_____
_____

Kalorienverbrauch gesamt: _____

Schritte _____

Wasser/Trinken
▢ ▢ ▢ ▢ ▢

Ziele/Positives/Negatives
_____
_____
_____
_____

Mein Schlaf _____ Std.

Notizen
_____
_____

Tagesform 😎 😐 😠

Tag

Datum ....

Gewicht .... Kalorienziel ....

Frühstück — Menge — kcal

_____
_____
_____
_____
_____

kcal: _____ Fett: _____ KH: _____ EW: _____

Mittagessen — Menge — kcal

_____
_____
_____
_____
_____

kcal: _____ Fett: _____ KH: _____ EW: _____

Abendessen — Menge — kcal

_____
_____
_____
_____
_____

kcal: _____ Fett: _____ KH: _____ EW: _____

Snacks — Menge — kcal

_____
_____
_____
_____
_____

kcal: _____ Fett: _____ KH: _____ EW: _____

Tagesbilanz kcal: _____ Fett: _____ KH: _____ EW: _____

Defizit ○   Erhalt ○   Überschuss ○   ✓ / ✗

Sport/Aktivitäten _____ kcal

_____
_____
_____

Kalorienverbrauch gesamt: _____

Schritte 👣 _____

Wasser/Trinken

🥤 🥤 🥤 🥤 🥤 🥤

Ziele/Positives/Negatives

_____
_____
_____

Mein Schlaf _____ Std.
Notizen _____
_____

Tagesform 😊 😐 😠

Wochenbilanz

Datum ....

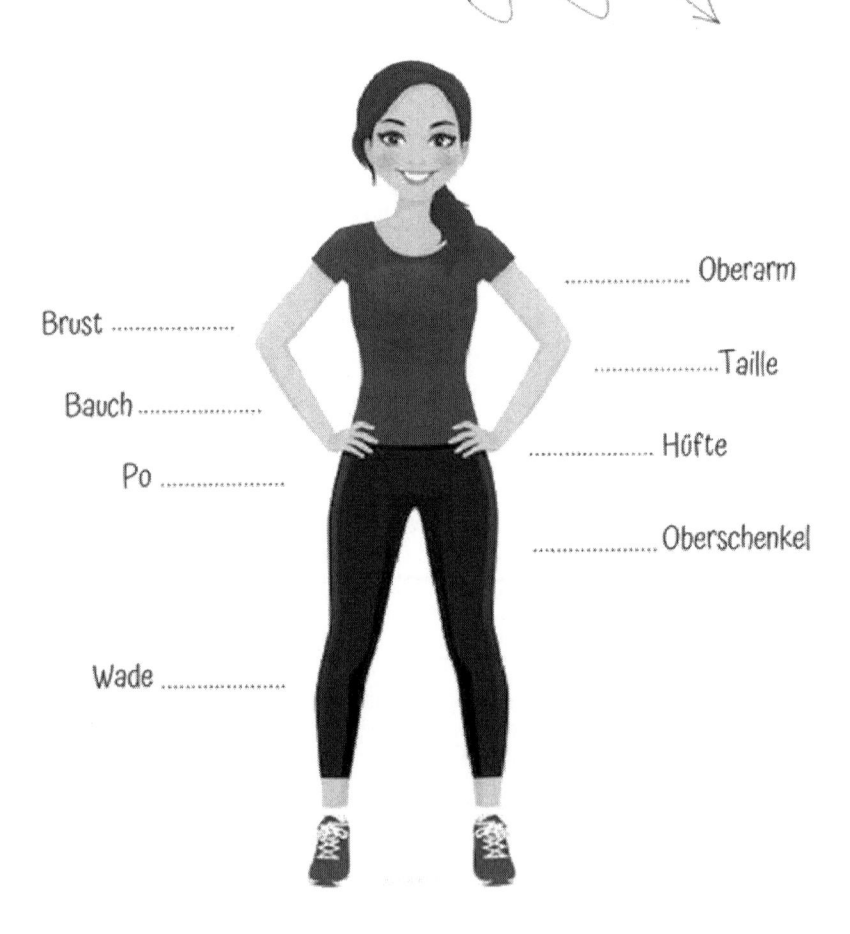

.... Oberarm

Brust ....

.... Taille

Bauch ....

.... Hüfte

Po ....

.... Oberschenkel

Wade ....

Körperwerte

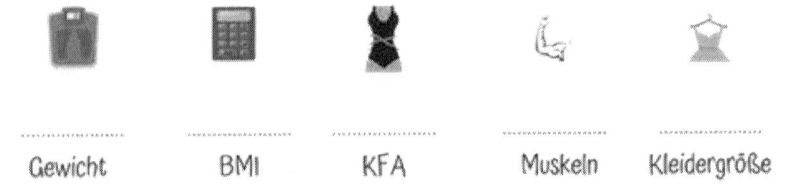

Gewicht   BMI   KFA   Muskeln   Kleidergröße

Wochenbilanz
So war meine Woche

Körperteil	altes Maß	neues Maß	+	−
Oberarm				
Brust				
Taille				
Bauch				
Hüfte				
Po				
Oberschenkel				
Wade				

Kaloriendefizit/Überschuss diese Woche .... kcal

		+	−	
Gewicht				
BMI				
KFA				
Muskeln				
Kleidergr.				

Positives/Negatives/Veränderungen/Ziele

_____
_____
_____
_____
_____

Tag

Datum ....

Gewicht .... Kalorienziel ....

Frühstück	Menge	kcal		Mittagessen	Menge	kcal

kcal: ____ Fett: ____ KH: ____ EW: ____   kcal: ____ Fett: ____ KH: ____ EW: ____

Abendessen	Menge	kcal		Snacks	Menge	kcal

kcal: ____ Fett: ____ KH: ____ EW: ____   kcal: ____ Fett: ____ KH: ____ EW: ____

Tagesbilanz kcal: ____ Fett: ____ KH: ____ EW: ____ ○ ✓
Defizit ○ Erhalt ○ Überschuss ○   ○ ✗

Sport/Aktivitäten ____ kcal   **Ziele/Positives/Negatives**
_____   _____
_____   _____
_____   _____

Kalorienverbrauch gesamt: _____   Mein Schlaf ____ Std.
Schritte _____   Notizen
Wasser/Trinken   _____
🥛 🥛 🥛 🥛 🥛   Tagesform 😎 😐 😠

Tag

Datum ....

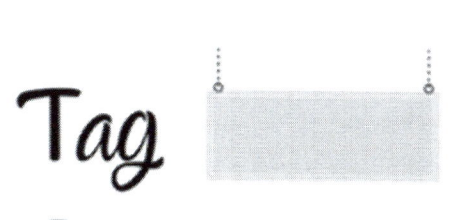

Gewicht .... Kalorienziel ....

Frühstück — Menge — kcal

_____ _____ _____
_____ _____ _____
_____ _____ _____
_____ _____ _____
_____ _____ _____

kcal: ____ Fett: ____ KH: ____ EW: ____

Mittagessen — Menge — kcal

_____ _____ _____
_____ _____ _____
_____ _____ _____
_____ _____ _____
_____ _____ _____

kcal: ____ Fett: ____ KH: ____ EW: ____

Abendessen — Menge — kcal

_____ _____ _____
_____ _____ _____
_____ _____ _____
_____ _____ _____
_____ _____ _____

kcal: ____ Fett: ____ KH: ____ EW: ____

Snacks — Menge — kcal

_____ _____ _____
_____ _____ _____
_____ _____ _____
_____ _____ _____
_____ _____ _____

kcal: ____ Fett: ____ KH: ____ EW: ____

Tagesbilanz kcal: _____ Fett: _____ KH: _____ EW: _____

Defizit ○   Erhalt ○   Überschuss ○   ✓ / ✗

Sport/Aktivitäten — kcal

_____ _____
_____ _____
_____ _____

Kalorienverbrauch gesamt: _____

Schritte 👣 _____

Wasser/Trinken

[ ] [ ] [ ] [ ] [ ]

Ziele/Positives/Negatives

_____
_____
_____
_____

Mein Schlaf 🛏️ ____ Std.

Notizen ✎
_____
_____

Tagesform 😎 😐 😠

Tag

Datum ....

Gewicht .... Kalorienziel ....

Frühstück — Menge kcal
_____
_____
_____
_____

kcal: _____ Fett: _____ KH: _____ EW: _____

Mittagessen — Menge kcal
_____
_____
_____
_____

kcal: _____ Fett: _____ KH: _____ EW: _____

Abendessen — Menge kcal
_____
_____
_____
_____

kcal: _____ Fett: _____ KH: _____ EW: _____

Snacks — Menge kcal
_____
_____
_____
_____

kcal: _____ Fett: _____ KH: _____ EW: _____

Tagesbilanz kcal: _____ Fett: _____ KH: _____ EW: _____ ✓ / ✗

Defizit ◯   Erhalt ◯   Überschuss ◯

Sport/Aktivitäten — kcal
_____
_____
_____

Kalorienverbrauch gesamt: _____

Schritte _____

Wasser/Trinken
🥛 🥛 🥛 🥛 🥛

Ziele/Positives/Negatives
_____
_____
_____

Mein Schlaf _____ Std.

Notizen _____
_____
_____

Tagesform 😎 😐 😠

Tag

Datum ....

Gewicht .... Kalorienziel ....

Frühstück — Menge — kcal

_____
_____
_____
_____

kcal: ____ Fett: ____ KH: ____ EW: ____

Mittagessen — Menge — kcal

_____
_____
_____
_____

kcal: ____ Fett: ____ KH: ____ EW: ____

Abendessen — Menge — kcal

_____
_____
_____
_____

kcal: ____ Fett: ____ KH: ____ EW: ____

Snacks — Menge — kcal

_____
_____
_____
_____

kcal: ____ Fett: ____ KH: ____ EW: ____

Tagesbilanz kcal: ____ Fett: ____ KH: ____ EW: ____

Defizit ◯ Erhalt ◯ Überschuss ◯   ◯ ✓ ◯ ✗

Sport/Aktivitäten — kcal

_____
_____
_____

Kalorienverbrauch gesamt: _____

Schritte 👣 _____

Wasser/Trinken

Ziele/Positives/Negatives

_____
_____
_____
_____

Mein Schlaf 🛏 ____ Std.

Notizen ✎
_____
_____

Tagesform 😎 😐 😠

Tag

Datum ....

Gewicht .... Kalorienziel ....

Frühstück — Menge — kcal

_____
_____
_____
_____

kcal: ____ Fett: ____ KH: ____ EW: ____

Mittagessen — Menge — kcal

_____
_____
_____
_____

kcal: ____ Fett: ____ KH: ____ EW: ____

Abendessen — Menge — kcal

_____
_____
_____
_____

kcal: ____ Fett: ____ KH: ____ EW: ____

Snacks — Menge — kcal

_____
_____
_____
_____

kcal: ____ Fett: ____ KH: ____ EW: ____

Tagesbilanz kcal: ____ Fett: ____ KH: ____ EW: ____ ○ ✓ / ○ ✗

Defizit ○   Erhalt ○   Überschuss ○

Sport/Aktivitäten — kcal

_____
_____
_____

Kalorienverbrauch gesamt: _____

Schritte 👣 _____

Wasser/Trinken
🥤 🥤 🥤 🥤 🥤

Ziele/Positives/Negatives

_____
_____
_____

Mein Schlaf 🛌 ____ Std.

Notizen ✎
_____
_____

Tagesform 😎 😐 😠

Tag

Datum ....

Gewicht .... Kalorienziel ....

Frühstück — Menge kcal

_____ _____ _____
_____ _____ _____
_____ _____ _____
_____ _____ _____

kcal: _____ Fett: _____ KH: _____ EW: _____

Mittagessen — Menge kcal

_____ _____ _____
_____ _____ _____
_____ _____ _____
_____ _____ _____

kcal: _____ Fett: _____ KH: _____ EW: _____

Abendessen — Menge kcal

_____ _____ _____
_____ _____ _____
_____ _____ _____
_____ _____ _____

kcal: _____ Fett: _____ KH: _____ EW: _____

Snacks — Menge kcal

_____ _____ _____
_____ _____ _____
_____ _____ _____
_____ _____ _____

kcal: _____ Fett: _____ KH: _____ EW: _____

Tagesbilanz

kcal: _____ Fett: _____ KH: _____ EW: _____ ✓ / ✗

Defizit ○   Erhalt ○   Überschuss ○

Sport/Aktivitäten — kcal

_____ _____
_____ _____
_____ _____

Kalorienverbrauch gesamt: _____

Schritte 👣 _____

Wasser/Trinken

🥤 🥤 🥤 🥤 🥤

Ziele/Positives/Negatives

_____
_____
_____
_____

Mein Schlaf 🛏 _____ Std.

Notizen ✏

_____
_____

Tagesform 😎 😳 😨

Tag

Datum ....

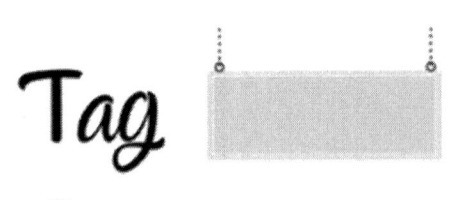

Gewicht ....   **Kalorienziel** ....

Frühstück   Menge   kcal
_____
_____
_____
_____

kcal: _____ Fett: _____ KH: _____ EW: _____

Mittagessen   Menge   kcal
_____
_____
_____
_____

kcal: _____ Fett: _____ KH: _____ EW: _____

Abendessen   Menge   kcal
_____
_____
_____
_____

kcal: _____ Fett: _____ KH: _____ EW: _____

Snacks   Menge   kcal
_____
_____
_____
_____

kcal: _____ Fett: _____ KH: _____ EW: _____

Tagesbilanz   kcal: _____   Fett: _____   KH: _____   EW: _____   ○ ✓ / ○ ✗

Defizit ○   Erhalt ○   Überschuss ○

Sport/Aktivitäten   kcal
_____
_____
_____

Kalorienverbrauch gesamt: _____

Schritte ....

Wasser/Trinken

Ziele/Positives/Negatives
_____
_____
_____

Mein Schlaf _____ Std.

Notizen
_____
_____

Tagesform 😎 😐 😠

Wochenbilanz

Datum ....

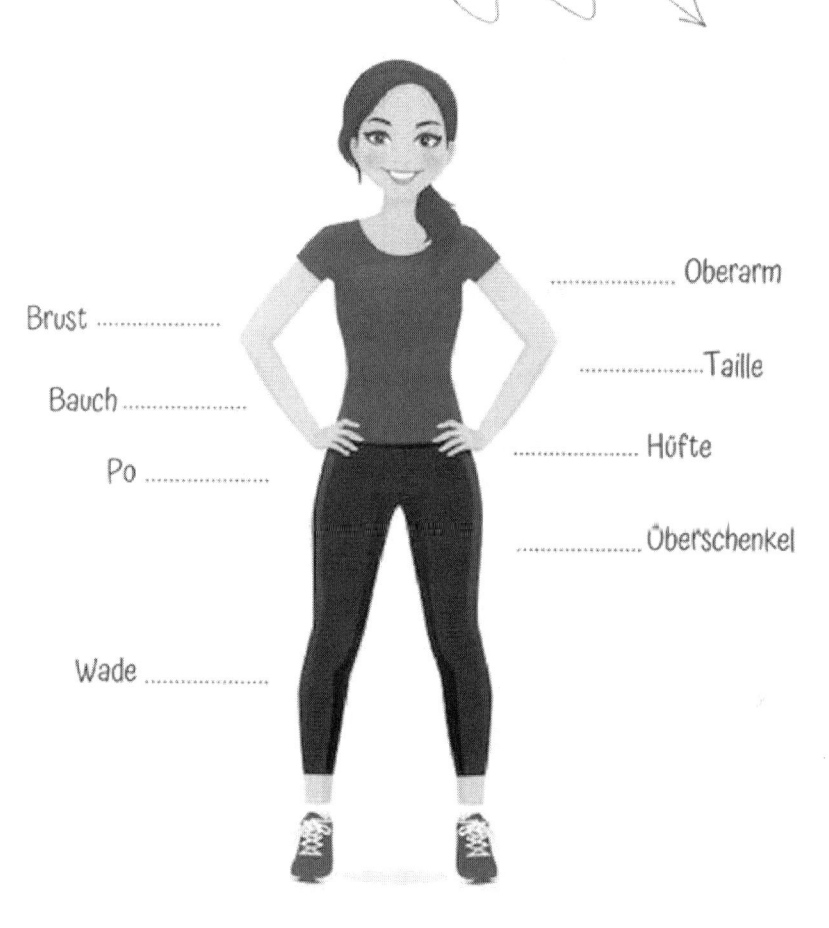

Brust ....
Bauch ....
Po ....

Wade ....

.... Oberarm
.... Taille
.... Hüfte
.... Oberschenkel

Körperwerte

Gewicht	BMI	KFA	Muskeln	Kleidergröße
....	....	....	....	....

Wochenbilanz
So war meine Woche

Körperteil	altes Maß	neues Maß	+	−
Oberarm				
Brust				
Taille				
Bauch				
Hüfte				
Po				
Oberschenkel				
Wade				

Kaloriendefizit/Überschuss diese Woche .... kcal

		+	−	
Gewicht	....	+	−	....
BMI	....	+	−	....
KFA	....	+	−	....
Muskeln	....	+	−	....
Kleidergr.	....	+	−	....

Positives/Negatives/Veränderungen/Ziele

_____
_____
_____
_____
_____

Monatsbilanz
So war mein Monat

Körperteil	Maß letzten Monat	neues Maß	➕ ➖
Oberarm	....	....	....
Brust	....	....	....
Taille	....	....	....
Bauch	....	....	....
Hüfte	....	....	....
Po	....	....	....
Oberschenkel	....	....	....
Wade	....	....	....

Körperwerte letzten Monat

Gewicht 🗑	....	➕ ➖	....
BMI 🖩	....	➕ ➖	....
KFA 👗	....	➕ ➖	....
Muskeln 💪	....	➕ ➖	....
Kleidergr. 👗	....	➕ ➖	....

Positives/Negatives/Veränderungen/Ziele

_____
_____
_____
_____
_____

Meine optische Veränderung

Datum ....

vorher | jetzt

Meine Ziele

Tag

Datum ....

Gewicht ....   Kalorienziel ....

Frühstück — Menge — kcal

_____
_____
_____
_____
_____

kcal: ____ Fett: ____ KH: ____ EW: ____

Mittagessen — Menge — kcal

_____
_____
_____
_____
_____

kcal: ____ Fett: ____ KH: ____ EW: ____

Abendessen — Menge — kcal

_____
_____
_____
_____
_____

kcal: ____ Fett: ____ KH: ____ EW: ____

Snacks — Menge — kcal

_____
_____
_____
_____
_____

kcal: ____ Fett: ____ KH: ____ EW: ____

Tagesbilanz

kcal: ____ Fett: ____ KH: ____ EW: ____   ○ ✓   ○ ✗

Defizit ○   Erhalt ○   Überschuss ○

Sport/Aktivitäten — kcal

_____
_____
_____

Kalorienverbrauch gesamt: _____

Schritte 👣 _____

Wasser/Trinken

🥛 🥛 🥛 🥛 🥛

Ziele/Positives/Negatives

_____
_____
_____
_____

Mein Schlaf 🛏️ ____ Std.

Notizen ✏️

_____
_____

Tagesform 😎 😊 😠

Tag _____   Datum _____

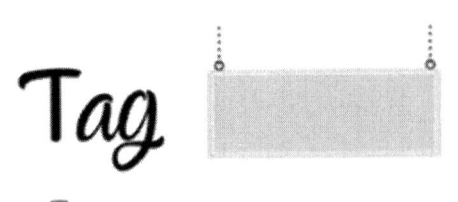

Gewicht _____   **Kalorienziel** _____

Frühstück   Menge   kcal
_____
_____
_____
_____
kcal: ____ Fett: ____ KH: ____ EW: ____

Mittagessen   Menge   kcal
_____
_____
_____
_____
kcal: ____ Fett: ____ KH: ____ EW: ____

Abendessen   Menge   kcal
_____
_____
_____
_____
kcal: ____ Fett: ____ KH: ____ EW: ____

Snacks   Menge   kcal
_____
_____
_____
_____
kcal: ____ Fett: ____ KH: ____ EW: ____

Tagesbilanz   kcal: ____   Fett: ____   KH: ____   EW: ____   ○ ✓   ○ ✗
Defizit ○   Erhalt ○   Überschuss ○

Sport/Aktivitäten ____ kcal
_____
_____
_____

Kalorienverbrauch gesamt: _____
Schritte _____

Wasser/Trinken
🥛 🥛 🥛 🥛 🥛

Ziele/Positives/Negatives
_____
_____
_____

Mein Schlaf ____ Std.
Notizen
_____
_____

Tagesform   😎 😐 😠

Tag

Datum ....

Gewicht .... Kalorienziel ....

Frühstück | Menge | kcal
_____
_____
_____
_____
_____

kcal: ____ Fett: ____ KH: ____ EW: ____

Mittagessen | Menge | kcal
_____
_____
_____
_____
_____

kcal: ____ Fett: ____ KH: ____ EW: ____

Abendessen | Menge | kcal
_____
_____
_____
_____
_____

kcal: ____ Fett: ____ KH: ____ EW: ____

Snacks | Menge | kcal
_____
_____
_____
_____
_____

kcal: ____ Fett: ____ KH: ____ EW: ____

Tagesbilanz kcal: ____ Fett: ____ KH: ____ EW: ____

Defizit ○   Erhalt ○   Überschuss ○

Sport/Aktivitäten — kcal
_____
_____
_____
_____

Kalorienverbrauch gesamt: _____

Schritte 👣 _____

Wasser/Trinken

🥛 🥛 🥛 🥛 🥛 🥛

Ziele/Positives/Negatives
_____
_____
_____
_____
_____

Mein Schlaf 🛏️ ____ Std.

Notizen ✎
_____
_____

Tagesform 😎 😐 😠

Tag

Datum ....

Gewicht .... **Kalorienziel** ....

Frühstück — Menge — kcal

_____
_____
_____
_____

kcal: ____ Fett: ____ KH: ____ EW: ____

Mittagessen — Menge — kcal

_____
_____
_____
_____

kcal: ____ Fett: ____ KH: ____ EW: ____

Abendessen — Menge — kcal

_____
_____
_____
_____

kcal: ____ Fett: ____ KH: ____ EW: ____

Snacks — Menge — kcal

_____
_____
_____
_____

kcal: ____ Fett: ____ KH: ____ EW: ____

Tagesbilanz kcal: ____ Fett: ____ KH: ____ EW: ____ ✓ ✗

Defizit ○   Erhalt ○   Überschuss ○

Sport/Aktivitäten — kcal

_____
_____
_____

Kalorienverbrauch gesamt: ____

Schritte ____

Wasser/Trinken
🥛 🥛 🥛 🥛 🥛

Ziele/Positives/Negatives

_____
_____
_____

Mein Schlaf ____ Std.

Notizen
_____
_____

Tagesform 😎 😐 😠

Tag

Datum ....

Gewicht 🏋 ....   Kalorienziel 🎯 ....

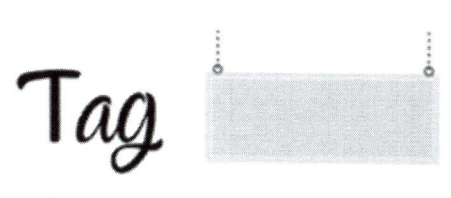

Frühstück 🥣   Menge   kcal

_____
_____
_____
_____

kcal: _____ Fett: _____ KH: _____ EW: _____

Mittagessen 🍽   Menge   kcal

_____
_____
_____
_____

kcal: _____ Fett: _____ KH: _____ EW: _____

Abendessen 🍲   Menge   kcal

_____
_____
_____
_____

kcal: _____ Fett: _____ KH: _____ EW: _____

Snacks 🧁   Menge   kcal

_____
_____
_____
_____

kcal: _____ Fett: _____ KH: _____ EW: _____

Tagesbilanz   kcal: _____ Fett: _____ KH: _____ EW: _____ 🏁 ○ ✓ / ○ ✗

Defizit ○   Erhalt ○   Überschuss ○

Sport/Aktivitäten 🏋 kcal

_____
_____
_____

Kalorienverbrauch gesamt: _____

Schritte 👣 _____

Wasser/Trinken

🥤 🥤 🥤 🥤 🥤 🥤

Ziele/Positives/Negatives

_____
_____
_____
_____

Mein Schlaf 🛏 _____ Std.

Notizen ✏

_____
_____

Tagesform 😎 😊 😟

Tag

Datum ....

Gewicht .... **Kalorienziel** ....

Frühstück — Menge kcal

_____
_____
_____
_____
_____

kcal: ____ Fett: ____ KH: ____ EW: ____

Mittagessen — Menge kcal

_____
_____
_____
_____
_____

kcal: ____ Fett: ____ KH: ____ EW: ____

Abendessen — Menge kcal

_____
_____
_____
_____
_____

kcal: ____ Fett: ____ KH: ____ EW: ____

Snacks — Menge kcal

_____
_____
_____
_____
_____

kcal: ____ Fett: ____ KH: ____ EW: ____

Tagesbilanz kcal: ____ Fett: ____ KH: ____ EW: ____ ✓ / ✗

Defizit ◯   Erhalt ◯   Überschuss ◯

Sport/Aktivitäten — kcal

_____
_____
_____

Kalorienverbrauch gesamt: ____

Schritte ____

Wasser/Trinken

Ziele/Positives/Negatives

_____
_____
_____
_____

Mein Schlaf ____ Std.

Notizen
_____
_____

Tagesform 😎 😐 😠

Tag

Datum ....

Gewicht .... Kalorienziel ....

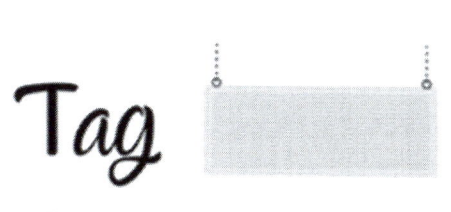

Frühstück — Menge — kcal

_____
_____
_____
_____
_____

kcal: _____ Fett: _____ KH: _____ EW: _____

Mittagessen — Menge — kcal

_____
_____
_____
_____
_____

kcal: _____ Fett: _____ KH: _____ EW: _____

Abendessen — Menge — kcal

_____
_____
_____
_____
_____

kcal: _____ Fett: _____ KH: _____ EW: _____

Snacks — Menge — kcal

_____
_____
_____
_____
_____

kcal: _____ Fett: _____ KH: _____ EW: _____

Tagesbilanz kcal: _____ Fett: _____ KH: _____ EW: _____ ○ ✓ ○ ✗

Defizit ○   Erhalt ○   Überschuss ○

Sport/Aktivitäten — kcal

_____
_____
_____

Kalorienverbrauch gesamt: _____

Schritte _____

Wasser/Trinken

▭ ▭ ▭ ▭ ▭ ▭

Ziele/Positives/Negatives

_____
_____
_____
_____

Mein Schlaf _____ Std.

Notizen
_____
_____

Tagesform 😎 😐 😠

Wochenbilanz

Datum ....

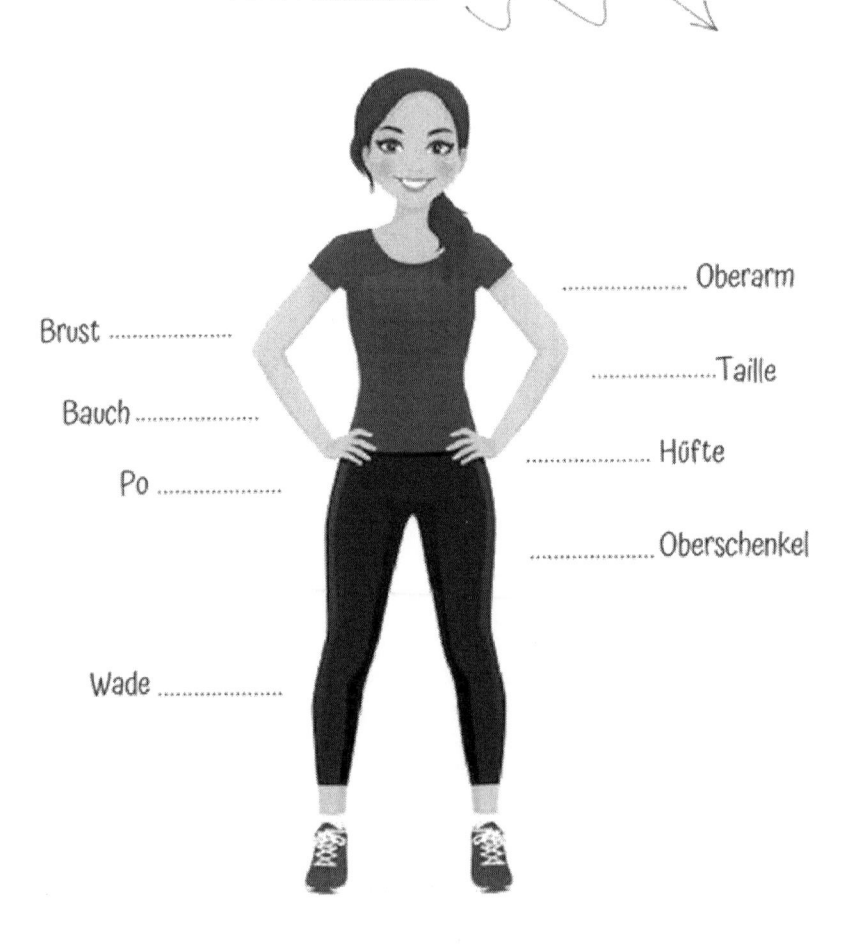

.... Oberarm

Brust ....

.... Taille

Bauch ....

.... Hüfte

Po ....

.... Oberschenkel

Wade ....

Körperwerte

.... | .... | .... | .... | ....
Gewicht | BMI | KFA | Muskeln | Kleidergröße

Wochenbilanz
So war meine Woche

Körperteil	altes Maß	neues Maß	+	−
Oberarm				
Brust				
Taille				
Bauch				
Hüfte				
Po				
Oberschenkel				
Wade				

Kaloriendefizit/Überschuss diese Woche .... kcal

		+	−	
Gewicht				
BMI				
KFA				
Muskeln				
Kleidergr.				

Positives/Negatives/Veränderungen/Ziele

_____
_____
_____
_____
_____
_____
_____

Tag

Datum ....

Gewicht ....   Kalorienziel ....

Frühstück   Menge   kcal
_____
_____
_____
_____

kcal: ____ Fett: ____ KH: ____ EW: ____

Mittagessen   Menge   kcal
_____
_____
_____
_____

kcal: ____ Fett: ____ KH: ____ EW: ____

Abendessen   Menge   kcal
_____
_____
_____
_____

kcal: ____ Fett: ____ KH: ____ EW: ____

Snacks   Menge   kcal
_____
_____
_____
_____

kcal: ____ Fett: ____ KH: ____ EW: ____

Tagesbilanz   kcal: ____   Fett: ____   KH: ____   EW: ____   ○ ✓ / ○ ✗

Defizit ○   Erhalt ○   Überschuss ○

Sport/Aktivitäten   kcal
_____
_____
_____

Kalorienverbrauch gesamt: ____

Schritte ____

Wasser/Trinken
▯ ▯ ▯ ▯ ▯ ▯

Ziele/Positives/Negatives
_____
_____
_____

Mein Schlaf ____ Std.

Notizen
_____
_____

Tagesform 😎 😐 😠

Tag

Datum ....

Gewicht .... Kalorienziel ....

Frühstück — Menge kcal

_____ _____ _____
_____ _____ _____
_____ _____ _____
_____ _____ _____

kcal: _____ Fett: _____ KH: _____ EW: _____

Mittagessen — Menge kcal

_____ _____ _____
_____ _____ _____
_____ _____ _____
_____ _____ _____

kcal: _____ Fett: _____ KH: _____ EW: _____

Abendessen — Menge kcal

_____ _____ _____
_____ _____ _____
_____ _____ _____
_____ _____ _____

kcal: _____ Fett: _____ KH: _____ EW: _____

Snacks — Menge kcal

_____ _____ _____
_____ _____ _____
_____ _____ _____
_____ _____ _____

kcal: _____ Fett: _____ KH: _____ EW: _____

Tagesbilanz kcal: _____ Fett: _____ KH: _____ EW: _____ ○ ✓ ○ ✗

Defizit ○   Erhalt ○   Überschuss ○

Sport/Aktivitäten — kcal

_____
_____
_____
_____

Kalorienverbrauch gesamt: _____

Schritte _____

Wasser/Trinken

▢ ▢ ▢ ▢ ▢

Ziele/Positives/Negatives

_____
_____
_____
_____

Mein Schlaf ____ Std.

Notizen

_____
_____

Tagesform 😎 😐 😠

Tag

Datum ....

Gewicht .... Kalorienziel ....

Frühstück	Menge	kcal	Mittagessen	Menge	kcal
_____	____	____	_____	____	____
_____	____	____	_____	____	____
_____	____	____	_____	____	____
_____	____	____	_____	____	____

kcal: ____ Fett: ____ KH: ____ EW: ____   kcal: ____ Fett: ____ KH: ____ EW: ____

Abendessen	Menge	kcal	Snacks	Menge	kcal
_____	____	____	_____	____	____
_____	____	____	_____	____	____
_____	____	____	_____	____	____
_____	____	____	_____	____	____

kcal: ____ Fett: ____ KH: ____ EW: ____   kcal: ____ Fett: ____ KH: ____ EW: ____

Tagesbilanz kcal: ____ Fett: ____ KH: ____ EW: ____ ○ ✓
Defizit ○   Erhalt ○   Überschuss ○   ○ ✗

Sport/Aktivitäten kcal   Ziele/Positives/Negatives
_____   _____
_____   _____
_____   _____

Kalorienverbrauch gesamt: _____   Mein Schlaf ____ Std.
Schritte _____   Notizen _____
Wasser/Trinken   _____

Tagesform 😎 😐 😠

Tag _____ Datum _____

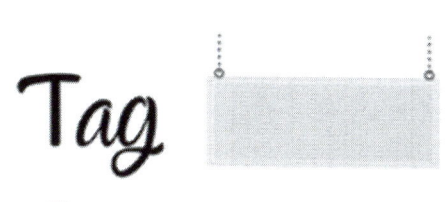

Gewicht _____ Kalorienziel _____

Frühstück	Menge	kcal		Mittagessen	Menge	kcal

kcal: ____ Fett: ____ KH: ____ EW: ____   kcal: ____ Fett: ____ KH: ____ EW: ____

Abendessen	Menge	kcal		Snacks	Menge	kcal

kcal: ____ Fett: ____ KH: ____ EW: ____   kcal: ____ Fett: ____ KH: ____ EW: ____

Tagesbilanz kcal: ____ Fett: ____ KH: ____ EW: ____   ✓ / ✗

Defizit ○   Erhalt ○   Überschuss ○

Sport/Aktivitäten _____ kcal

_____
_____
_____

Kalorienverbrauch gesamt: _____

Schritte 👣 _____

Wasser/Trinken

🥤 🥤 🥤 🥤 🥤 🥤

Ziele/Positives/Negatives

_____
_____
_____

Mein Schlaf 🛏 ____ Std.

Notizen ✏

_____

Tagesform 😎 😐 😠

Tag

Datum ....

Gewicht .... Kalorienziel ....

Frühstück — Menge — kcal

_____
_____
_____
_____
_____

kcal: _____ Fett: _____ KH: _____ EW: _____

Mittagessen — Menge — kcal

_____
_____
_____
_____
_____

kcal: _____ Fett: _____ KH: _____ EW: _____

Abendessen — Menge — kcal

_____
_____
_____
_____
_____

kcal: _____ Fett: _____ KH: _____ EW: _____

Snacks — Menge — kcal

_____
_____
_____
_____
_____

kcal: _____ Fett: _____ KH: _____ EW: _____

Tagesbilanz

kcal: _____ Fett: _____ KH: _____ EW: _____

Defizit ○   Erhalt ○   Überschuss ○   ○ ✓ ○ ✗

Sport/Aktivitäten — kcal

_____
_____
_____

Kalorienverbrauch gesamt: _____

Schritte 👣 _____

Wasser/Trinken

Ziele/Positives/Negatives

_____
_____
_____
_____

Mein Schlaf _____ Std.

Notizen _____
_____

Tagesform 😎 😐 😢

Tag

Datum ....

Gewicht .... Kalorienziel ....

Frühstück	Menge	kcal	Mittagessen	Menge	kcal
_____	_____	_____	_____	_____	_____
_____	_____	_____	_____	_____	_____
_____	_____	_____	_____	_____	_____
_____	_____	_____	_____	_____	_____

kcal: ____ Fett: ____ KH: ____ EW: ____   kcal: ____ Fett: ____ KH: ____ EW: ____

Abendessen	Menge	kcal	Snacks	Menge	kcal
_____	_____	_____	_____	_____	_____
_____	_____	_____	_____	_____	_____
_____	_____	_____	_____	_____	_____
_____	_____	_____	_____	_____	_____

kcal: ____ Fett: ____ KH: ____ EW: ____   kcal: ____ Fett: ____ KH: ____ EW: ____

Tagesbilanz kcal: ____ Fett: ____ KH: ____ EW: ____ ○ ✓
Defizit ○   Erhalt ○   Überschuss ○   ○ ✗

Sport/Aktivitäten ____ kcal   Ziele/Positives/Negatives
_____   _____
_____   _____
_____   _____

Kalorienverbrauch gesamt: _____   Mein Schlaf ____ Std.
Schritte _____   Notizen _____
Wasser/Trinken   _____
◡ ◡ ◡ ◡ ◡   Tagesform 😎 😐 😠

Tag

Datum ....

Gewicht 🏋 .... **Kalorienziel** 🎯 ....

Frühstück 🥣   Menge   kcal
_____
_____
_____
_____
kcal: ____ Fett: ____ KH: ____ EW: ____

Mittagessen 🍽   Menge   kcal
_____
_____
_____
_____
kcal: ____ Fett: ____ KH: ____ EW: ____

Abendessen 🍲   Menge   kcal
_____
_____
_____
_____
kcal: ____ Fett: ____ KH: ____ EW: ____

Snacks 🍰   Menge   kcal
_____
_____
_____
_____
kcal: ____ Fett: ____ KH: ____ EW: ____

Tagesbilanz kcal: ____ Fett: ____ KH: ____ EW: ____ 🏁 ○ ✓ / ○ ✗

Defizit ○   Erhalt ○   Überschuss ○

Sport/Aktivitäten 🏋 kcal
_____
_____
_____

Kalorienverbrauch gesamt: ____

Schritte 👣 ____

Wasser/Trinken
🥛 🥛 🥛 🥛 🥛 🥛

Ziele/Positives/Negatives
_____
_____
_____

Mein Schlaf 🛏 ____ Std.
Notizen ✎
_____
_____

Tagesform 😎 😐 😠

Wochenbilanz

Datum ....

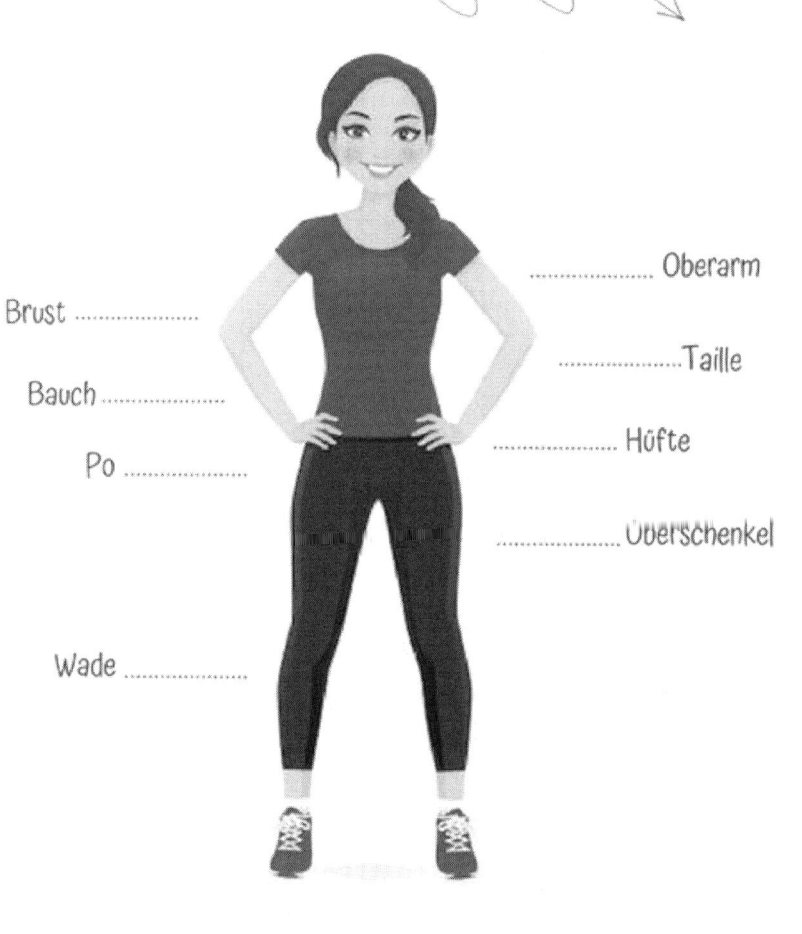

Brust ....

Bauch ....

Po ....

Wade ....

.... Oberarm

.... Taille

.... Hüfte

.... Oberschenkel

Körperwerte

| Gewicht | BMI | KFA | Muskeln | Kleidergröße |

Wochenbilanz
So war meine Woche

Körperteil	altes Maß	neues Maß	+	−
Oberarm	....	....		
Brust	....	....		
Taille	....	....		
Bauch	....	....		
Hüfte	....	....		
Po	....	....		
Oberschenkel	....	....		
Wade	....	....		

Kaloriendefizit/Überschuss diese Woche .... kcal

		+	−	
Gewicht	....			....
BMI	....			....
KFA	....			....
Muskeln	....			....
Kleidergr.	....			....

Positives/Negatives/Veränderungen/Ziele

_____
_____
_____
_____
_____

Tag

Datum ....

Gewicht .... Kalorienziel ....

Frühstück Menge kcal

_____
_____
_____
_____

kcal: ____ Fett: ____ KH: ____ EW: ____

Mittagessen Menge kcal

_____
_____
_____
_____

kcal: ____ Fett: ____ KH: ____ EW: ____

Abendessen Menge kcal

_____
_____
_____
_____

kcal: ____ Fett: ____ KH: ____ EW: ____

Snacks Menge kcal

_____
_____
_____
_____

kcal: ____ Fett: ____ KH: ____ EW: ____

Tagesbilanz kcal: ____ Fett: ____ KH: ____ EW: ____ ✓ ✗

Defizit ○ Erhalt ○ Überschuss ○

Sport/Aktivitäten kcal

_____
_____
_____

Kalorienverbrauch gesamt: ____

Schritte ____

Wasser/Trinken

Ziele/Positives/Negatives

_____
_____
_____
_____

Mein Schlaf ____ Std.

Notizen
_____
_____

Tagesform 😎 😐 😠

Tag

Datum ....

Gewicht .... Kalorienziel ....

Frühstück — Menge kcal
_____
_____
_____
_____

kcal: ____ Fett: ____ KH: ____ EW: ____

Mittagessen — Menge kcal
_____
_____
_____
_____

kcal: ____ Fett: ____ KH: ____ EW: ____

Abendessen — Menge kcal
_____
_____
_____
_____

kcal: ____ Fett: ____ KH: ____ EW: ____

Snacks — Menge kcal
_____
_____
_____
_____

kcal: ____ Fett: ____ KH: ____ EW: ____

Tagesbilanz kcal: ____ Fett: ____ KH: ____ EW: ____ ✓ / ✗

Defizit ◯ Erhalt ◯ Überschuss ◯

Sport/Aktivitäten — kcal
_____
_____
_____

Kalorienverbrauch gesamt: ____

Schritte ____

Wasser/Trinken
🥛 🥛 🥛 🥛 🥛 🥛

Ziele/Positives/Negatives
_____
_____
_____

Mein Schlaf ____ Std.

Notizen
_____

Tagesform 😎 😐 ☹️

Tag

Datum ....

Gewicht .... **Kalorienziel** ....

Frühstück — Menge — kcal
_____ _____ _____
_____ _____ _____
_____ _____ _____
_____ _____ _____

kcal: _____ Fett: _____ KH: _____ EW: _____

Mittagessen — Menge — kcal
_____ _____ _____
_____ _____ _____
_____ _____ _____
_____ _____ _____

kcal: _____ Fett: _____ KH: _____ EW: _____

Abendessen — Menge — kcal
_____ _____ _____
_____ _____ _____
_____ _____ _____
_____ _____ _____

kcal: _____ Fett: _____ KH: _____ EW: _____

Snacks — Menge — kcal
_____ _____ _____
_____ _____ _____
_____ _____ _____
_____ _____ _____

kcal: _____ Fett: _____ KH: _____ EW: _____

Tagesbilanz kcal: _____ Fett: _____ KH: _____ EW: _____ ✓ ✗

Defizit ○   Erhalt ○   Überschuss ○

Sport/Aktivitäten — kcal
_____
_____
_____

Kalorienverbrauch gesamt: _____

Schritte _____

Wasser/Trinken

Ziele/Positives/Negatives
_____
_____
_____

Mein Schlaf _____ Std.

Notizen _____
_____

Tagesform 😎 😐 😠

Tag

Datum ....

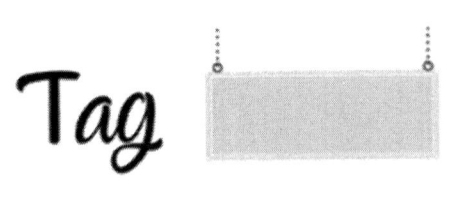

Gewicht .... **Kalorienziel** ....

Frühstück — Menge — kcal

_____
_____
_____
_____

kcal: _____ Fett: _____ KH: _____ EW: _____

Mittagessen — Menge — kcal

_____
_____
_____
_____

kcal: _____ Fett: _____ KH: _____ EW: _____

Abendessen — Menge — kcal

_____
_____
_____
_____

kcal: _____ Fett: _____ KH: _____ EW: _____

Snacks — Menge — kcal

_____
_____
_____
_____

kcal: _____ Fett: _____ KH: _____ EW: _____

Tagesbilanz kcal: _____ Fett: _____ KH: _____ EW: _____ ✓ / ✗

Defizit ○   Erhalt ○   Überschuss ○

Sport/Aktivitäten — kcal

_____
_____
_____

Kalorienverbrauch gesamt: _____

Schritte ....

Wasser/Trinken
🥛 🥛 🥛 🥛 🥛

Ziele/Positives/Negatives

_____
_____
_____

Mein Schlaf _____ Std.

Notizen _____
_____

Tagesform 😎 😐 😠

Tag

Datum _____

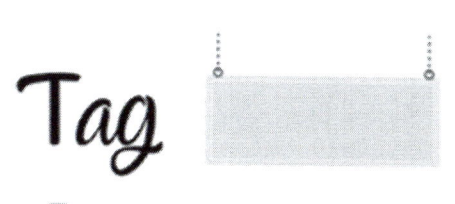

Gewicht _____ Kalorienziel _____

Frühstück	Menge	kcal		Mittagessen	Menge	kcal
_____	_____	_____		_____	_____	_____
_____	_____	_____		_____	_____	_____
_____	_____	_____		_____	_____	_____
_____	_____	_____		_____	_____	_____
_____	_____	_____		_____	_____	_____

kcal: _____ Fett: _____ KH: _____ EW: _____   kcal: _____ Fett: _____ KH: _____ EW: _____

Abendessen	Menge	kcal		Snacks	Menge	kcal
_____	_____	_____		_____	_____	_____
_____	_____	_____		_____	_____	_____
_____	_____	_____		_____	_____	_____
_____	_____	_____		_____	_____	_____
_____	_____	_____		_____	_____	_____

kcal: _____ Fett: _____ KH: _____ EW: _____   kcal: _____ Fett: _____ KH: _____ EW: _____

Tagesbilanz kcal: _____ Fett: _____ KH: _____ EW: _____ ○ ✓ ○ ✗

Defizit ○   Erhalt ○   Überschuss ○

Sport/Aktivitäten — kcal

_____
_____
_____

Kalorienverbrauch gesamt: _____

Schritte 👣 _____

Wasser/Trinken

🥤 🥤 🥤 🥤 🥤 🥤

Ziele/Positives/Negatives

_____
_____
_____
_____

Mein Schlaf 🛏 _____ Std.

Notizen ✎
_____
_____

Tagesform 😎 😐 😟

Tag _____ Datum _____

Gewicht _____ **Kalorienziel** _____

Frühstück — Menge — kcal
_____
_____
_____
_____
_____
kcal: ____ Fett: ____ KH: ____ EW: ____

Mittagessen — Menge — kcal
_____
_____
_____
_____
_____
kcal: ____ Fett: ____ KH: ____ EW: ____

Abendessen — Menge — kcal
_____
_____
_____
_____
_____
kcal: ____ Fett: ____ KH: ____ EW: ____

Snacks — Menge — kcal
_____
_____
_____
_____
_____
kcal: ____ Fett: ____ KH: ____ EW: ____

Tagesbilanz kcal: ____ Fett: ____ KH: ____ EW: ____ ✓ / ✗

Defizit ○   Erhalt ○   Überschuss ○

Sport/Aktivitäten — kcal
_____
_____
_____

Kalorienverbrauch gesamt: _____

Schritte _____

Wasser/Trinken ▯ ▯ ▯ ▯ ▯

Ziele/Positives/Negatives
_____
_____
_____

Mein Schlaf ____ Std.

Notizen _____
_____

Tagesform 😎 😐 ☹

Tag

Datum ....

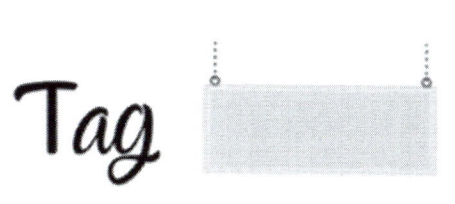

Gewicht ....   Kalorienziel ....

Frühstück — Menge — kcal

_____
_____
_____
_____
_____

kcal: ____ Fett: ____ KH: ____ EW: ____

Mittagessen — Menge — kcal

_____
_____
_____
_____
_____

kcal: ____ Fett: ____ KH: ____ EW: ____

Abendessen — Menge — kcal

_____
_____
_____
_____
_____

kcal: ____ Fett: ____ KH: ____ EW: ____

Snacks — Menge — kcal

_____
_____
_____
_____
_____

kcal: ____ Fett: ____ KH: ____ EW: ____

Tagesbilanz kcal: ____ Fett: ____ KH: ____ EW: ____ ✓ ✗

Defizit ○   Erhalt ○   Überschuss ○

Sport/Aktivitäten — kcal

_____
_____
_____

Kalorienverbrauch gesamt: ____

Schritte ____

Wasser/Trinken

▯ ▯ ▯ ▯ ▯ ▯

Ziele/Positives/Negatives

_____
_____
_____
_____

Mein Schlaf ____ Std.

Notizen _____
_____

Tagesform 😎 😐 😠

Wochenbilanz

Datum ....

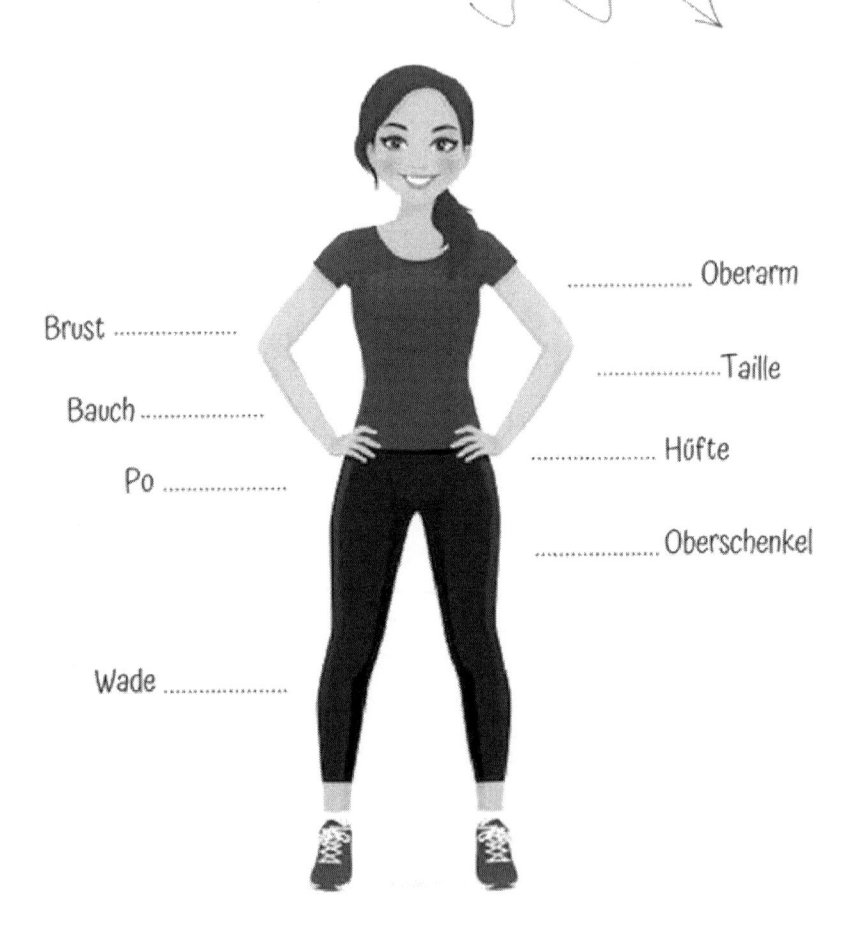

.... Oberarm

Brust ....

.... Taille

Bauch ....

.... Hüfte

Po ....

.... Oberschenkel

Wade ....

Körperwerte

....	....	....	....	....
Gewicht	BMI	KFA	Muskeln	Kleidergröße

Wochenbilanz
So war meine Woche

Körperteil	altes Maß	neues Maß	+	−
Oberarm	....	....		....
Brust	....	....		....
Taille	....	....		....
Bauch	....	....		....
Hüfte	....	....		....
Po	....	....		....
Oberschenkel	....	....		....
Wade	....	....		....

Kaloriendefizit/Überschuss diese Woche .... kcal

		+	−	
Gewicht	....			....
BMI	....			....
KFA	....			....
Muskeln	....			....
Kleidergr.	....			....

Positives/Negatives/Veränderungen/Ziele

_____
_____
_____
_____
_____

Tag

Datum ....

Gewicht ....   **Kalorienziel** ....

Frühstück   Menge   kcal
_____
_____
_____
_____
_____

kcal: _____ Fett: _____ KH: _____ EW: _____

Mittagessen   Menge   kcal
_____
_____
_____
_____
_____

kcal: _____ Fett: _____ KH: _____ EW: _____

Abendessen   Menge   kcal
_____
_____
_____
_____
_____

kcal: _____ Fett: _____ KH: _____ EW: _____

Snacks   Menge   kcal
_____
_____
_____
_____
_____

kcal: _____ Fett: _____ KH: _____ EW: _____

Tagesbilanz   kcal: _____ Fett: _____ KH: _____ EW: _____   ✓ / ✗

Defizit ◯   Erhalt ◯   Überschuss ◯

Sport/Aktivitäten   kcal
_____
_____
_____

Kalorienverbrauch gesamt: _____

Schritte _____

Wasser/Trinken

Ziele/Positives/Negatives
_____
_____
_____
_____

Mein Schlaf _____ Std.

Notizen
_____
_____

Tagesform 😎 😐 😠

Tag

Datum ....

Gewicht .... Kalorienziel ....

Frühstück — Menge — kcal

_____
_____
_____
_____
_____

kcal: ____ Fett: ____ KH: ____ EW: ____

Mittagessen — Menge — kcal

_____
_____
_____
_____
_____

kcal: ____ Fett: ____ KH: ____ EW: ____

Abendessen — Menge — kcal

_____
_____
_____
_____
_____

kcal: ____ Fett: ____ KH: ____ EW: ____

Snacks — Menge — kcal

_____
_____
_____
_____
_____

kcal: ____ Fett: ____ KH: ____ EW: ____

Tagesbilanz kcal: ____ Fett: ____ KH: ____ EW: ____

Defizit ○   Erhalt ○   Überschuss ○   ✓ / ✗

Sport/Aktivitäten — kcal

_____
_____
_____
_____

Kalorienverbrauch gesamt: _____

Schritte 👣 _____

Wasser/Trinken

Ziele/Positives/Negatives

_____
_____
_____
_____

Mein Schlaf ____ Std.

Notizen _____
_____

Tagesform 😎 😐 😲

Tag

Datum ....

Gewicht .... Kalorienziel ....

Frühstück   Menge   kcal
_____
_____
_____
_____
_____

kcal: _____ Fett: _____ KH: _____ EW: _____

Mittagessen   Menge   kcal
_____
_____
_____
_____
_____

kcal: _____ Fett: _____ KH: _____ EW: _____

Abendessen   Menge   kcal
_____
_____
_____
_____
_____

kcal: _____ Fett: _____ KH: _____ EW: _____

Snacks   Menge   kcal
_____
_____
_____
_____
_____

kcal: _____ Fett: _____ KH: _____ EW: _____

Tagesbilanz kcal: _____ Fett: _____ KH: _____ EW: _____

Defizit ◯   Erhalt ◯   Überschuss ◯

Sport/Aktivitäten   kcal
_____
_____
_____

Kalorienverbrauch gesamt: _____

Schritte _____

Wasser/Trinken

▯ ▯ ▯ ▯ ▯

Ziele/Positives/Negatives
_____
_____
_____
_____

Mein Schlaf _____ Std.

Notizen
_____
_____

Tagesform   😎 😐 😠

Tag

Datum ....

Gewicht 🗑 .... Kalorienziel 🎯 ....

Frühstück 🥣   Menge   kcal
_____   _____ _____
_____   _____ _____
_____   _____ _____
_____   _____ _____

kcal: ____ Fett: ____ KH: ____ EW: ____

Mittagessen 🍽   Menge   kcal
_____   _____ _____
_____   _____ _____
_____   _____ _____
_____   _____ _____

kcal: ____ Fett: ____ KH: ____ EW: ____

Abendessen 🍲   Menge   kcal
_____   _____ _____
_____   _____ _____
_____   _____ _____
_____   _____ _____

kcal: ____ Fett: ____ KH: ____ EW: ____

Snacks 🧁🍏   Menge   kcal
_____   _____ _____
_____   _____ _____
_____   _____ _____
_____   _____ _____

kcal: ____ Fett: ____ KH: ____ EW: ____

Tagesbilanz kcal: ____ Fett: ____ KH: ____ EW: ____ 🏁 ○ ✓
Defizit ○   Erhalt ○   Überschuss ○   ○ ✗

Sport/Aktivitäten 🏋 kcal
_____   _____
_____   _____
_____   _____

Kalorienverbrauch gesamt: _____

Schritte 👣 _____

Wasser/Trinken
🥛 🥛 🥛 🥛 🥛

Ziele/Positives/Negatives
_____
_____
_____
_____

Mein Schlaf 🛏 ____ Std.

Notizen ✏
_____
_____

Tagesform 😎 😐 😠

Tag

Datum ....

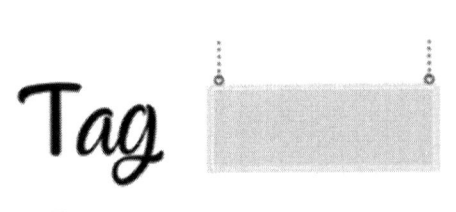

Gewicht .... Kalorienziel ....

Frühstück — Menge — kcal

_____
_____
_____
_____
_____

kcal: ____ Fett: ____ KH: ____ EW: ____

Mittagessen — Menge — kcal

_____
_____
_____
_____
_____

kcal: ____ Fett: ____ KH: ____ EW: ____

Abendessen — Menge — kcal

_____
_____
_____
_____
_____

kcal: ____ Fett: ____ KH: ____ EW: ____

Snacks — Menge — kcal

_____
_____
_____
_____
_____

kcal: ____ Fett: ____ KH: ____ EW: ____

Tagesbilanz kcal: ____ Fett: ____ KH: ____ EW: ____ ✓ / ✗

Defizit ○   Erhalt ○   Überschuss ○

Sport/Aktivitäten — kcal

_____
_____
_____

Kalorienverbrauch gesamt: ____

Schritte ____

Wasser/Trinken

▢ ▢ ▢ ▢ ▢ ▢

Ziele/Positives/Negatives

_____
_____
_____
_____

Mein Schlaf ____ Std.

Notizen _____

_____

Tagesform 😎 😐 😠

Tag

Datum ....

Gewicht 🏋 .... Kalorienziel 🎯 ....

Frühstück 🍎   Menge   kcal
_____
_____
_____
_____

kcal: _____ Fett: _____ KH: _____ EW: _____

Mittagessen 🍽   Menge   kcal
_____
_____
_____
_____

kcal: _____ Fett: _____ KH: _____ EW: _____

Abendessen 🍩   Menge   kcal
_____
_____
_____
_____

kcal: _____ Fett: _____ KH: _____ EW: _____

Snacks 🧁   Menge   kcal
_____
_____
_____
_____

kcal: _____ Fett: _____ KH: _____ EW: _____

Tagesbilanz kcal: _____ Fett: _____ KH: _____ EW: _____ 🏁 ○ ✓
                                                                   ○ ✗

Defizit ○   Erhalt ○   Überschuss ○

Sport/Aktivitäten 🏋 kcal
_____
_____
_____

Kalorienverbrauch gesamt: _____

Schritte 👣 _____

Wasser/Trinken
🥛 🥛 🥛 🥛 🥛 🥛

Ziele/Positives/Negatives
_____
_____
_____
_____

Mein Schlaf 🛏 _____ Std.
Notizen ✎
_____
_____

Tagesform 😎 😐 😠

Tag _____   Datum _____

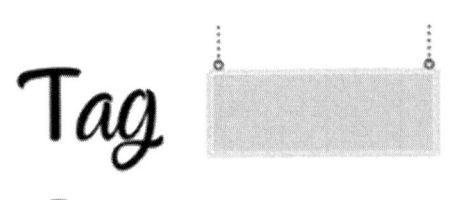

Gewicht _____   **Kalorienziel** _____

Frühstück   Menge   kcal
_____
_____
_____
_____

kcal: _____ Fett: _____ KH: _____ EW: _____

Mittagessen   Menge   kcal
_____
_____
_____
_____

kcal: _____ Fett: _____ KH: _____ EW: _____

Abendessen   Menge   kcal
_____
_____
_____
_____

kcal: _____ Fett: _____ KH: _____ EW: _____

Snacks   Menge   kcal
_____
_____
_____
_____

kcal: _____ Fett: _____ KH: _____ EW: _____

Tagesbilanz   kcal: _____ Fett: _____ KH: _____ EW: _____   ✓ / ✗

Defizit ◯   Erhalt ◯   Überschuss ◯

Sport/Aktivitäten   kcal
_____
_____
_____

Kalorienverbrauch gesamt: _____

Schritte _____

Wasser/Trinken
🥤 🥤 🥤 🥤 🥤

Ziele/Positives/Negatives
_____
_____
_____
_____

Mein Schlaf _____ Std.

Notizen _____
_____

Tagesform   😎 😐 😟

Tag

Datum ....

Gewicht .... Kalorienziel ....

Frühstück — Menge — kcal

_____
_____
_____
_____

kcal: _____ Fett: _____ KH: _____ EW: _____

Mittagessen — Menge — kcal

_____
_____
_____
_____

kcal: _____ Fett: _____ KH: _____ EW: _____

Abendessen — Menge — kcal

_____
_____
_____
_____

kcal: _____ Fett: _____ KH: _____ EW: _____

Snacks — Menge — kcal

_____
_____
_____
_____

kcal: _____ Fett: _____ KH: _____ EW: _____

Tagesbilanz

kcal: _____ Fett: _____ KH: _____ EW: _____ ✓ ✗

Defizit ◯ Erhalt ◯ Überschuss ◯

Sport/Aktivitäten — kcal

_____
_____
_____

Kalorienverbrauch gesamt: _____

Schritte 👣 _____

Wasser/Trinken
🥛 🥛 🥛 🥛 🥛 🥛

Ziele/Positives/Negatives

_____
_____
_____
_____

Mein Schlaf 🛏 _____ Std.

Notizen ✎
_____
_____

Tagesform 😎 😐 😠

Wochenbilanz

Datum ....

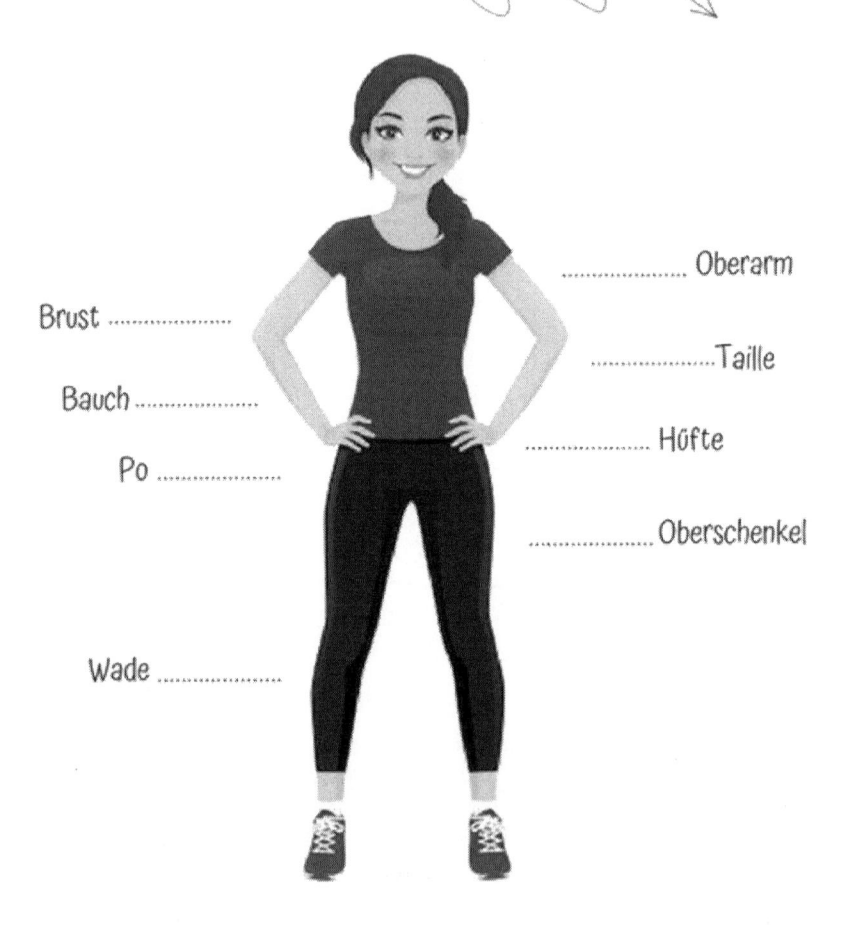

Brust ....

Bauch ....

Po ....

Wade ....

.... Oberarm

.... Taille

.... Hüfte

.... Oberschenkel

Körperwerte

.... Gewicht

.... BMI

.... KFA

.... Muskeln

.... Kleidergröße

Wochenbilanz
So war meine Woche

Körperteil	altes Maß	neues Maß	➕	➖
Oberarm	....	....	....	
Brust	....	....	....	
Taille	....	....	....	
Bauch	....	....	....	
Hüfte	....	....	....	
Po	....	....	....	
Oberschenkel	....	....	....	
Wade		....		

Kaloriendefizit/Überschuss diese Woche .... kcal

Gewicht	....	➕ ➖	....
BMI	....	➕ ➖	....
KFA	....	➕ ➖	....
Muskeln	....	➕ ➖	....
Kleidergr.	....	➕ ➖	....

Positives/Negatives/Veränderungen/Ziele

_____
_____
_____
_____
_____
_____

Monatsbilanz
So war mein Monat

Körperteil	Maß letzten Monat	neues Maß	➕ ➖
Oberarm	....	....	....
Brust	....	....	....
Taille	....	....	....
Bauch	....	....	....
Hüfte	....	....	....
Po	....	....	....
Oberschenkel	....	....	....
Wade	....	....	....

Körperwerte letzten Monat

		➕ ➖	
Gewicht	....		....
BMI	....		....
KFA	....		....
Muskeln	....		....
Kleidergr.	....		....

Positives/Negatives/Veränderungen/Ziele

_____
_____
_____
_____
_____

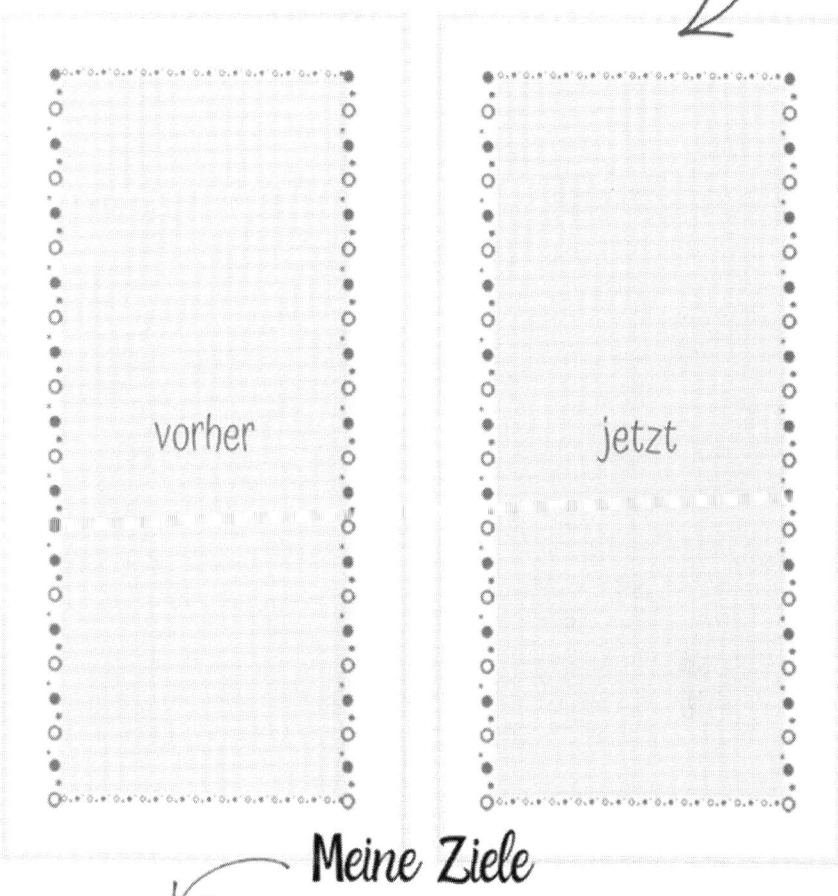

Meine optische Veränderung

Datum ....

vorher

jetzt

Meine Ziele

_____
_____
_____
_____
_____

Motivation, Tipps und Hilfreiches

Aufgeben ist keine Option!

Motivation

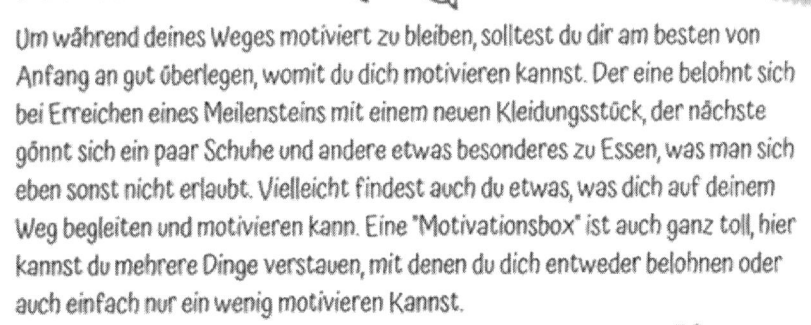

Um während deines Weges motiviert zu bleiben, solltest du dir am besten von Anfang an gut überlegen, womit du dich motivieren kannst. Der eine belohnt sich bei Erreichen eines Meilensteins mit einem neuen Kleidungsstück, der nächste gönnt sich ein paar Schuhe und andere etwas besonderes zu Essen, was man sich eben sonst nicht erlaubt. Vielleicht findest auch du etwas, was dich auf deinem Weg begleiten und motivieren kann. Eine "Motivationsbox" ist auch ganz toll, hier kannst du mehrere Dinge verstauen, mit denen du dich entweder belohnen oder auch einfach nur ein wenig motivieren kannst.

Tipps und Hilfreiches

Apps & Fitness-Armbänder

Um dir deinen Weg zu erleichtern, kannst du dir nützliche und hilfreiche Begleiter suchen. Hierfür gibt es eine große Auswahl an Apps und Fitness-Trackern. Sie erleichtern dir das Tracken deiner Lebensmittel, das Erfassen deiner Körperwerte, oder auch die Aufzeichnung deines Kalorienverbrauches. Viele Fitnessarmbänder sind zudem mit den gängigsten Apps koppelbar, wodurch körperliche Aktivitäten, direkt an deine Ernährungs-App übertragen werden können.

Kalorienzähler- und Ernährungs-Apps

YAZIO   MyFitnessPal   FDDB   Lifesum   Arise   FatSecret   Lose it!   Fitatu
Mein Diät Coach   BodyFast   Noom   Ceres

Fitness-Armbänder, Tracker und Uhren

FitBit   Garmin   Apple Watch   Polar   Xiaomi Mi Band   Samsung Gear
Huawei Band

Weitere Bücher von Food Twins

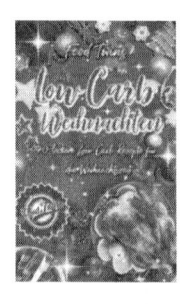

Low Carb Weihnachten
40 leckere Low Carb Rezepte für die Weihnachtszeit

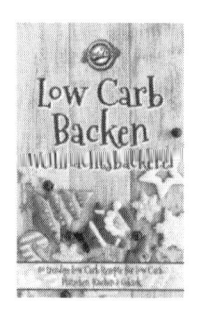

Low Carb Backen Weihnachtsbackerei
80 trendige Low Carb Rezepte für Low Carb Plätzchen, Kuchen & Gebäck

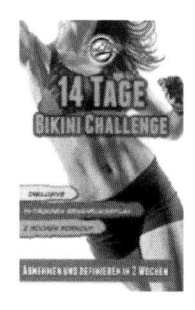

14 Tage Bikini Challenge
Abnehmen und Definieren in 2 Wochen - Inklusive 14-tägigem Ernährungsplan und Workout

Salat Dressing
66 leckere Dressing Rezepte - Von sahnig über vegan bis hin zu zuckerfrei - Einfache, kreative & gesunde Salatdressing Rezepte

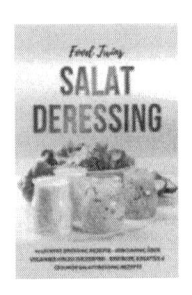

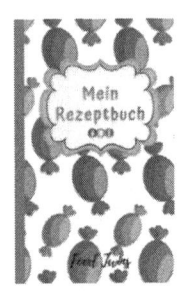

Mein Rezeptbuch
Das DIY Kochbuch zum selberschreiben in süßem Design - Inkl. Inhaltsverzeichnis, Seitenzahlen, Platz für Notizen und vieles mehr

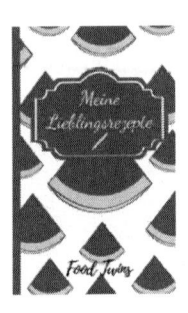

Meine Lieblingsrezepte
Das DIY Kochbuch zum Selbstgestalten - Inkl. Inhaltsverzeichnis, Platz für 100 Lieblingsrezepte, Platz für Rezeptbilder, ... Kalorien & Notizen - Mein Rezeptbuch

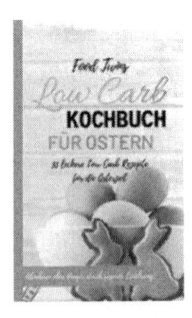

Low Carb Kochbuch für Ostern
33 leckere Low Carb Rezepte für die Osterzeit - Abnehmen ohne Hunger mit Low Carb und köstlichen Rezepten ohne Kohlenhydrate

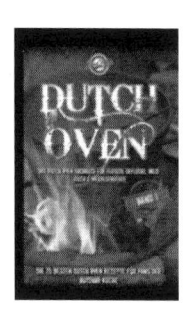

Dutch Oven - Band 1
Das Dutch Oven Kochbuch für Fleisch, Geflügel, Wild, Fisch & Meeresfrüchte - Die 75 besten Dutch Oven Rezepte für Fans der Outdoor Küche

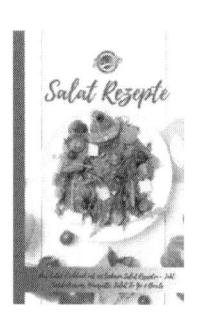

Salat Rezepte
Das Salat Kochbuch mit 125 leckeren Salat Rezepten - Inkl. Salat Dressing, Vinaigrette, Salat "To Go" & Bowls - Einfache Salatrezepte für eine gesunde und ausgewogene Ernährung

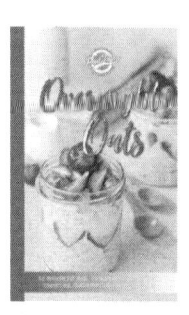

Overnight Oats
Das Overnight Oats Buch - 120 Overnight Oats Rezepte für ein gesundes und ausgewogenes Frühstück mit Haferflocken

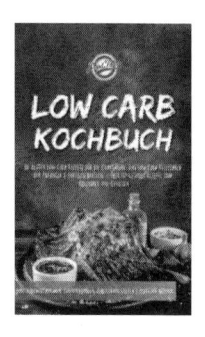

Low Carb Kochbuch
Die besten Low Carb Rezepte für die Grillsaison- Das Low Carb Rezeptbuch für Anfänger & Fortgeschrittene - Über 130 gesunde Rezepte zum Abnehmen und Genießen

Mehr über Food Twins

Du möchtest mehr über uns erfahren, dann besuche uns doch auch auf unserer Webseite, auf Facebook oder Instagram.

Webseite: foodtwins.de

Facebook: FoodTwinsTeam

Instagram: foodtwins_de

Auf unserer Webseite findest du unter anderem auch leckere Rezept-Idee zum Downloaden & Ausprobieren, Infos zu uns und unseren Büchern, sowie Einkaufstipps und Produktempfehlungen.

Schlusswort

Wir hoffen, dass dir dieses Buch gefallen hat und du einige leckere Rezept-Ideen mitnehmen konntest. Wenn das der Fall sein sollte, freuen wir uns natürlich über eine kurze Bewertung in den Amazon Rezensionen. Auch für Hinweise auf Fehler und/oder Unklarheiten sind wir di dankbar. Wenn dich unser Buch überzeugt hat, empfehle es doch auch deinen Freunden und Bekannten.

Impressum

Alle Rechte vorbehalten.

Vervielfältigung, Übersetzung und Weitergabe – auch nur Teilweise oder elektronisch – nur mit schriftlicher Genehmigung des Herausgebers.

1. Auflage Juli 2019

Food Twins werden vertreten durch:

© 2019 Christin Christoph
Av. Del Atlantico 21 - 6d
35625 Morro Jable
Fuerteventura - Spanien

Rechtliches

Der Inhalt dieses Buches wurde mit großer Sorgfalt geprüft und erstellt. Für die Vollständigkeit, Richtigkeit und Aktualität der Inhalte kann jedoch keine Garantie oder Gewähr übernommen werden. Der Inhalt dieses Buches repräsentieren die persönliche Erfahrung und Meinung des Autors und dient nur dem Unterhaltungszweck. Der Inhalt sollte nicht mit medizinischer Hilfe verwechselt werden. Es wird keine juristische Verantwortung oder Haftung für Schäden übernommen, die durch kontraproduktive Ausübung oder durch Fehler des Lesers entstehen. Es kann auch keine Garantie für Erfolg übernommen werden. Der Autor übernimmt daher keine Verantwortung für das Nicht-Erreichen der im Buch beschriebenen Ziele. Eine Haftung für Personen-, Sach- oder Vermögensschäden ist ausgeschlossen.

Bildnachweis

Frau © volha - fotolia.com
Weitere Bilder & Grafiken: pixabay.com, unsplash.com, canva.com

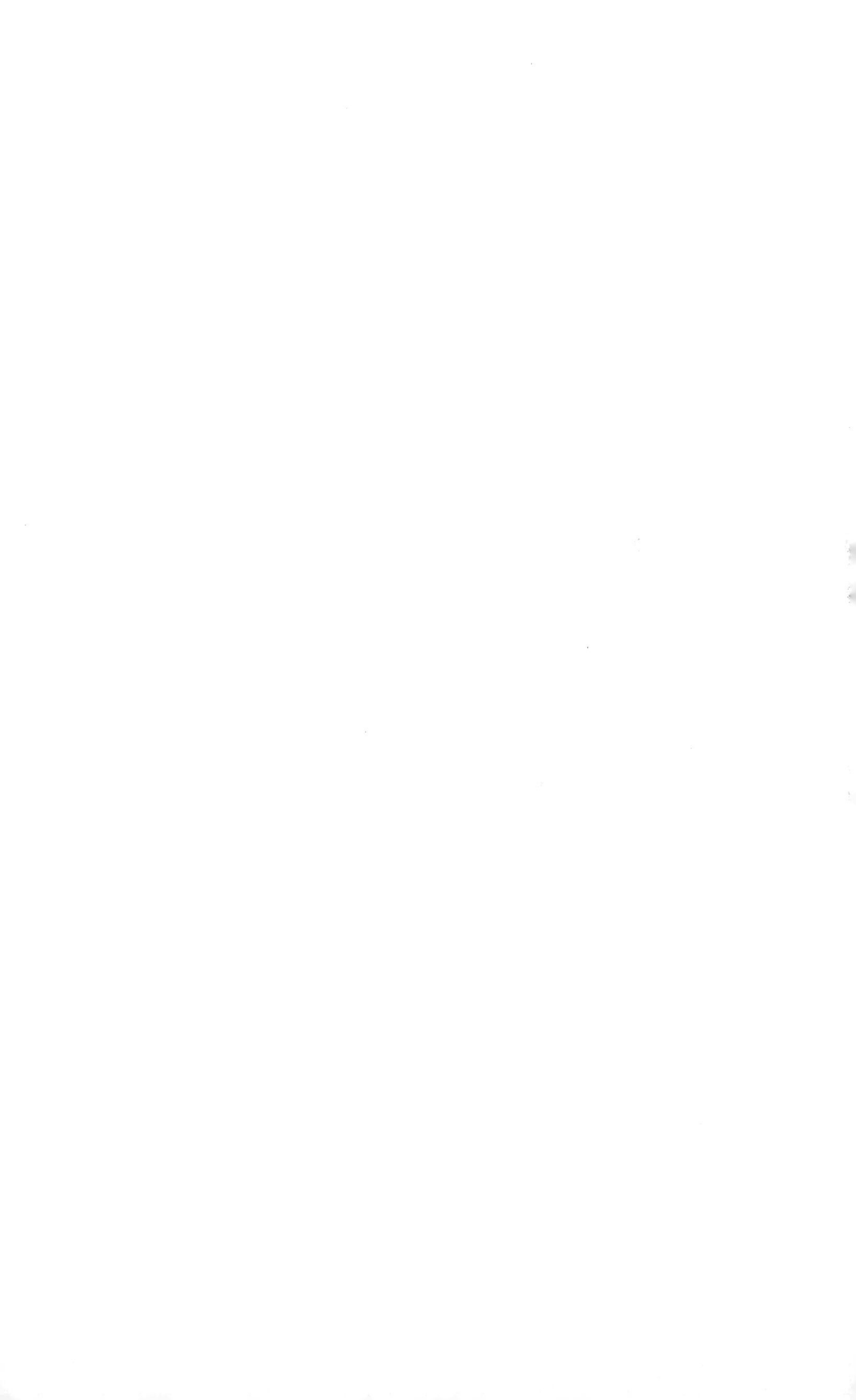

Printed in Poland
by Amazon Fulfillment
Poland Sp. z o.o., Wrocław